新型冠状病毒肺炎
临床防控实践应用方案

唐金海　赵　俊　主编

U0254605

东南大学出版社
SOUTHEAST UNIVERSITY PRESS
·南京·

图书在版编目(CIP)数据

新型冠状病毒肺炎临床防控实践应用方案/
唐金海,赵俊主编.—南京:东南大学出版社,2020.2
ISBN 978-7-5641-8837-5

Ⅰ.①新… Ⅱ.①唐… ②赵… Ⅲ.①日冕形
病毒-病毒病-肺炎-预防(卫生) Ⅳ.①R563.101

中国版本图书馆 CIP 数据核字(2020)第 023906 号

新型冠状病毒肺炎临床防控实践应用方案

Xinxing Guanzhuang Bingdu Feiyan Linchuang Fangkong Shijian Yingyong Fang'an

主　　编	唐金海　赵　俊
出版发行	东南大学出版社
社　　址	南京市四牌楼 2 号(邮编:210096)
出版人	江建中
责任编辑	褚　蔚
经　　销	全国各地新华书店
印　　刷	江阴金马印刷有限公司
开　　本	880mm×1230mm　1/32
印　　张	9.75
字　　数	290 千字
版　　次	2020 年 2 月第 1 版
印　　次	2020 年 2 月第 1 次印刷
书　　号	ISBN 978-7-5641-8837-5
定　　价	35.00 元

本社图书若有印装质量问题,请直接与营销部联系,电话:025-83791830

编委会名单

名誉主编:王长青　沈洪兵

主　　编:唐金海　赵　俊

副主编:刘　云　占伊扬　朱　根

编　　委:(按姓氏笔画排序)

丁国宪	卜寿山	万　琪	马向华	王学浩
王增军	尤永平	牛　琦	仇红霞	孔祥清
叶新华	邢昌赢	刘存明	刘庆淮	刘嘉茵
汤琪云	许　迪	孙新臣	李　军	李占结
李建勇	杨　涛	杨　悦	束永前	励建安
吴　洁	吴飞云	吴延虎	吴剑卿	邹建刚
沈　捷	宋宁宏	张　群	张劲松	张国英
张国新	张朝晖	张智弘	张缪佳	陆　超
陆品红	陈　亮	陈文森	邵永丰	范志宁
周小玉	周苏明	周惠英	孟　玲	赵卫红
胡幼芳	施海彬	姚　刚	贺丹军	徐泽宽
殷国勇	唐立钧	黄　茂	曹　权	葛子君
蒋奎荣	程　雷	程文俊	鲁　严	臧　凤
潘世扬	魏睦新			

序 一

庚子年的新春注定会是令人难以忘却的，一场突如其来的新型冠状病毒肺炎疫情，打破了传统佳节应有的喜庆祥和。疫情发展迅疾、来势汹汹、波及全国，牵动着亿万人民群众的心。党中央高度重视，省委积极响应、科学部署，全国人民都在为打赢这场没有硝烟的战争同舟共济。

"民有所呼，我有所应；民有所求，我有所为。"疫情发生以来，南京医科大学党委和各附属医院秉承与祖国同呼吸、共命运的医者初心，以舍我其谁的勇气和决心，积极投身于疫情防控工作之中，越来越多的医护人员投入到疫情防控第一线，始终把人民群众生命安全和身体健康放在第一位。第一附属医院积极响应"生命重于泰山、疫情就是命令、防控就是责任"的号召，利用优势学科、优质师资，组织优秀专家群体，在疫情研判和工作预案、工作指南的制定上早谋划、早行动，先后派出一批批优秀的医学骨干驰援湖北，用行动展现新时代南医人的责任担当；用大爱汇聚起校院战胜疫情、服务人民、报效祖国的南医力量。

国家兴亡，匹夫有责。面对复杂严峻的疫情形势，校院一体守土有责、守土尽责。为更好地帮助医疗机构做好防控新型冠状病毒感染,保障医疗服务有序开展,全面领会科学防治、精准施策的要义,南医大第一附属医院组织各科室主任会同省内同行专家,结合科室特点,汇编了这本《新型冠状病毒肺炎临床防控实践应用方案》。本书体现了学校专业特色与优势,融入临床工作中的亮点与做法,出标准、出成果,精准助推全省疫情防控工作高效开展。

万众一心迎挑战,众志成城战疫情。我们坚信没有一个冬天不可逾越,没有一个春天不会来临,疫情寒冬过后,定会春暖花开!

南京医科大学党委书记 王长青

2020 年 2 月 7 日

序　二

　　新型冠状病毒肺炎疫情突如其来,民众的身体健康和生命安全又一次受到威胁。作为从事医学教育的我,也不禁和普通大众一样发问:面对如此重大的突发公共卫生事件,我们卫生与健康工作者能否准确了解病毒致病机制并战胜它? 在全国合力抗疫、共赴时艰的当下,这次没有硝烟的战争还要打多久? 距离我们摘下口罩、迎接更好的明天还有多远?

　　面对这场史无前例的疫情考验,无论是身处战"疫"的第一线,还是在疫情防控的大后方,我们都在思考能为疫情防控做些什么。南医人以快速行动给出了自己的回答! 学校和附属医院组建驰援湖北医疗队、加大疫情科学研判、精准做好全面防控、组织医疗专家和团队编写医学科普著作、开通心理支持热线等,勇挑防疫重担,敢于负重逆行,在完善我国公共卫生突发事件应急管理机制、构筑全民健康的道路上发出了响亮的"南医声音"。

　　面对这场史无前例的疫情考验,南京医科大学第一附属医院更是走在前列:成为我省新型冠状病毒肺炎患者诊治定点医院,受命组建国家紧急医学救援队。这次又集聚医院临床医技科室专家与医护人员的智慧,编写了《新型冠状病毒肺炎临床防控实践应用方案》。"方案"

应时而著,立足专科诊疗和感控特点,结合临床实践,实行全环节管控,是指导我省乃至全国各级医疗机构疫情防控的临床工作指南,对战胜疫情具有重要的理论和实践价值。

　　疾风知草劲,烈火炼真金。疫情防控越是困难重重,我们越是坚定! 我们坚信,有着国家强大的抵御危机和风险防控的能力、先进的临床诊疗技术、协同攻关的科研机制以及日益增强的公民健康意识,这场疫情防控阻击战一定会取得胜利!

中国工程院院士、南京医科大学校长　　沈洪兵

2020 年 2 月 7 日

前　言

　　湖北省武汉市发生新型冠状病毒肺炎疫情以来,党中央、国务院高度重视,始终把人民群众生命安全和身体健康放在第一位,中央政治局常委会两次召开会议进行专题研究部署疫情防控工作。习近平总书记指出:生命重于泰山,疫情就是命令,防控就是责任;要把疫情防控工作作为当前最重要的工作来抓,坚决打赢疫情防控阻击战。

　　江苏省人民医院(南京医科大学第一附属医院)作为全省最大的三级甲等公立医院和此次疫情防治的省内定点医院,感受到肩上义不容辞的责任。接到上级指令后,我院立即部署落实,成立领导小组、工作专组、专家指导组、物资保障组,从组织保障、工作联动、医疗救治、院感防控、健康宣教、物资储备、驰援救助等多方面强化措施,有效构筑起应对新型冠状病毒感染的肺炎疫情的坚实屏障。同时,为响应党中央、国务院"疫情防控要坚持全国一盘棋"的要求,我们派出七批次272同志组成的专业医疗队支援南京公共卫生服务中心及湖北省抗疫一线。

　　我们坚信,科学防治、精准施策是打赢这场抗疫战役的关键。我院根据国家卫生健康委印发的《新型冠状病毒感染的肺炎诊疗方案(试行)》等相关文件精神,集中患者、集中专家、集中资源、集中救治,对可疑病例科学研判、关口前移，利用自身专科优势，迅速组织全院各科专家立足专科疾病诊疗和工作特点，制定防控方案，编写了这本《新型冠状病毒肺炎临床防控实践应用方案》。书中临床各专科提出了具体的防控措施，从人员管理、环境管理、诊疗过程管理、医疗器械管理及废弃物处理等的全环节进行管控，各专科的防控举措富有科学性、针对性，希望能为兄弟医院的各专科提供一些参考，并对广大医务同仁抗击疫情有所帮助。

由于时间仓促，书中难免存在这样或那样的不足，但求本书能起到抛砖引玉的作用，也感谢各专科同道为此书进行夜以继日的编写与校订。让智慧和知识转化为阻击疫情蔓延的磅礴力量，战胜这次疫情，迎来山花烂漫的春天！

唐金海　　　　　　赵　俊

目　录

新型冠状病毒肺炎
医院感染防控策略

2019 新型冠状病毒(2019-nCoV),因 2019 年武汉最初出现的病毒性肺炎病例而被发现,2020 年 1 月 12 日被世界卫生组织命名。冠状病毒是一大类病毒,已知会引起疾病,例如中东呼吸综合征(MERS)和严重急性呼吸综合征(SARS)。新型冠状病毒(nCoV)是一种先前尚未在人类中发现的病毒,如此次武汉的新型冠状病毒 2019-nCoV。

为进一步做好新型冠状病毒肺炎医院感染防控,切实保护医务人员及人民群众的身体健康和生命安全,根据《国家卫生健康委办公厅关于印发新型冠状病毒感染的肺炎诊疗方案(试行第五版)》(国卫办医函〔2020〕103 号)、《新型冠状病毒感染的肺炎防控方案(第四版)》(国卫办疾控函〔2020〕109 号)文件要求,结合本院实际,制定本防控实践应用方案。

一、防控原则

对于新型冠状病毒感染患者需要早发现、早诊断、早报告、早隔离、早治疗。医务人员应严格执行标准预防,并在医疗操作中做好手卫生、个人防护、病区管理、环境及物体表面清洁消毒和医疗废弃物管理等,降低医院感染的发生。

二、医院感染防控要求

(一)医务人员管理

1. 医务人员对每一位患者必须执行标准预防,根据其传播途径及可能暴露风险,采取飞沫隔离和接触隔离,必要时采取空气隔离。

2. 医务人员使用的防护用品应当符合国家有关标准。

3. 每次接触患者前后应当严格遵循《医务人员手卫生规范》（WS/T 313—2019）要求，及时正确进行手卫生。

4. 医务人员进入或离开隔离病房时，应当遵循《医院隔离技术规范》（WS/T 311—2009）的有关要求，正确穿、脱防护用品。

5. 医务人员应当根据感染风险合理选择并节约使用个人防护用品。

6. 医务人员应当严格按照穿脱流程穿戴和脱掉个人防护装备。

7. 个人防护用品使用后应作为医疗废物处理，禁止穿着个人防护用品离开污染区，以避免交叉污染。

（二）患者管理

1. 患者和陪护人员就诊时应该佩戴医用口罩。病情允许时，患者应当戴外科口罩。

2. 培训患者在咳嗽或者打喷嚏时用纸巾遮掩口鼻，在接触呼吸道分泌物后应当使用流动水洗手。

3. 限制患者探视或陪护，减少交叉感染。

（三）消毒

1. 随时消毒

在有人的情况下，不建议喷洒消毒剂进行消毒。空气消毒首选开窗通风，保持空气流通，每日通风 2～3 次，每次不少于 30 min。当通风条件受限时，可采用空气消毒机进行空气消毒。

2. 终末消毒

终末消毒对象包括病例和无症状感染者排出的污染物（血液、分泌物、呕吐物、排泄物等）及其可能污染的物品和场所，不必对室外环境（包括空气）开展大面积消毒。终末消毒程序按照《疫源地消毒总则》（GB 19193—2015）附录 A 执行。现场消毒人员在配制和使用化学消毒剂时应做好个人防护。

3. 严格按照《医疗机构消毒技术规范》（WS/T 347—2012）中的要求，做好污染物品、物体表面、地面等的清洁与消毒。清洁与消毒方法为：

（1）预检分诊点：使用 1 000 mg/L 含氯消毒剂（氯己定除外，下同）擦拭，消毒剂作用时间＞30 min；

（2）发热门诊：物体表面、地面消毒频率不少于每天 2 次，使用 1 000 mg/L 含氯消毒剂擦拭物体表面、拖地，消毒剂作用时间＞30 min。

（四）医疗废物管理

在诊疗过程中产生的医疗废物，应根据《医疗废物管理条例》和《医疗卫生机构医疗废物管理办法》的有关规定进行处置和管理。

三、医务人员手卫生和个人防护

依据国家卫生行业标准《医院隔离技术规范》《医务人员手卫生规范》和其他相关规范性文件规定，主要要求如下：

（一）手卫生

1. 在诊疗区域均配备足够手卫生设施和产品。

2. 严格按照《医务人员手卫生规范》中规定的洗手与卫生手消毒指征进行洗手和/或卫生手消毒。如手部无可见污物，采用快速手消毒剂，如手上存在可见污物，采用皂液洗手后卫生手消毒。严格按我院规定的"七步洗手法"执行。

3. 戴手套不能代替手卫生，摘手套后应进行手卫生。穿、脱防护用品前后也应手卫生。

（二）个人防护用品的配备与穿戴

1. 个人防护用品配备

配备一次性工作帽、一次性外科口罩、防护眼镜（防雾型）、工作服（白大褂）、一次性防护服、医用乳胶手套、一次性鞋套、胶靴等。

2. 个人防护用品穿戴要求

（1）所有医务人员从事诊疗活动期间均应佩戴医用外科口罩。

（2）预检分诊处：穿工作服（必要时穿隔离衣）、戴工作帽，戴医用外科口罩、护目镜（或面屏）。

（3）发热门诊和隔离病房：内穿洗手衣、医用乳胶手套、帽子、医用防护口罩、防护服（或加穿隔离衣）、护目镜（或面屏）、靴套（或胶靴）。必要时佩戴呼吸头罩（全面型呼吸防护器或正压式头套，此时可无需戴护目镜和医用防护口罩）。

3. 注意事项

（1）检验人员在给患者采样时一般可选择戴双层医用乳胶手套；消毒人员在进行消毒时应使用橡胶手套，必要时穿长筒胶鞋。戴手套前应检查手套是否有破损。

（2）戴口罩时应注意检查其佩戴时的气密性。

心血管内科

新型冠状病毒肺炎临床防控方案

新型冠状病毒肺炎疫情防控形势十分严峻,虽然多数患者以发热、干咳、乏力为主要临床表现,但是亦有少数患者发病症状不典型,部分感染者可能以心悸、胸闷等心血管症状为首发表现,同时新型冠状病毒感染患者可能合并心血管疾病,因此,心血管内科制定和落实相关防控措施刻不容缓。现根据江苏省人民医院《新型冠状病毒肺炎医院感染防控方案(试行)》规定,结合心血管内科诊疗和感控特点,特制定以下预防和控制措施:

一、人员管理

(一)医务工作人员管理

1. 发热零报告制度:所有科室工作人员,包括医生、护士、实习及见习学生、工勤人员、进修学习人员,做好发热零报告,每日在上班前和下班后测量 2 次体温(如有不适症状,随时测量),并据实上报体温情况。如有异常体温,立即脱离工作环境,视情况予以医学干预,必要时采取隔离措施。

2. 个人防护要求:工作人员进入心血管内科诊疗区域(包括病房、门诊、实验室和心血管功能检查室)必须佩戴外科口罩,必要时佩戴护目镜;诊疗过程中如遇发热或病毒感染可疑人员,立即启动应急预案,严格按照医院规定的流程实施,同时做好自我防护,佩戴医用外科口罩或医用 N95 防护口罩,穿隔离衣。在诊疗过程中,工作区域所有人员必须严格按照医院感控要求做好个人防护措施。诊疗期间严禁陪同人员(包括本院非心血管内科工作人员)在无防护状态下进入诊疗区。

3. 手卫生要求：严格执行手卫生要求，接触患者前后、诊疗前后均应及时洗手（戴手套不能替代洗手）。

4. 工作人员休息期间尽量以居家为主，如接触武汉及周边地区人员，及时报备并予以隔离观察。

（二）患者及家属管理

1. 所有患者及家属进入心血管内科病房、诊区、心导管室及功能检查室必须全程佩戴一次性医用口罩（有条件者佩戴医用外科口罩或医用防护口罩）。

2. 门诊：所有进入诊疗区域的患者及家属须由专门人员测量体温。门诊医师必须主动询问并记录患者及家属有无发热（耳温超过37.5 ℃）、乏力、干咳等症状，同时询问并记录流行病学情况（发病前两周内有武汉市旅行史或居住史；或发病前 14 天内是否曾经接触过来自武汉的发热伴有呼吸系统症状的患者；或有聚集性发病）。如同时存在上述情况，考虑为该病毒感染可疑患者，立即启动应急预案，发放医用外科口罩，按医院流程引导患者至发热门诊进一步筛查；如仅有发热、乏力、咳嗽等症状，无接触武汉及周边地区人员情况，在处理心血管疾病后建议患者至呼吸科、感染科或发热门诊就诊；如无发热、乏力、咳嗽等症状，有接触武汉及周边地区人员情况，在处理心血管疾病后建议患者自行隔离观察；部分仅有心悸、胸闷或呼吸困难的可疑患者，建议行血常规、降钙素原、C-反应蛋白、血沉、D-二聚体及胸片或胸部 CT 检查，以排查非典型症状的感染患者。严格执行"一人一诊一室"，避免二次聚集。

3. 住院：

（1）所有进入住院病房的患者及家属由专门人员测量体温，登记患者信息及联系方式，询问并记录所有人员流行病学信息。

（2）加强对住院患者及家属的健康教育，例如入院宣教、病区门口张贴温馨提示等。入院患者建议填写特殊时期普通医疗病区病房患者承诺书。

（3）住院患者须每日测体温，病房医生须每日查房并主动询问患者及家属有无发热（耳温超过 37.5 ℃）、乏力、干咳等症状，做到及早排查可疑患者。如有疑似患者,须立即启动应急预案,单间隔离。医护人员按要求做好个人防护,同时向医院医务处汇报,医务处组织三名相关专业专家线上会诊初筛,决定是否需要联系应急协调办做核酸检测。

(4)加强病房 24 小时门禁管理,患者住院期间原则上不得离开病房。确需陪护的,只安排 1 名固定陪护人员,并做好个人信息登记和有效防护。

(5)合理控制手术数量,按照手术指征安排手术时间。非急诊手术,延后择期进行,并向患者做好沟通解释。

(6)加强对新入院患者的甄别,对择期入院患者,在开立住院证时和提前一天通知患者住院时,必须询问 14 天内行程、密切接触史和有无发热、咳嗽等不适。一旦有以上症状和经历,禁止通知入院;对有急诊入院指征的患者,也必须询问 14 天内行程、密切接触史和有无发热、咳嗽等不适。一旦有以上症状和经历,及时汇报院感处。排除以上情况者,可以收治入院,但建议与原有病情稳定或危重患者分开收治管理,加强教育,密切监控,直至满 14 天。

(7)如遇疑似患者同时合并较严重的心血管疾病,需要住院诊治的,单独安排隔离间予以诊疗,诊疗及接触人员做好防护措施,穿戴好医用防护口罩、护目镜、隔离衣(必要时穿一次性防护服),同时组织呼吸科、感染科和感控科会诊,协助制定诊治方案及防护措施,患者出院或转科后诊疗间终末消毒。

(8)择期住院治疗者可待疫情控制后择期入院。

二、发热患者的会诊管理

1. 如考虑心血管专科疾病为患者首要矛盾,不积极干预将危及生命时,由发热门诊直接联系心血管医生急会诊。

2. 心血管专科医生会诊前需做好防护后进入发热门诊进行会诊。

3. 如考虑需要急诊手术/介入治疗时,立即通知院感处、医务处,同时启动导管室急诊介入治疗的应急预案(见第三部分)。

4. 如经过会诊,考虑暂不需要积极手术/介入等治疗,由发热门诊医生处理。

5. 如果患者排除新型冠状病毒肺炎,则转专科门急诊或病房处理。

三、导管室关于新型冠状病毒肺炎疑似或确诊患者行急诊介入治疗的应急预案

1. 接诊后立即通知医务处、感控科、科主任及护士长。

2. 急诊介入人员与急诊科联系,了解患者一般情况,必须保证患者及家属戴好口罩后方可通知其进行转运。

3. 手术知情同意书签字原则上应由与患者无密切接触史的家属签署。有密切接触史的患者家属可在隔离状态下电话沟通并录音作为凭证,无家属者按常规流程上报医务处备案。

4. 患者转运:用专用电梯、专用平车、专用通道、专用导管室。

5. 关闭新风系统和排风系统,准备空气消毒机或紫外线灯进行术后空气消毒。

6. 所有接触工作人员按要求做好个人防护。

7. 所有急诊介入人员严格按照标准预防的原则进行临床操作:导管室准备专用铅衣及手术拖鞋 5 套,以供疑似或确诊新型肺炎患者的介入手术用;严格规范执行手卫生;术前、术中和术后负责病人近距离操作的医护人员需按 3 级防护:穿防护衣,戴一次性圆帽,戴护目镜或防护面屏(为避免视野模糊,建议医生不戴护目镜,可戴防护面屏),穿双层鞋套,戴医用 N95 级别防护口罩,戴双层医用乳胶手套,使用短铅屏阻断于术者与患者中间。具体穿、脱防护用品流程见附件一。

8. 精减参加手术人员,尽量减少耗材及物品的传递。近患者操作人员限制在导管间内,导管间外专人负责术中耗材及物品的供应。

9. 术后器械均匀喷保湿剂,放入双层黄色医疗废物袋系紧并标注感染源,单独放置,电话通知供应室及时收取,进行后续消毒处理。所有手术被服和用具均为一次性用品,术后导管间人员就地处理,立即装入双层黄色医疗垃圾袋系紧并标注感染源,术后拖鞋放入 1 000 mg/L 的含氯消毒剂中浸泡,铅衣用 1 000 mg/L 的含氯消毒剂擦拭。

10. 术后确定患者去向,提前与隔离病房人员联系。

11. 导管室器械台、设备、操作台等表面,使用 1 000～2 000 mg/L 的含氯消毒剂擦拭后保持 10～30 min 后再用清水擦拭;地面使用 2 000～5 000 mg/L 的含氯消毒剂拖地后保持 30 min 后再用清水拖地,有患者血迹、体液等污染的物表,直接使用 2 000～5 000 mg/L 的含氯消毒剂处理。手术间用空气消毒机密闭消毒 1～2 h,与感控科联系进行物表和空气采样检测,结果合格方能开启新风系统正常使用。

12. 病人回隔离病区继续隔离治疗直到排除疑似或病情允许出院。

13. 所有接触确诊阳性病人的医护人员及医疗辅助人员均须自行进行"医学观察"14 天,如出现发热或呼吸道症状,及时上报就医治疗。

新型冠状病毒肺炎疑似或确诊患者行急诊介入治疗流程图

通知医务处、感控科、科主任及护士长
↓
与急诊科联系,保证患者及家属戴好口罩后方可通知其进行转运
↓
使用专用平车、电梯及专用通道转运
↓
关闭新风系统,准备空气消毒机或紫外线灯进行术后空气消毒
↓
所有急诊介入人员严格按照标准预防的原则进行临床操作
专人负责导管间耗材及物品供应
↓
术后就地处理导管间所用物品,放入双层黄色医疗垃圾袋系紧并标注感染源
↓
患者接触及经过的环境均需用 2 000 mg/L 的含氯消毒剂擦拭,
用空气消毒机密闭消毒 1～2 h,与感控科联系进行物表和空气采样检测,
结果合格方能开启新风系统使用
↓
所有接触病人的医护人员及其他医疗辅助人员均须自行进行"医学观察"14 天

备注:

① 对急性 ST 段抬高型心肌梗死患者,原则上先考虑溶栓治疗,有溶栓禁忌者,根据患者血流动力学及肺部感染等全身状况综合考虑手术获益和风险,由科室主任组织相关专业专家讨论后决定是否进行介入治疗。

② 对确诊或疑似病例必须行介入治疗的,建议在医院统一安排的、独立设置的专用导管室进行。

四、医疗废物管理

将新型冠状病毒感染确诊或疑似患者产生的医疗废物,纳入感染性医疗废物管理,严格按照《医疗废物管理条例》《医疗卫生机构医疗废物管理办法》和《国家卫生健康委办公厅关于做好新型冠状病毒感染的肺炎疫情期间医疗机构医疗废物管理工作的通知》的有关规定,装入双层黄色医疗垃圾袋系紧,由专人密封转运,进行规范处置。

五、注意事项

1. 所以医务人员认真学习卫生健康委、医院关于新型冠状病毒感染性肺炎的相关文件及诊治和防控知识,严格按照相关规定和要求从事医疗活动。

2. 有体温升高或其他不适,随时上报,发热门诊筛查,走发热门诊流程。

3. 如必须对疑似患者提供抢救性治疗,应单独安排隔离间予以诊疗。诊疗及接触人员做好防护措施,穿戴医用防护口罩、护目镜、隔离衣(必要时穿一次性防护服),诊疗结束后立即送患者至相关科室隔离治疗。诊疗间终末消毒。

4. 大家做好自我防护,不要恐慌,守望相助、联防联治、同心协力,不造谣、不信谣、不传谣。

5. 本措施主要为预防,诊治措施详见有关规定。

附件一：医务人员穿、脱防护用品的流程

（一）医务人员进入隔离病区穿戴防护用品程序

1. 医务人员经员工专用通道进入清洁区，认真洗手后依次戴医用防护口罩、一次性帽子，换工作鞋、袜，有条件的可以更换刷手衣裤。

2. 在进入潜在污染区前穿工作服，手部皮肤有破损或疑似有损伤者戴手套进入潜在污染区。

3. 在进入污染区前，脱工作服换穿防护服或者隔离衣，加戴一次性帽子和一次性医用外科口罩（共穿戴两层帽子、口罩）、防护眼镜、手套、鞋套。

（二）医务人员离开隔离病区脱摘防护用品程序

1. 医务人员离开污染区前，应当先消毒双手，依次脱摘防护眼镜、外层一次性医用外科口罩和外层一次性帽子、防护服、鞋套等物品分置于专用容器中，再次消毒手，进入潜在污染区，换穿工作服。

2. 离开潜在污染区进入清洁区前，先洗手与手消毒，脱工作服，再洗手和手消毒。

3. 离开清洁区前，洗手与手消毒，摘去里层一次性帽子或布帽、里层医用防护口罩，沐浴更衣，并进行口腔、鼻腔及外耳道的清洁。

4. 每次接触患者后立即进行手的清洗和消毒。

5. 一次性医用外科口罩、医用防护口罩、防护服或者隔离衣等防护用品被患者血液、体液、分泌物等污染时应当立即更换。

6. 下班前应当进行个人卫生处置，并注意呼吸道与黏膜的防护。

附件二：疑似病例（原观察病例）定义

同时符合以下两条者为疑似病例：

1. 流行病学史：（1）发病前14天内有武汉市及周边地区或其他有病例报告社区的旅行史或居住史；（2）发病前14天内曾接触过来自武汉市及周边地区，或来自有病例报告社区的发热或有呼吸道症状的患者；（3）聚集性发病；（4）与新型冠状病毒感染者（指病原核酸检测阳性者）有接触史。

2. 临床表现：（1）发热；（2）具有上述肺炎影像学特征；（3）发病早期白细胞总数正常或降低，或淋巴细胞计数减少。

内分泌科

新型冠状病毒肺炎临床防控方案

新型冠状病毒肺炎疫情防控形势严峻,现根据江苏省人民医院《新型冠状病毒肺炎医院感染防控方案(试行)》规定,结合内分泌科诊疗和感控特点,特制定以下预防和控制措施:

一、人员管理

(一)工作人员管理

1. 发热零报告制度:所有工作人员,包括医生、护士、工勤人员、进修学习人员做好体温测量,每日在上班前和下班后测量 2 次体温(如有不适症状,随时测量)。据实上报体温情况,如有异常体温,立即脱离工作环境,视情况予以医学干预,采取隔离措施。科室指定负责人每日统计工作人员体温、接触史,每日汇总上报医院。

2. 加强医务人员个人防护:全体医务人员需加强个人防护,防止医院感染事件发生。个人防护要求:工作人员进入诊疗区域必须戴口罩;行床边诊疗期间诊疗人员务必佩戴外科口罩,必要时佩戴护目镜。在诊疗过程中,工作区域所有人员必须严格按照医院感控要求做好个人防护措施,诊疗期间严禁陪同人员在无防护状态下进入诊疗区。

3. 手卫生要求:严格执行手卫生,接触患者前后、接触患者周围环境后、诊疗前后,均应严格按照《医务人员手卫生规范》中规定的洗手与卫生手消毒指征进行洗手和/或卫生手消毒(戴手套不能替代洗手)。

4. 工作人员离开诊疗区域后,应做好个人随身用品的消毒。进入值班室应脱去白大褂,再次洗手、消毒。

5. 工作人员休息期间尽量以居家为主,接触武汉及周边地区人员及时报备并予以隔离观察。

(二)患者及家属管理

1. 门诊医师、门诊分诊台护士、病区办公护士必须主动询问患者及家属有无发热和/或呼吸道症状,尤其是否有接触武汉及周边地区人员情况。

如存在下述情况,均应暂缓诊疗,由工作人员拨打内线,呼叫经培训的专职物业人员,由其按照指定路线引导患者至发热门诊。

(1)发病前14天内有武汉市及周边地区或其他有病例报告社区的旅行史或居住史;

(2)发病前14天内曾接触过来自武汉市及周边地区,或来自有病例报告社区的发热或有呼吸道症状的患者;

(3)聚集性发病;

(4)与新型冠状病毒感染者(指病原核酸检测阳性者)有接触史;

(5)有发热(体温超过37.3 ℃)、乏力、干咳等症状。

患者及其家属、转运物业人员须按防控要求进行佩戴医用口罩等防护。

2. 所有患者及家属进入内分泌科门诊候诊区及病区必须全程佩戴医用口罩(有条件者佩戴外科口罩和医用防护口罩),不建议外来人员作为陪同家属。

3. 患者入室前统一由工作人员测量体温,额温初测超过37.3 ℃,体温计复测仍超过37.3 ℃,需立即暂停诊疗,送至发热门诊筛查。

二、门诊管理

1. 严格管控门诊候诊区域,控制诊间加号,严格执行"一人一诊一室"。引导患者错峰就诊、无紧急情况暂不就诊,尽量减少患者聚集。

2. 响应国家号召,对于有条件的单位的慢性病患者,采用互联网门诊服务、处方用量延长等政策,减少患者来院就诊次数。

3. 门诊病历如实书写记录患者体温,有无发热和/或呼吸道症状,是否存在新型冠状病毒肺炎流行病学史。

4. 门诊医师严格把握眼底照相、肌电图、PWV、体脂分布、骨密度等可择期的糖尿病并发症筛查项目的检查指征。

5. 门诊医师严格把握甲状腺结节细针穿刺、亚急性甲状腺炎局部注射的治疗指征。

6. 开展诊治项目的功能检查室按照防护制度,严格落实院内感染控制工作;合理安排诊治流程,引导患者诊治,保证"一人一诊一室",尽量减少患者聚集。

7. 甲状腺细针穿刺功能检查室联系已预约患者,建议其待疫情控制后择期预约检查。

8. 临时取消诊查的患者,记录其联系方式,在疫情控制后另行预约安排。

三、住院管理

1. 严格按照医院要求进行医务人员以及住院患者体温监测上报。科室指定负责人做好新入院患者及其家属流行病学史及症状的问询及体温监测,住院病历如实书写记录。结果及时报告给上级医师,同时每天将相关结果报至医院相关部门。

2. 严格控制探视和患者陪护人员:陪护人员原则上不超过 1 位,要佩戴陪护证,与患者信息对应,不串门、不擅自外出;尽量劝阻探视人员。

3. 患者住院期间饮食统一由膳食科提供,尽量避免家属送餐,严禁外卖送餐进入病区。

4. 严格控制住院患者数,不加床,择期治疗者可待疫情控制后择期入院,做好医患沟通工作。

5. 有条件的单位可酌情设立过渡病房,新入院患者需在过渡病房观察 3 天,3 天后无异常情况再转入普通病房。

6. 每日对有上呼吸道感染、胃肠道感染、局部黏膜感染症状的发热住院病人进行全面排查,重点关注 70 岁以上老年人、孕产妇、儿童、有基础性疾病者和肥胖者,发现有疑似患者,立即联系应急协调办安排专家会诊。有条件的单位,可将初步筛查排除新型冠状病毒感染的发热患者转入单间,观察过渡。

四、环境管理

(一)物体表面及地面消毒

1. 台面、电脑屏幕、键盘、打印机、电话、病历夹、查房车、开关、门把手、电梯按钮、热水壶、坐便器等日常工作生活可能接触使用的物体表面:使用可达高水平消毒的湿巾消毒擦拭物体表面,每日 2 次,或选择 500 mg/L 含氯消毒剂擦拭,消毒剂作用时间>10 min。

2. 被污染的地面用 2 000～5 000 mg/L 含氯消毒剂喷洒消毒,作用时间>30 min 后清洁干净。

(二)空气消毒

按照《医院空气净化管理规范》中的要求进行空气消毒。可采用:

1. 首选开窗通风,保持空气流通。必要时安装通风设备,打开机械送风和排风,加强通风。

2. 当通风条件受限时,可采用空气消毒机进行空气消毒,不推荐常规采用喷洒消毒剂的方法对室内空气进行消毒。

3. 不使用中央空调系统。

五、医疗器械复用

严格按照《医疗机构消毒技术规范》中的要求,做好医疗器械、被污染物品的清洁与消毒。

1. 治疗车等物体表面无血迹污染时,诊疗结束后使用 500 mg/L 含氯消毒剂擦拭。

2. 被患者血液、体液、分泌物等污染物污染的医疗器械、物体表面等,可使用 2 000～5 000 mg/L 含氯消毒剂擦拭,消毒剂作用时间>30 min 后用清水擦拭干净。

六、医疗废物管理

将新型冠状病毒感染确诊或疑似患者产生的医疗废物纳入感染性医疗废物管理,严格按照《医疗废物管理条例》《医疗卫生机构医疗废物管理办法》和《国家卫生健康委办公厅关于做好新型冠状病毒感染的肺炎疫情期间医疗机构医疗废物管理工作的通知》的有关规定,装入双层黄色医疗垃圾袋系紧,由专人密封转运,进行规范处置。

七、注意事项

1. 近期从湖北来宁人员,如非必须,暂缓诊疗。

2. 有体温升高或其他不适,随时上报,发热门诊筛查,走发热门诊流程。

3. 如必须对疑似患者提供抢救性治疗,单独安排隔离间予以诊疗,诊疗及接触人员做好防护措施,穿戴医用防护口罩、护目镜、隔离衣(必要时穿一次性防护服)。诊疗结束立即送患者至相关科室隔离治疗。诊疗间终末消毒。

4. 大家做好自我防护,不要恐慌,守望相助、联防联治、同心协力,不造谣、不信谣、不传谣。

5. 本措施主要为预防,诊治措施详见有关规定。

呼吸与危重症医学科
新型冠状病毒肺炎临床防控方案

为做好新型冠状病毒感染防控工作,保护医护人员及患者身体健康和生命安全,现根据江苏省人民医院《新型冠状病毒肺炎医院感染防控方案(试行)》规定,结合呼吸与危重症医学科诊疗和感控特点,特制定以下预防和控制措施:

一、诊疗工作要求

（一）住院病房日常诊疗要求

1. 病房日常诊疗活动和查房时,穿工作服、戴工作帽、医用外科口罩或一次性医用口罩,接触患者时戴医用外科口罩;接触血液、体液、分泌物或排泄物时,戴医用乳胶手套;采集呼吸道样本时,戴医用外科口罩,戴双层医用乳胶手套。

2. 加强病房 24 小时门禁管理,取消加床,患者住院期间原则上不得离开病房,如因特殊情况离院时应向主管医护人员报备并做好登记,住院患者、家属及陪护人员需凭腕带或陪护证出入病房;确需陪护的,只安排 1 名固定陪护人员,并做好个人信息登记,暂谢绝其他人员来院探访。

3. 所有来科人员均须佩戴医用口罩并主动配合进行体温筛查及信息登记。

4. 合理控制手术数量,暂停普通气管镜检查,非急诊手术延后择期进行。

5. 所有拟收治入院的患者必须详细调查其与新型冠状病毒相关的流行病学史,如非必须,建议适当延后相关人员的入院时间并做好健康宣教及解释工作。

6. 如必须对疑似患者提供抢救性治疗,立即汇报医院新型冠状病毒感染协调办公室(内线:3900,3199),安排患者于单独隔离间予以诊疗。行气管插管、气管镜检查、气道护理和吸痰等可能发生气溶胶或喷溅操作时,戴医用防护口罩、医用医用乳胶手套、护目镜(防雾型)、防护面屏、防护服(或加一次性防渗隔离衣),必要时佩戴呼吸头罩(全面型呼吸防护器或正压式头套,此时可无需戴护目镜和医用防护口罩)。诊疗结束后患者转指定医院或科室收治,诊疗间终末消毒。

(二)门诊日常诊疗要求

1. 日常诊疗时,穿工作服、一次性隔离衣,戴工作帽,戴医用外科口罩、护目镜或防护面屏。

2. 采集呼吸道样本时,可选择戴双层医用乳胶手套。

3. 如接诊新冠肺炎高度可疑患者,立即联系内线 3194 转发热门诊继续诊疗。

(三)功能室诊疗要求

1. 日常诊疗时,穿工作服、戴工作帽、戴医用外科口罩(或医用 N95 防护口罩)、戴医用乳胶手套及穿一次性鞋套。如有条件,穿一次性隔离衣、戴护目镜或防护面屏。

2. 所有拟行相关检查的患者必须测量体温并详细调查其与新型冠状病毒相关的流行病学史(尤其是肺功能检查室及气管镜室),确有流行病学史或发热者,建议暂停检查;高龄、自身免疫性疾病、肿瘤放化疗术后等免疫力低下人群,如非必须,建议延缓检查。

3. 采集呼吸道样本时,戴双层医用乳胶手套,戴防护口罩和护目镜或防护面屏。

(四)注意事项

1. 医务人员对每一位患者需要执行标准预防及严格手卫生,采取飞沫隔离和接触隔离。

2. 病情允许时,患者应尽量戴一次性医用口罩或外科口罩;陪同人员必须佩戴医用口罩。

3. 戴口罩时应注意检查其佩戴时的气密性。

二、工作环境及医疗器械消毒要求

1. 严格按照《医疗机构消毒技术规范》中的要求,做好医疗器械、被污染物品、物体表面、地面等的清洁与消毒。清洁与消毒方法为:

(1)诊间、护士站、医生办公室及病房等区域:物体表面、地面消毒频率不少于2次/天,使用500 mg/L含氯消毒剂擦拭、拖地,消毒剂作用时间>10 min。

(2)被患者血液、体液、分泌物等污染物污染的医疗器械、物体表面等,可使用2 000～5 000 mg/L含氯消毒剂擦拭,消毒剂作用时间>30 min后用清水擦拭干净。被污染的地面用2 000～5 000 mg/L含氯消毒剂喷洒,消毒剂作用时间>30 min后清洁干净。

2. 按照《医院空气净化管理规范》要求进行空气消毒,可采用:

(1)首选开窗通风,保持空气流通。必要时安装通风设备,加强通风。

(2)当通风条件受限时,可采用空气消毒机进行空气消毒,不推荐常规采用的喷洒消毒剂的方法对室内空气进行消毒。

三、医疗废物管理要求

将新型冠状病毒感染确诊或疑似患者产生的医疗废物,纳入感染性医疗废物管理,严格按照《医疗废物管理条例》《医疗卫生机构医疗废物管理办法》和《国家卫生健康委办公厅关于做好新型冠状病毒感染的肺炎疫情期间医疗机构医疗废物管理工作的通知》的有关规定,装入双层黄色医疗垃圾袋系紧,由专人密封转运,进行规范处置。

四、一般生活防护及发热相关处理

(一)上班途中如何做

正确佩戴一次性医用口罩。尽量不乘坐公共交通工具,建议步行、骑行或乘坐私家车、班车上班。如必须乘坐公共交通工具时,务必全程佩戴医用口罩,途中尽量避免用手触摸车上物品。

（二）入科工作如何做

保持办公区环境清洁，建议每日通风 3 次，每次 20～30 min，通风时注意保暖。人与人之间尽量保持 1 米以上距离，多人办公时佩戴医用口罩。勤洗手、多饮水，坚持在进食前、如厕后按照七步法严格洗手。接待患者或外来人员，双方均需佩戴医用口罩。

（三）下班回家如何做

下班洗手后佩戴一次性医用口罩外出，回到家中摘掉口罩后，首先洗手。手机和钥匙使用消毒湿巾或 75％酒精擦拭。居室保持通风和卫生清洁，避免多人聚会。

（四）体温监测如何做

所有工作人员，包括医生、护士、进修人员、研究生及工勤人员，均每日 2 次测量体温（一般为早 8：00 和晚 8：00，也可理解为上班前和下班后）并上报体温情况。异常体温及时予以干预，必要时安排居家休息。

（五）职工发热如何做

1. 如具备流行病学史且有发热等临床症状，汇报科室领导及我院"新型冠状病毒感染协调办公室"（内线：3199,3900），戴好外科口罩或医用 N95 防护口罩至发热门诊就诊（6 号楼 1 楼）。

2. 如具备流行病学史但无发热等不适症状，居家隔离及严密观察。

3. 如不具备流行病学史但出现发热等症状，建议普通门诊就诊。

流行病学史指发病前 14 天内有武汉地区或其他有本病例持续传播地区的旅行史或居住史，发病前 14 天内曾接触过来自武汉市或其他有本地病例持续传播地区的发热或有呼吸道症状的患者；有聚集性发病或与新型冠状病毒感染者有流行病学关联。

（六）住院患者发热如何做

1. 发病前 14 天内无相关流行病学史，则按常规正常诊疗，但是要严格观察。

2. 发病前 14 天内有相关流行病学史，行血常规、降钙素原、C-反应蛋白、血沉、D-二聚体及胸片或 CT 等检查，考虑为疑似病例者，立刻联系我院"新型冠状病毒感染协调办公室"（内线：3199,3900），协调专家组会诊。

消化内科

新型冠状病毒肺炎临床防控方案

    目前新型冠状病毒肺炎疫情呈暴发状态,由于部分感染者可能仅以恶心、食欲减退、腹胀、腹泻等消化道症状为首发表现,消化内科制定和落实相关防控措施刻不容缓。现根据江苏省人民医院《新型冠状病毒感染的肺炎医院感染防控方案(试行)》规定,结合消化内科诊疗和感控特点,特制定以下预防和控制措施:

· · · · · · · · · · · · · · · · 门诊篇 · · · · · · · · · · · · · · · · · · ·

一、人员管理

(一)医务工作人员管理

    1. 所有工作人员,包括医生、护士、工勤、学习人员,均每日在上班前和下班后测量 2 次体温(如有不适症状,随时测量),据实上报体温情况。如有异常体温,立即脱离工作环境,视情况予以医学干预,采取隔离措施。

    2. 工作人员进入内镜中心诊疗区域必须戴口罩、帽子,必要时佩戴护目镜;在诊疗过程中,工作区域所有人员必须严格按照医院感控要求做好个人防护措施,诊疗期间严禁陪同人员在无防护状态下进入门诊区域。

    3. 门诊诊察病人时,严格执行手卫生,接触患者前后、诊疗前后均应及时用消毒液洗手。

    4. 工作人员进入胃肠动力室诊疗区域必须戴口罩,必要时佩戴护目镜;严格执行手卫生,接触患者前后、诊疗前后均应及时用消毒液洗手;诊疗期间严禁陪同人员在无防护状态下进入诊疗区(包括本院非动力室工作人员)。

5. 新型冠状病毒肺炎疫情控制之前,暂时关闭^{13}C 呼气实验室,开放时间另行通知。

6. 工作人员休息期间,尽量以居家为主,接触疫情严重地区人员及时报备并予以隔离观察。

7. 其他:根据单位具体要求执行。

（二）患者及家属管理

1. 所有消化内科诊疗患者及家属进入门诊候诊区必须全程佩戴医用口罩(推荐有条件者佩戴 N95 口罩),不建议家属陪同(尤其不建议外来人员)陪同。

2. 患者入诊室前统一由工作人员测量体温,若额温初测超过 37.3 ℃,体温计复测仍超过 37.3 ℃,需送至发热门诊排查。

3. 门诊医师必须主动询问患者及家属有无发热和/或呼吸道症状,尤其是否有接触疫情严重地区人员情况。如存在以下非呼吸系统症状的病毒血症迹象,均应暂缓胃肠镜及动力相关检查:

（1）一般状况:乏力、精神差、四肢或腰背部肌肉酸痛等。

（2）消化系统:如轻度纳差(少食厌食)、恶心呕吐、腹泻等。

（3）神经系统:如头痛。

（4）心血管系统:如心慌、胸闷等。

（5）眼耳鼻喉方面:如结膜炎、咽痛、咽干等。

4. 无症状或症状较轻的胃肠镜体检者,建议其待疫情结束后再择期预约检查。

5. 住院择期治疗者建议待疫情控制后再择期预约住院。

二、环境管理

（一）医疗器械、污染物品、物体表面、地面与空气消毒

1. 严格按照《医疗机构消毒技术规范》,做好医疗器械、污染物品、物体表面、地面等的清洁与消毒,清洁与消毒方法为:

（1）预约前台及诊室电脑、键盘和桌面:使用可达高水平消毒的湿巾消毒擦拭物体表面,每天 2 次;或选择 500 mg/L 含氯消毒剂擦

拭,消毒剂作用时间>10 min。

（2）被患者血液、体液、分泌物等污染物污染的医疗器械、物体、桌椅等可使用2 000～5 000 mg/L含氯消毒剂消毒擦拭,消毒剂作用时间>30 min后擦拭干净。被污染的地面用2 000～5 000 mg/L含氯消毒剂喷洒消毒,作用时间>30 min后清洁干净。

（3）胃电图、测压及生物反馈等主机、治疗车等物品表面诊疗结束后使用500 mg/L含氯消毒剂擦拭。

2. 按照《医院空气净化管理规范》要求进行空气消毒。宜采用:

（1）开窗通风,保持空气流通。有新风系统的,打开通风,保证门诊诊室的空气流通。

（2）用空气消毒机进行空气消毒。

（二）医疗废物管理

在诊疗过程中产生的医疗废物,根据《医疗废物管理条例》和《医疗卫生机构医疗废物管理办法》有关规定行处置和管理。

三、特殊情况处理

1. 近期从湖北来宁人员,如非必需,建议暂缓内镜诊疗。

2. 有体温升高或其他不适随时上报,至发热门诊筛查,走发热门诊流程。

3. 疑似患者可提供抢救性治疗,单独安排隔离间予以诊疗,诊疗及接触人员做好防护措施,携带口罩、护目镜及负压隔离衣,诊疗结束立即送至相关科室隔离治疗,诊疗间消毒。

4. 大家要做好自我保护,不要恐慌,守望相助、联防联治、同心协力,不造谣、不信谣、不传谣。

注:本措施主要为预防,诊治措施详见有关规定。

· · · · · · · · · · 病房篇 · · · · · · · · · ·

一、人员管理

（一）医务工作人员管理

1. 病区所有工作人员,包括医生、护士、秘书、工勤、进修学习人员、研究生和实习生,均每日在上班前和下班后测量 2 次体温(如有不适症状,随时测量),据实及时上报体温情况。如有异常体温,立即脱离工作环境,视情况予以医学干预,采取隔离措施。

2. 工作人员进入病区前必须佩戴好口罩。为加强口罩等物品管理,每位工作人员可每天上下午向病区办公护士申领一个口罩。

3. 工作人员严格并按规范执行手卫生(戴手套不能替代洗手)。

4. 工作人员休息期间,尽量以居家为主,接触疫情严重地区人员应及时报备并予以隔离观察。

5. 其他:根据单位具体要求执行。

(二)患者及家属管理

1. 办公护士通知预约患者住院、接待新入院患者时详细询问患者及家属有无发热、咳嗽等症状,有无疫情严重地区接触史,周围密切接触人员中有无发热、咳嗽等症状,并再次测量体温。如果患者或家属有上述症状或疫情严重地区接触史,向患者耐心解释暂不收治入院的原因,并指导其按我院"新型冠状病毒肺炎疫情防控"流程进行处理,安排专人将患者或家属带至发热门诊排查。

2. 办公护士电话建议已经预约但可以等待的择期治疗患者暂不住院,待疫情结束后尽快安排其来院进行治疗,如患者坚持要来,向患者说明情况。

3. 如无特殊情况,单人间尽量不安排病人,备留给病区内万一需要暂时隔离的病人使用。

4. 管床医生、责任护士接诊患者时再次询问患者及其家属有无发热、咳嗽等症状,有无疫情严重地区接触史,是否存在呼吸系统以外的病毒血症表现,如存在以下状况及时向医疗组组长汇报,暂缓内镜检查,并协助做好新型冠状病毒感染的排查。

(1)一般状况:乏力、精神差、四肢或腰背部肌肉酸痛等;

(2)消化系统:如轻度纳差(少食厌食)、恶心呕吐、腹泻等;

(3)神经系统:如头痛;

(4)心血管系统:如心慌、胸闷等;

（5）眼耳鼻喉方面：如结膜炎、咽痛、咽干等。

5. 每班均需严格做好患者陪护及探视人员的管理，每个患者仅限一名陪护人员，且要仔细询问陪护人员有无发热、咳嗽及上述非呼吸系统相关症状。向患者宣传尽量固定陪护人员，陪护人员如无特殊情况尽量不要出病区。请患者告知其亲属，特殊时期如无特殊情况请不要来院探视。患者及陪护人员在院期间，责任护士应督促其佩戴好口罩。

6. 门卫师傅做好新入院、出院、外出检查等患者出入病区的管理，新入院、出院患者仅限一名家属陪同；询问所有进入病区的人员有无发热、咳嗽症状及疫情严重地区接触史，确保进入病区的人员均无上述情况；督促所有进病区的人员戴好口罩才能进院。如有探视人员，告知其特殊时期不要探视的有关规定，耐心做好解释工作。

7. 管床医师、值班医师、每班责任护士做好患者的病情观察及交接工作，每天上下午均要测量所分管患者的体温，如发现患者有发热、咳嗽及上述非呼吸系统相关症状，及时上报医疗组组长及护士长，必要时先将患者转至单人间，并向医院报备。

二、环境管理

（一）患者床单元、医疗设备、物体表面、地面与空气消毒

1. 责任护士每天做好患者床单元的整理工作，保持患者床单元的清洁、整齐、干燥；督促工勤师傅每天用 500 mg/L 含氯消毒剂擦拭患者的床单元及病房窗台等。

2. 出院病人的床单元使用臭氧消毒仪进行彻底消毒。

3. 督促工勤师傅每天用 500 mg/L 含氯消毒剂擦拭医生办公室、护士办公室、治疗室等桌面、门把手，督促其做好病区所有地面的清洁消毒工作。

4. 病区内每个房间每天上下午各开窗通风 1 次，每次不少于 30 min，保持空气流通；每天用空气消毒器对每个病房进行消毒。

5. 病人使用过的便盆、尿壶等非一次性物品，用 500 mg/L 含氯消毒剂浸泡消毒 30 min 后流水冲洗干净后备用。

6. 输液泵、监护仪、心电图机等仪器设备及其连接线,每次使用后用 500 mg/L 含氯消毒剂擦拭消毒后备用。

7. 听诊器使用后需用 75％乙醇消毒。

（二）医疗废物管理

在诊疗过程中产生的医疗废物,严格按照《医疗废物管理条例》和《医疗卫生机构医疗废物管理办法》有关规定行处置和管理。

· · · · · · · · · · · · · · 实验室篇 · · · · · · · · · · · · ·

一、实验人员管理

1. 所有实验人员,包括本科室及非本科室研究生,均每日在上班前和下班后测量 2 次体温(如有不适症状,随时测量),据实上报体温情况。如有异常体温,立即脱离工作环境,视情况予以医学干预,采取隔离措施。

2. 实验人员进入实验室必须戴口罩、着实验服,必要时佩戴护目镜;在实验室工作时,所有实验人员必须严格按照医院感控要求做好个人防护措施。口罩应定期更换并丢弃在黄色垃圾袋中,实验服应定期清洗、更换。

3. 严格执行手卫生,摘除手套后、使用卫生间前后、离开实验室前,应例行洗手。

4. 原则上实验室工作区不允许吃喝,但特殊时期医院食堂已取消集体用餐;实验人员禁止点外卖,需至医院食堂买盒饭后至实验室生活区用餐。

5. 实验人员休息期间,尽量以居家为主,接触疫情严重地区人员应及时报备并予以隔离观察。

6. 其他:根据单位具体要求执行。

二、环境管理

1. 严格按照《医疗机构消毒技术规范》,做好实验器械、试剂、物体表面、地面等的清洁与消毒。

2. 按照《医院空气净化管理规范》要求进行空气消毒。宜采用:

（1）开窗通风，保持空气流通；有新风系统的，打开通风，保证内镜中心的空气流通。

（2）用空气消毒机进行空气消毒。

三、实验废物处置

1. 所有弃置的实验室生物样本、培养物和被污染的废弃物在从实验室中取走之前，应使其达到生物学安全标准。生物学安全可通过高压消毒处理或其他被承认的技术到达。

2. 实验室废弃物应置于适当的密封且防漏容器中安全运出实验室。

3. 有害气体、气溶胶、污水、废水应经适当的无害化处理后排放，应符合国家有关要求。

4. 动物尸体和组织的处置和焚化应符合国家相关要求。

5. 危险废弃物处理和处置、危害评估、安全调查记录和所采取的相应行动记录按有关规定的期限保存备查。

四、特殊情况处理

1. 按照南京医科大学第一临床医学院关于新型肺炎疫情防控期间研究生相关工作的通知要求，并履行相关手续后，以下在实验室工作的研究生可暂缓返院：

（1）近期有武汉旅居史、近日接触患者或疑似感染者、本人发热或有其他高度可疑不适症状，回乡探亲由于交通管制无法出行等，须向导师、科室和学院报告，并履行请假手续。

（2）现阶段不涉及临床排班，在实验室工作的研究生，经导师同意，报备学院。

2. 若有体温升高或其他不适症状，随时上报，至发热门诊筛查，走发热门诊流程。

血液内科

新型冠状病毒肺炎临床防控方案

新型冠状病毒肺炎疫情防控形势严峻,现根据江苏省人民医院《新型冠状病毒肺炎医院感染防控方案(试行)》规定,结合血液科诊疗和感控特点,特制定以下预防和控制措施:

一、人员管理

(一)医务工作人员管理

1. 发热零报告制度:所有工作人员,包括医生、护士、工勤人员、进修学习人员,都要做好发热零报告,每日在上班前和下班后测量2次体温(如有不适症状,随时测量)。据实上报体温情况,如有异常体温,立即脱离工作环境,视情况予以医学干预,采取隔离措施。

2. 个人防护要求:在诊疗过程中,所有工作人员必须严格按照医院感控要求做好个人防护措施,进入科室必须戴医用口罩,必要时佩戴护目镜、穿隔离衣。

3. 手卫生要求:严格执行手卫生,接触患者前后、诊疗前后均应及时洗手消毒(戴手套不能替代洗手)。

4. 工作人员休息期间,尽量以居家为主,接触武汉及周边地区人员及时报备并予以隔离观察。

(二)患者及家属管理

1. 门诊医师必须主动询问患者及家属有无发热和/或呼吸道症状,尤其是否有接触武汉及周边地区人员情况。如患者有发热,并且患者或家属有武汉及周边地区接触史,按照处理流程(见后附)安排患者至发热门诊筛查;如患者仅有发热或呼吸道症状,无武汉及周边地区接触史,需完善胸部 CT 检查以排除病毒感染征象。

2. 所有拟收入院的患者,如有发热和/或呼吸道症状,必须按照上述流程筛查,排除新型冠状病毒感染,由病区主任把关并同意后方可收入院,切忌私自直接收入院。

3. 所有入科患者及家属进入科室后必须全程佩戴医用口罩(有条件的佩戴外科口罩和医用防护口罩),不建议外来人员作为陪同家属。

4. 住院择期治疗者可待疫情控制后择期入院。

二、环境管理

(一) 物体表面及地面消毒

1. 非污染区域:使用可达高水平消毒的湿巾擦拭物体表面,每天2 次,或选择 500 mg/L 含氯消毒剂擦拭,消毒剂作用时间>10 min。

2. 被污染的地面用 2 000～5 000 mg/L 含氯消毒剂喷洒消毒,作用时间>30 min 后清洁干净。

(二) 空气消毒

按照《医院空气净化管理规范》要求进行空气消毒。可采用:

1. 开窗通风,保证病房的空气流通。

2. 用空气消毒机进行空气消毒,每天至少 2 次。

三、医疗器械复用

严格按照《医疗机构消毒技术规范》,做好医疗器械、被污染物品的清洁与消毒:

1. 治疗车、护理托盘等物体表面无血迹污染时,诊疗结束后使用500 mg/L 含氯消毒剂擦拭。

2. 被患者血液、体液、分泌物等污染物污染的医疗器械、物体表面等可使用 2 000～5 000 mg/L 含氯消毒剂擦拭,消毒剂作用时间>30 min 后用清水擦拭干净。

四、医疗废物管理

将新型冠状病毒感染确诊或疑似患者产生的医疗废物,纳入感染

性医疗废物管理,严格按照《医疗废物管理条例》《医疗卫生机构医疗废物管理办法》和《国家卫生健康委办公厅关于做好新型冠状病毒感染的肺炎疫情期间医疗机构医疗废物管理工作的通知》的有关规定,装入双层黄色医疗垃圾袋系紧,由专人密封转运,进行规范处置。

五、注意事项

1. 近期从湖北来宁人员,如非必须,暂缓诊疗。

2. 有体温升高或其他不适,随时上报,发热门诊筛查,走发热门诊流程。

3. 如必须对疑似患者提供抢救性治疗,单独安排隔离间予以诊疗,诊疗及接触人员做好防护措施,穿戴医用防护口罩、护目镜、隔离衣(必要时穿一次性防护服)。诊疗结束立即送患者至相关科室隔离治疗,诊疗间终末消毒。

4. 大家做好自我防护,不要恐慌,守望相助、联防联治、同心协力,不造谣、不信谣、不传谣。

5. 本措施主要为预防,诊治措施详见有关规定。

附:门诊发热患者筛查流程

（适用于呼吸内科以外的其他分诊台，包括发热分诊点）

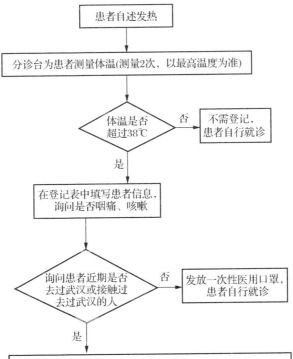

患者自述发热

↓

分诊台为患者测量体温(测量2次，以最高温度为准)

↓

体温是否超过38℃ ——否—→ 不需登记，患者自行就诊

↓是

在登记表中填写患者信息，询问是否咽痛、咳嗽

↓

询问患者近期是否去过武汉或接触过去过武汉的人 ——否—→ 发放一次性医用口罩，患者自行就诊

↓是

以下流程同步进行：
1. 发外科口罩，告知患者需至发热门诊就诊，安抚情绪，看护患者不离开现场；
2. 启动发热门诊患者转运流程，电话联系发热门诊(7047)，发热门诊安排物业人员来接患者，陪同患者按既定路线前往发热门诊；
3. 在登记表中注明该患者去发热门诊就诊，请转运的物业人员在登记表中签名。

肾内科
新型冠状病毒肺炎临床防控方案

一、科室感染防控工作组职责

建立科室新型冠状病毒感染防控工作组,组长由科主任担任,副组长由各病区主任和护士长担任,负责防控工作。

1. 制定应急预案和工作流程:严格落实《国家卫生健康委办公厅关于进一步加强医疗机构感染预防与控制工作的通知》(国卫办医函〔2019〕480 号),根据新型冠状病毒的病原学特点,结合传染源、传播途径、易感人群和诊疗条件等,建立预警机制,制定应急预案和工作流程;

2. 感染防控:在严格落实标准预防的基础上,强化接触传播、飞沫传播和空气传播的防控。手卫生、正确选择和佩戴防护口罩是感染防控的关键措施,做好规范消毒、隔离和防护工作,储备质量合格、数量充足的防护物资,如消毒产品和医用外科口罩、医用防护口罩、隔离衣、护目镜等防护用品。

3. 设置应急隔离病室:用于疑似或确诊患者的隔离与救治,建立相关工作制度及流程,备有充足的应对急性呼吸道传染病的消毒和防护用品。

4. 开展全员培训:依据岗位职责确定针对不同人员的培训内容,熟练掌握新型冠状病毒感染的防控知识、方法与技能,做到早发现、早报告、早隔离、早诊断、早治疗、早控制,并督导落实到位。培训对象应包括医生、护士、工程师及工勤人员等所有工作人员,培训方式建议采取网络教学或自学方式。

二、医务工作人员管理

1. 所有工作人员，包括医生、研究生、护士、工勤人员、进修学习人员、实习生，均每日在上班前和下班后测量 2 次体温（如有不适症状，随时测量），据实及时上报体温情况。如体温超过 37.3 ℃，立即脱离工作环境，及时、主动上报并及时按相关流程予以干预处理，视情况予以医学干预，采取隔离措施。

2. 工作人员进入病区前必须佩戴好医用口罩。为加强口罩等物品管理，每位工作人员可每天上、下午下班前跟病区办公护士各申领一个外科口罩，供下午及第二天进入病房前佩戴。

3. 工作人员防护措施，切实做好标准预防：建议工作人员分时段进餐，避免集中进餐；餐前依次摘掉护目镜、口罩、帽子，必须流动水洗手；进餐过程中不要交谈，减少飞沫传播；合理安排人员值班，并建立备班制度，保证有足够的工作人员在岗；工作人员在休息期间尽量以居家为主；在疫情较严重地区，应尽量与家人隔离，居家戴好医用口罩；如有接触武汉及周边地区人员或接触过确诊、疑似感染患者后应及时、主动上报并配合防疫人员进行隔离观察。用于诊疗疑似或确诊患者的听诊器、体温计、血压计等医疗器具及护理物品应当专人专用。若条件有限，不能保障医疗器具专人专用时，每次使用后应当进行规范的清洁和消毒。医务工作人员在岗工作期间佩戴符合要求的口罩和帽子，应严格执行手卫生，并注意戴手套不能替代洗手，并在以下情况下做好佩戴护目镜或面屏、穿防护隔离衣等标准预防：（1）有创操作；（2）连接血管通路；（3）扎针、抽血等可能接触到患者血液、体液的操作等。穿戴防护用品前和脱/摘防护用品后应当进行洗手或手卫生消毒。

4. 其他：根据单位具体要求执行。

三、患者及家属管理

1. 办公护士电话建议已经预约、可以等待的住院治疗患者暂不住院，待疫情控制后尽快安排其来院进行治疗；如患者实在要来，跟患者说明情况。

2. 办公护士通知接待新入院患者时详细询问患者及家属有无发热、咳嗽等症状,患者及家人有无武汉及周边地区去留史,有无接触来自武汉及周边地区人员,周围有无出现发热、咳嗽、乏力等症状人员,并立即测量体温,如体温高于 37.3 ℃或有上述症状及接触史,按我院"新型冠状病毒肺炎疫情防控"流程进行处理,并安排专人将患者或家属带至我院发热门诊就诊。

3. 管床医生、责任护士接诊患者时再次询问患者及其家属有无发热、咳嗽等症状,有无武汉及周边地区人员接触史。如患者及家属存在以下呼吸系统以外的病毒血症表现,及时向医疗组组长汇报,并协助做好新型冠状病毒感染的排查:(1)一般状况:乏力、精神差、四肢或腰背部肌肉酸痛等;(2)消化系统:如轻度纳差(少食、厌食)、恶心呕吐、腹泻等;(3)神经系统:如头痛等;(4)心血管系统:如心慌、胸闷等;(5)眼耳鼻喉:如结膜炎、咽痛、咽干等。

4. 每班均需严格做好患者陪护管理,跟患者宣传尽量不陪护,若有特殊情况需要陪护,只可配 1 名固定的陪护人员,且要仔细询问陪护人员有无发热、咳嗽及上述一般状况、消化系统、神经系统、眼耳鼻喉等症状。陪护人员如无特殊情况尽量不要出病区。请患者告知其亲属,特殊时期本病区谢绝探视。患者或陪护人员须出示由入院办理窗口发放的腕带和陪护证方可进入病区,出院时责任护士主动收回患者腕带、陪护证,统一处理。患者及陪护人员在院期间责任护士督促其佩戴好医用口罩。

5. 病区安排人员做好新入院、出院、外出检查等患者出入病区的管理,进入病区的所有人员必须测量体温,体温正常才能进入病区。新入院、出院的患者仅限其 1 名家属进入。询问所有进入病区的人员有无发热、咳嗽及武汉及周边地区人员接触史,确保进入病区的人员均无上述情况;督促所有进入病区的人员戴好医用口罩才能进入。

6. 管床医师、值班医师、每班责任护士做好患者的病情观察及交接工作,每天上、下午均要测量所分管患者的体温,如发现患者有发热、咳嗽及上述一般状况、消化系统、神经系统、眼耳鼻喉等症状,及时汇报医疗组组长及护士长,并每日准时上报"医院发热上报群",并向医院应急办报备。

7. 肾脏替代治疗方式及流程:发热患者在没有排除新型冠状病毒感染之前,可由医护人员在隔离病房先行床旁连续性肾脏替代治疗(CRRT),医护人员按二级防护进行防护,透析结束后进行终末消毒。已排除新型冠状病毒感染的其他发热患者,有条件的可在透析室的隔离治疗区进行透析治疗或行 CRRT 治疗。对疑似患者,建议在隔离病房行床旁 CRRT 治疗,并按相应规定进行防护,或转诊至就近定点医院并做好隔离防护;对确诊的患者按规定及时报告,并转送至定点医院或定点科室治疗。

四、患者床单元、医疗设备、物体表面、地面与空气消毒

1. 责任护士每天做好患者床单元的整理工作,保持患者床单元的清洁、整齐、干燥;督促工勤师傅每天用 500 mg/L 含氯消毒剂擦拭患者的床单元及病房窗台等。

2. 督促工勤师傅每天用 500 mg/L 含氯消毒剂擦拭医生办公室、护士办公室、治疗室等桌面及各门把手、电脑键盘和电话机,督促其做好病区所有地面的清洁消毒工作。

3. 病区内每个房间每天上下午各开窗通风 1 次,每次不少于 30 min,保持空气流通;每天用空气消毒机对每个病房进行消毒。

4. 病人使用过的便盆、尿壶等非一次性物品,用 500 mg/L 含氯消毒剂浸泡消毒 30 min 后流水冲洗干净后备用。

5. CRRT 机器、无创呼吸机、输液泵、注射泵、监护仪、心电图机、除颤仪等仪器设备及其连接线,每次使用后用 500 mg/L 含氯消毒剂擦拭消毒后备用;听诊器使用后需用 75% 的酒精擦拭消毒。

五、医疗废物管理

在诊疗过程中产生的医疗废物,严格按照《医疗废物管理条例》和《医疗卫生机构医疗废物管理办法》中的有关规定进行处置和管理。

血液净化中心（室）
新型冠状病毒肺炎临床防控方案

鉴于目前覆盖全国的新型冠状病毒肺炎疫情,加上血液净化中心（室）人群相对密集、透析患者及陪同人员流动性大等情况,为有效预防透析患者、陪同人员及工作人员的新型冠状病毒感染,保障透析治疗的顺利进行,避免新冠肺炎在血液净化中心发生和传播,根据《国家卫生健康委办公厅关于加强基层医疗卫生机构新型冠状病毒感染的肺炎疫情防控工作的通知》《中华医学会肾脏病学分会关于血液净化中心（室）新型冠状病毒感染的防控建议（试行）》《中国医院协会关于血液净化室新型冠状病毒感染防控建议》及《江苏省肾病学医疗质量控制中心血液净化中心（室）新型冠状病毒肺炎疫情防控方案（试行）》等的规定,特制定以下预防和控制措施:

一、工作人员管理

1. 成立血液净化中心（室）新型冠状病毒感染防控管理小组,负责防控工作。科主任为防控管理小组组长,血液净化中心（室）主任、护士长为副组长,核心组员包括感控医生、感控护士、工程师及骨干医生、护士。

2. 全员培训:通过微信、企业微信、医院 OA 平台、视频会议、医疗护理培训系统等方式,全员知晓新型冠状病毒肺炎相关知识并定期考核。

3. 所有工作人员,包括医生、护士、工程师、工勤人员、进修人员、轮转规培人员和研究生等,均每日 2 次（上班前和下班后）测量体温,每日及时上报。发现异常体温,及时就诊,及时干预,安排居家休息。

4. 上班戴医用口罩,外出其他科室做连续性肾替代治疗（CRRT）

的工作人员佩戴外科口罩,必要时佩戴护目镜。

5. 严格执行手卫生(戴手套不能替代洗手)。

6. 尽量减少聚集性医疗活动,包括集体大交班、集中业务学习、病例讨论等,可采用电话、微信群聊等在线方式进行。必须聚集时应规范佩戴防护用品,以最大程度保证工作人员安全。

7. 工作人员分时段进餐,避免集中进餐;餐前依次摘掉护目镜、帽子、口罩,流动水洗手;进餐过程不要交谈,减少飞沫传播。

8. 工作人员休息期间以居家休息为主,接触武汉及周边地区人员及时报备并予以隔离观察。

9. 其他:根据单位具体要求执行。

二、患者及家属管理

1. 加强患者和陪同人员有关新型冠状病毒防治知识的宣教,避免去人员密集场所,培养良好的洗手习惯,牢记往返住所和血液净化中心(室)途中的防护注意事项,合理规范使用防护用品,正确测量和记录体温。

2. 工作人员每次接诊均须询问,患者及家属也有义务主动告知医务人员是否有流行病学史:(1)发病前 14 天内有武汉市及周边地区,或其他有病例报告社区的旅行史或居住史;(2)发病前 14 天内与新型冠状病毒感染者有接触史;(3)发病前 14 天内曾接触过来自武汉市及周边地区,或来自有病例报告地区的发热或有呼吸道症状的患者;(4)聚集性发病。

3. 询问患者有无发热和/或呼吸道症状,有无呼吸系统以外的表现:(1)一般状况:乏力、精神差等;(2)消化系统方面:如轻度纳差(少食厌食)、恶心呕吐、腹泻等;(3)神经系统方面:如头痛;(4)心血管系统方面:如心慌、胸闷等;(5)眼科方面:如结膜炎;(6)其他方面:如仅有轻度四肢或腰背部肌肉酸痛等。如有上述表现,暂缓透析,并协助做好新型冠状病毒的排查。

4. 所有透析患者及陪护家属进入血液净化中心(室)诊疗区域必须全程佩戴医用口罩(推荐有条件者佩戴医用 N95 防护口罩)。固定陪护家属,不得由从外地回来的人员陪同。没有特殊情况,陪同人员

（除必须陪护的特殊情况外）一律不得进入透析治疗室。透析过程中不建议进食，咳嗽或者打喷嚏时用纸巾遮掩口鼻，来不及者或实在没有纸巾时可喷向自己肘关节部位的衣服上，然后处理。勤用肥皂和流动水洗手，用过的纸巾和口罩须放置在医疗废物专用袋中。

5. 透析患者每日体温监测中，任意一次体温超过 37.3 ℃，水银体温计复测仍超过 37.3 ℃，应暂不透析，按照门诊患者发热处置流程处理。陪护家属体温超过 37.3 ℃，不得陪护，按照门诊患者发热处置流程处理。（红外线额温仪、耳温仪等电子体温计严格遵守说明书使用注意事项，如测量体温超过 37.3 ℃，应以水银体温计复测，最终体温以水银体温计结果为准。）

6. 长期透析患者最近尽可能不要请假离开，一旦请假离开，建议暂时在所在地联系透析，等疫情控制后再联系返回。

7. 无特殊情况，暂不接待外地患者临时性门诊透析，建议其暂时在当地治疗，等疫情控制后再联系。

三、环境管理医疗器械、污染物品、物体表面、地面与空气消毒

（一）物体表面、地面消毒

严格按照《医疗机构消毒技术规范》，做好医疗器械、污染物品、物体表面、地面等的清洁与消毒。清洁与消毒方法为：

1. 护士站、预诊台：使用可达高水平消毒水平的湿巾擦拭物体表面，每天至少 2 次；或选择 500 mg/L 含氯消毒剂擦拭，消毒剂作用时间＞10 min。

2. 血液透析机器、治疗车等物表无血迹污染时，上机后、透析结束后均使用 500 mg/L 含氯消毒剂擦拭。

3. 被患者血液、体液、分泌物等污染物污染的医疗器械、物体、血透机表面等，可使用 2 000～5 000 mg/L 含氯消毒剂消毒擦拭，消毒剂作用时间＞30 min 后用清水擦拭干净。被污染的地面，用 2 000～5 000 mg/L 含氯消毒剂喷洒消毒，作用时间＞30 min 后清洁干净。

4. 应特别注意不要忽视办公区域的办公桌表面、电脑屏幕及键盘等物表的消毒；使用纸质透析记录单的单位每次治疗应使用单页记

录单,避免将病历夹带到治疗区。

(二)空气消毒

按照《医院空气净化管理规范》要求进行空气消毒。宜采用：

1. 开窗通风,保持空气流通,至少能够保证每班次透析治疗前开窗通风时间不少于 30 min；也可使用新风系统,保证血液净化中心(室)的空气流通。

2. 用循环风空气(紫外、静电)消毒器进行空气消毒。

四、医疗废物管理

在诊疗过程中产生的医疗废物,根据《医疗废物管理条例》和《医疗卫生机构医疗废物管理办法》中的有关规定进行处置和管理。

五、特殊情况处理

1. 针对长期透析患者的请假要求,应加强管理。对于更换治疗中心而没有流行病学接触史的患者尽量在相对独立透析区域透析治疗,观察 14 天仍无相应症状、体征后可解除观察,与一般患者同样对待；对于有流行病学接触史的患者,建议返回前接受当地观察和治疗安排,做好相应的防护措施,同时进行症状、体温和血液炎症指标等监测。

2. 对于无发热(体温≤37.3 ℃),有咳嗽、胸闷等症状且无流行病学史的,行胸部 CT 等明确病因,排除新型冠状病毒感染的肺炎后按常规透析接诊诊疗流程,并严密观察病情变化,发现异常情况及时处理。

3. 体温异常(体温>37.3 ℃)者,水银温度计复测体温正常,可行常规透析接诊诊疗流程。若复测体温>37.3 ℃的患者,需至医院发热门诊进行新型冠状病毒感染筛查(包括血常规、C 反应蛋白、降钙素原、胸部 CT、新型冠状病毒核酸检测等)。

4. 发热患者在没有排除新型冠状病毒感染之前,可由医护人员在隔离病房先行床旁连续性肾脏替代治疗(CRRT)；无 CRRT 治疗条件的透析中心(室),可在其他患者透析结束后再安排该患者单独进行透析治疗,医护人员按二级防护进行防护,透析结束后进行终末消毒。

5. 若患者有呼吸道症状,但已排除新型冠状病毒感染,可将患者安排至血液净化室一角、每日最后一班,或为该患者在每日常规治疗结束后增加一班。

6. 对于需居家隔离或与居家隔离者有密切接触的患者,建议由医护人员在隔离病房进行床旁 CRRT 治疗;无 CRRT 治疗条件的血液净化中心(室),可在其他患者透析结束再安排该患者单独进行透析治疗,医护人员按二级防护进行防护,透析结束后进行终末消毒。

7. 疫情期间血液净化室新型冠状病毒感染的筛查流程见下图。

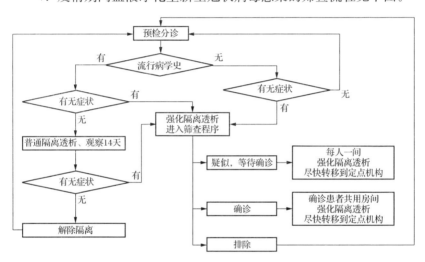

8. 疑似或确诊后流程:

(1) 2 小时内网络直报。

(2) 防控工作实施小组值班人员按照疾控中心指示联系"120"转往定点医院。

(3) 在隔离病房行 CRRT 治疗或定点血液净化室行肾脏替代治疗。

(4) 密切接触医务人员及患者家属、陪护人员等实施医学隔离观察。

(5) 密切接触血液透析患者参照本筛查及救治流程中流行病学史阳性情况执行。

(6) 终末消毒疫点。

(7) 院方及科室启动应急机制,调整人力,安排后续工作。

风湿免疫科
新型冠状病毒肺炎临床防控方案

新型冠状病毒肺炎疫情防控形势严峻,风湿免疫病患者(类风湿关节炎、系统性红斑狼疮等)日常应用糖皮质激素类药物及生物制剂等,免疫功能常伴有一定程度的受损,是感染性疾病的高发人群;且结缔组织病患者自身常出现肺部受累,给新型冠状病毒感染的诊断和鉴别诊断带来困难。现根据江苏省人民医院《新型冠状病毒肺炎医院感染防控方案(试行)》规定,结合风湿免疫病患者诊疗和感控特点,特制定以下预防和控制措施:

一、人员管理

(一)医务工作人员管理

1. 医护上岗前培训:所有工作人员,包括医生、护士、工勤人员、进修学习人员均需进行上岗前筛查及有关新型冠状病毒知识的培训。

2. 发热零报告制度:所有工作人员,包括医生、护士、工勤人员、进修学习人员做好发热零报告,每日在上班前和下班后测量 2 次体温(如有不适症状,随时测量)。据实上报体温情况,如有异常体温,立即脱离工作环境,视情况予以医学干预,采取隔离措施。

3. 个人防护要求:工作人员进入风湿免疫科诊疗区域必须戴医用口罩。在诊疗过程中,工作区域所有人员必须严格按照医院感控要求做好个人防护措施,不在工作场所就餐,尽可能不集中进餐。

4. 手卫生要求:严格执行手卫生,接触患者前后、诊疗前后均应及时洗手消毒(戴手套不能替代洗手)。

5. 工作人员休息期间尽量以居家为主,不参加聚餐、婚庆等活动。如接触武汉及周边地区人员,及时报备并予以隔离观察。

6. 高危人群尽可能避免参加高危场所工作,停止 60 岁以上工作人员专家门诊工作,孕妇不参加门诊、急诊及高危科室会诊工作。

7. 医护及其他工作人员在诊疗过程中,若与新型冠状病毒感染疑似患者接触者,应相对隔离,避免到处走动,避免广泛接触家人及其他人,并按规定进行医学观察。

(二)患者及家属管理

1. 门诊医师及预约台人员必须主动询问患者及家属有无发热和/或呼吸道症状,尤其是否有接触武汉及周边地区人员情况。遇有可疑情况,应及时报告。预诊时记录患者及陪护人员体温、流行病学史、联系方式并签字。

2. 如存在如下呼吸系统以外的病毒血症表现,也应提高警惕,及时报告:

(1)一般状况:乏力、精神差、四肢或腰背部肌肉酸痛等;

(2)消化系统:如轻度纳差(少食、厌食)、恶心呕吐、腹泻等;

(3)神经系统:如头痛等;

(4)心血管系统:如心慌、胸闷等;

(5)眼耳鼻喉方面:如结膜炎、咽痛、咽干等。

3. 门诊诊间管理。如非必须,不建议陪同家属进入诊间;一人一诊间,患者入室前统一由工作人员测量体温,体温初测超过 37.3 ℃,体温复测仍超过 37.3 ℃,需立即拨打内线电话,呼叫专人按规定路线送至发热门诊排查。

4. 给每位患者分发《告患者书》。对普通轻症患者或病情稳定的慢性病患者加强宣教,建议尽量减少来院就诊次数及停留时间,以减少暴露风险,待疫情控制后预约门诊。

5. 门诊唇腺活检治疗暂停开展,待疫情控制后再通知。正在使用生物制剂及靶向药物者尽可能做好个人防护,若出现发热、流涕、咳嗽等症状,建议停止或推迟注射。在疫情未控制前,对风湿病患者不建议选择生物制剂及靶向药物治疗。

6. 药物临床研究受试者按药研办统一要求,非必须到院随访者,暂以电话完成随访,并征得患者同意留录音记录。必须来院随访者,按门诊病人要求,佩戴医用口罩,详细询问有无武汉及周边地区及新型冠状病毒感染患者接触史,按相关要求进行处理。电话嘱咐所有参加研究的受试者无论出现何种不适,均及时联系研究医生,如实汇报情况,包括必须使用的其他药物。若有新型冠状病毒疑似感染或确诊病人,按要求就地治疗,并在 24 小时内及时向研究医生、主要研究者、CRC、伦理委员会报告。

7. 本科危重患者,需风湿科副高以上主任确认病情并在神经内科正、副主任审核后收住入院;择期住院治疗者,可待疫情控制后入院。入院前再次完善流行病学调查,完成胸部 CT 检查、血常规、C 反应蛋白等相关指标,排查可疑新型冠状病毒肺炎病人后方可入院。

8. 患者住院期间必须陪护者,需确认陪护者的流行病学资料,确保无来自武汉及周边地区及新型冠状病毒感染患者及家属的密切接触史。记录患者及陪护人员近期交通状况,及时查询相关数据。住院期间不得有其他家属探视。

9. 住院后先安排单间入住。免疫病患者合并有呼吸道症状、发热、肺部阴影等临床表现,需及时与呼吸科联系,对有与新型冠状病毒感染相似特征的肺部表现者,结合流行病学资料做好鉴别诊断,及时向应急协调办公室汇报,请求新型冠状病毒核酸检测。对疑似患者派专人送发热门诊,同时对密切接触医护人员进行隔离观察。若 2 次阴性,调整床位。

10. 如必须对疑似患者提供抢救性治疗,单独安排隔离间予以诊疗,诊疗及接触人员做好防护措施,穿戴医用防护口罩、护目镜、隔离衣(必要时穿一次性防护服),诊疗结束立即送患者至相关科室隔离治疗。诊疗间终末消毒。

二、环境管理

(一)物体表面及地面消毒

1. 门诊及病房使用可达高水平消毒水平的湿巾擦拭物体表面,每天 2 次；或选择 500 mg/L 含氯消毒剂擦拭，消毒剂作用时间＞10 min。

2. 被污染的地面用 2 000～5 000 mg/L 含氯消毒剂喷洒消毒，作用时间＞30 min 后清洁干净。

（二）空气消毒

按照《医院空气净化管理规范》要求进行空气消毒。可采用：

1. 开窗通风，保持空气流通。打开机械送风和排风，保证内镜中心的空气流通。

2. 用空气消毒机进行空气消毒，每天至少 2 次。

（三）门诊、病房及休息室消毒

简单划分清洁区与污染区，医生更衣柜存放自己衣物及物品，将工作服挂在通风处，避免与衣服出现交叉污染。每天进行物体表面、衣柜、地面及空气消毒。

三、医疗器械管理

严格按照《医疗机构消毒技术规范》，做好医疗器械、被污染物品的清洁与消毒。被患者血液、体液、分泌物等污染物污染的医疗器械、物体，可使用 2 000～5 000 mg/L 含氯消毒剂擦拭，消毒剂作用时间＞30 min 后用清水擦拭干净。

四、医疗废物管理

将新型冠状病毒感染确诊或疑似患者产生的医疗废物，纳入感染性医疗废物管理，严格按照《医疗废物管理条例》《医疗卫生机构医疗废物管理办法》和《国家卫生健康委办公厅关于做好新型冠状病毒感染的肺炎疫情期间医疗机构医疗废物管理工作的通知》的有关规定，装入双层黄色医疗垃圾袋系紧，由专人密封转运，进行规范处置。

五、注意事项

1. 近期从湖北来宁人员，如非必须，暂缓门诊及病房诊疗，待隔离 14 天后再行诊治。

2. 大家要做好自我防护，不要恐慌，守望相助、联防联治、同心协力，不造谣、不信谣、不传谣。

3. 本措施主要为预防，诊治措施详见有关规定。

感染病科

新型冠状病毒肺炎临床防控方案

　　新型冠状病毒肺炎疫情防控形势严峻,大部分感染者以发热、乏力、干咳等为首发表现。因为发热待查为我科常见病种之一,感染病科常规门诊和病房(发热门诊和隔离病房除外)制定和落实相关防控措施刻不容缓。现根据江苏省人民医院《新型冠状病毒肺炎医院感染防控方案(试行)》规定,结合感染病科诊疗和感控特点,特制定以下预防与控制措施:

一、人员管理

（一）医务工作人员管理

　　1. 发热零报告制度:所有工作人员,包括医生、护士、工勤人员、进修学习人员做好发热零报告,每日在上班前和下班后测量 2 次体温(如有不适症状,随时测量)。据实上报体温情况,如有异常体温,立即脱离工作环境,视情况予以医学干预,采取隔离措施。

　　2. 个人防护要求:工作人员进入感染病科门诊和病房诊疗区域必须戴外科口罩,必要时佩戴护目镜;在诊疗过程中,工作区域所有人员必须严格按照医院感控要求做好个人防护措施,诊疗期间严禁陪同人员在无防护状态下进入诊疗区。

　　3. 手卫生要求:严格执行手卫生,接触患者前后、诊疗前后均应及时洗手消毒(戴手套不能替代洗手)。

　　4. 工作人员休息期间,尽量以居家为主,接触武汉及周边地区人员及时报备并予以隔离观察。

（二）患者及家属管理

　　1. 门诊导医台护士以及就诊医师必须主动询问患者及家属有无

发热和/或呼吸道症状,尤其是否有接触武汉及周边地区人员情况。如果患者或家属存在发热,必须按照医院发热病人相关流程走,同时检查血常规、CRP、降钙素原以及肺部 CT 等,经我科专家门诊主任(根据最新版《新型冠状病毒肺炎诊疗指南》)判断后收住入院或分流至发热门诊就诊。

2. 所有患者及家属进入诊疗区域必须全程佩戴医用口罩(有条件者佩戴外科口罩和医用防护口罩),不建议外来人员作为陪同家属。

二、环境管理

(一)物体表面及地面消毒

1. 医疗区工作台:使用可达高水平消毒的湿巾擦拭物体表面 2 次/天,或选择 500 mg/L 含氯消毒剂擦拭,消毒剂作用时间>10 min。

2. 被污染的地面用 2 000～5 000 mg/L 含氯消毒剂喷洒消毒,作用时间>30 min 后清洁干净。

(二)空气消毒

按照《医院空气净化管理规范》要求进行空气消毒。可采用:

1. 开窗通风,保持空气流通。打开机械送风和排风,保证病区和门诊的空气流通。

2. 用空气消毒机进行空气消毒,每天至少 2 次。

三、医疗器械复用

严格按照《医疗机构消毒技术规范》,做好医疗器械、被污染物品的清洁与消毒:

1. 所有治疗设备消毒、灭菌严格按照中华人民共和国卫生行业标准执行。

2. 被患者血液、体液、分泌物等污染物污染的医疗器械、物体、内镜主机表面等可使用 2 000～5 000 mg/L 含氯消毒剂擦拭,消毒剂作用时间>30 min 后用清水擦拭干净。

四、医疗废物管理

将新型冠状病毒感染确诊或疑似患者产生的医疗废物,纳入感染

性医疗废物管理,严格按照《医疗废物管理条例》《医疗卫生机构医疗废物管理办法》和《国家卫生健康委办公厅关于做好新型冠状病毒感染的肺炎疫情期间医疗机构医疗废物管理工作的通知》的有关规定,装入双层黄色医疗垃圾袋系紧,由专人密封转运,进行规范处置。

五、注意事项

1. 对于近期湖北来宁或者有病例持续传播地区的旅游史、居住史的患者:

（1）如非必须,建议口服药物治疗,居家隔离;如可择期行的诊疗操作(如肝穿刺),建议择期进行。

（2）有体温升高或其他不适,随时上报,发热门诊筛查,走发热门诊流程。

（3）如必须对疑似患者提供抢救性治疗(非发热就诊,如因急性肝炎等我科疾病就诊),单独安排隔离间予以诊疗,诊疗及接触人员做好防护措施,穿戴医用防护口罩、护目镜、隔离衣(必要时穿一次性防护服),诊疗结束立即送患者至相关科室隔离治疗。诊疗间终末消毒。

2. 大家要做好自我防护,不要恐慌,守望相助、联防联治、同心协力,不造谣、不信谣、不传谣。

3. 本措施主要为预防,诊治措施详见有关规定。

神经内科

新型冠状病毒肺炎临床防控方案

新型冠状病毒肺炎疫情防控形势严峻,部分感染者可能仅以头痛、头晕、精神萎靡等神经系统症状为首发表现,神经内科制定和落实相关防控措施刻不容缓。现根据国家卫生健康委颁布的《新型冠状病毒肺炎诊疗方案(试行第五版)》、江苏省人民医院《新型冠状病毒肺炎医院感染防控方案(试行)》规定,结合神经内科诊疗和感控特点,特制定以下预防与控制措施:

一、人员管理

(一) 医务工作人员管理

1. 每日自报告制度:制定科室每日自报告制度。科室工作人员(包括医生、护士、工勤人员、进修学习人员)如有发热、咳嗽、气促等症状,应在全科群内及时上报,并完善血常规、胸部 CT 检查(本人暂不至科室上班),将检查结果汇报给应急协调办(内线 3199),根据应急办意见遵照执行。

2. 发热零报告制度:所有工作人员,包括医生、护士、工勤人员、进修学习人员,做好发热零报告,每日在上班前和下班后测量 2 次体温(如有不适症状,随时测量),据实上报体温情况。如有异常体温,立即脱离工作环境,视情况予以医学干预,采取隔离措施。

3. 个人防护要求:工作人员进入神经内科病区前必须戴好医用口罩,必要时佩戴护目镜。为加强口罩等物品管理,每位工作人员可每天上、下午下班前跟病区办公护士各申领一个外科口罩,供下午及第二天进入病房前佩戴。

4. 手卫生要求:严格执行手卫生,接触患者前后、诊疗前后均应及时洗手消毒(戴手套不能替代洗手)。

5. 工作人员休息期间尽量以居家为主,接触武汉及周边地区人员及时报备并予以隔离观察。

(二)患者及家属管理

1. 入院前排查

医师通知预约患者住院,已预约可暂缓者暂不住院,待疫情控制后尽快安排其来院进行治疗,如患者坚持要求住院,告知相关风险。对需要住院或强烈要求住院者,详细询问患者及家属有无发热、咳嗽、气促等症状,患者及家人有无武汉或其他有本地病例持续传播地区的旅行史、居住史,有无曾接触过以上地区的发热或有呼吸道症状的患者,有无聚集性发病或与确诊病例或疑似病例的接触史。如体温大于37.3 ℃或有上述症状及接触史,要求患者按"新型冠状病毒肺炎疫情防控"流程进行处理。如无上述情况且符合收治入院指征的患者,可予以办理入院。

2. 一般患者及家属管理

(1) 责任医师及护士接诊患者时需详细询问患者及家属有无发热、咳嗽、气促等症状;患者及家人有无武汉或其他有本地病例持续传播地区的旅行史、居住史,有无接触过以上地区的发热或有呼吸道症状的患者,有无聚集性发病或与确诊病例或疑似病例的接触史;询问患者及家属详细住址,核查该小区有无确诊病例或疑似病例;并请患者签署告患者书,保存在病历中。

如患者及家属存在以下呼吸系统以外的病毒血症表现,应及时向医疗组组长汇报,并协助做好新型冠状病毒感染的排查:

① 一般状况:乏力、精神差、四肢或腰背部肌肉酸痛等;

② 消化系统:如轻度纳差(少食、厌食)、恶心呕吐、腹泻等;

③ 神经系统:如头痛等;

④ 心血管系统:如心慌、胸闷等;

⑤ 眼耳鼻喉:如结膜炎、咽痛、咽干等。

（2）每班均需严格做好患者陪护及探视人员的管理，每个患者仅限1名陪护人员，且要仔细询问陪护人员有无发热、咳嗽及上述一般状况、消化系统、神经系统、眼耳鼻喉等症状，每天均要测量陪护者的体温，跟患者宣传尽量固定陪护人员，陪护人员如无特殊情况尽量不要出病区。请患者告知其亲属特殊时期如无特殊情况请不要来院探视。患者及陪护人员在院期间责任护士督促其佩戴好医用口罩。

（3）病区安排人员做好新入院、出院、外出检查等患者出入病区的管理，进入病区的所有人员必须测量体温，体温正常才能进入病区。新入院、出院患者仅限一名家属进入；询问所有进入病区的人员有无发热、咳嗽及武汉及周边地区人员接触史，确保进入病区的人员均无上述情况。督促所有进入病区的人员戴好医用口罩才能进入。如有探视人员，告知其特殊时期不要探视的有关规定，耐心做好解释工作。

（4）管床医师、值班医师、每班责任护士做好患者的病情观察及交接工作，每天上、下午均要测量所分管患者的体温，如发现患者有发热、咳嗽及上述一般状况、消化系统、神经系统、眼耳鼻喉等症状，及时汇报医疗组组长及护士长，并每日准时上报医院发热上报群，并向医院应急办报备。

（5）责任护士培训患者在咳嗽或者打喷嚏时用纸巾遮掩口鼻，在接触呼吸道分泌物后应当使用流动水洗手。

3. 特殊患者及家属管理

（1）对高危患者如中枢神经系统感染、格林巴利综合征等需行腰椎穿刺患者，如通过其他相关检查可确诊或可暂缓者，在不影响患者诊疗的情况下，予以暂缓有创性检查。如必须行腰椎穿刺检查，操作者需加强防护，必须戴好医用口罩、帽子、医用乳胶手套、护目镜。

（2）在院患者及家属如出现发热、咳嗽、气促等症状，需询问患者及家人有无武汉或其他有本地病例持续传播地区的旅行史、居住史，有无曾接触过以上地区的发热或有呼吸道症状的患者，有无聚集性发病或与确诊病例或疑似病例的接触史；询问患者及家属详细住址，核查该小区有无确诊病例或疑似病例，立刻向医疗组组长汇报，如可能疑似者,联系医务处。医务处组织三名相关专业专家线上会诊初筛,决定是否需要联系应急协调办(内线3199)做核酸检测。

二、神经内科专科流程

(一) 门诊患者就诊流程

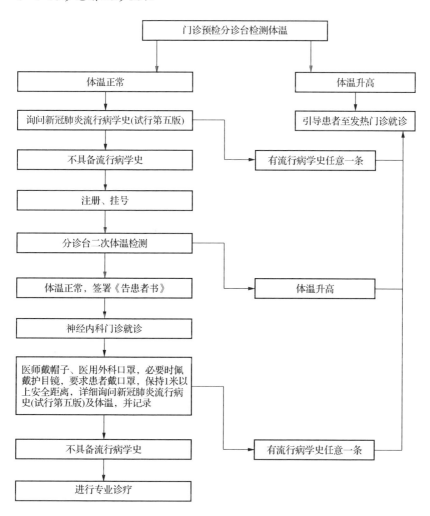

（二）门、急诊收治患者流程

1. 门诊收治患者流程

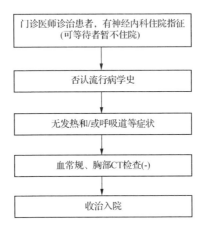

门诊医师诊治患者，有神经内科住院指征
（可等待者暂不住院）

↓

否认流行病学史

↓

无发热和/或呼吸道等症状

↓

血常规、胸部CT检查(-)

↓

收治入院

2. 急诊收治患者流程

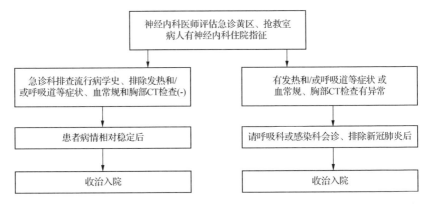

神经内科医师评估急诊黄区、抢救室
病人有神经内科住院指征

急诊科排查流行病学史、排除发热和/或呼吸道等症状、血常规和胸部CT检查(-)

↓

患者病情相对稳定后

↓

收治入院

有发热和/或呼吸道等症状 或
血常规、胸部CT检查有异常

↓

请呼吸科或感染科会诊、排除新冠肺炎后

↓

收治入院

3. 门诊医技管理

（1）除紧急情况外，暂缓开放经颅多普勒超声检查、发泡试验、肉毒素门诊、睡眠监测等项目。

（2）肌电图、脑电图的具体防控：

① 原则上建议可以等待检查的患者暂不检查，待疫情控制后尽快安排其检查。若由于病情需要进行检查，跟患者说明情况，并由门

诊、病房医生排查流行病学史,无发热和/或呼吸道等症状,完善血常规、胸部 CT 后方可进行检查。

② 环境要求:每天用 500 mg/L 含氯消毒剂擦拭检查室桌面及各门把手,做好地面的清洁消毒工作;仪器设备及其连接线,每次消毒后使用。

(3) 每次检查结束后,需间隔 20 min 以上方可接待下一位患者,并在此期间做好房间、检查床、仪器及自身的消毒工作。

(4) 医务人员防护:必须佩戴好一次性外科口罩、帽子、医用乳胶手套,必要时佩戴护目镜。严格执行手卫生,接触患者前后、诊疗前后均应及时洗手。

三、环境管理

1. 责任护士每天做好患者床单元的整理工作,保持患者床单元的清洁、整齐、干燥;督促工勤师傅每天用 500 mg/L 含氯消毒剂擦拭患者的床单元及病房窗台等。

2. 督促工勤师傅每天用 500 mg/L 含氯消毒剂擦拭医生办公室、护士办公室、治疗室等桌面及各门把手,督促其做好病区所有地面的清洁消毒工作。

3. 病区内每个房间每天上下午各开窗通风 1 次,每次不少于 30 min,保持空气流通;每天用空气消毒器对每个病房进行消毒。

4. 输液泵、监护仪、心电图机等仪器设备及其连接线,每次使用 500 mg/L 含氯消毒剂擦拭消毒后备用。

5. 听诊器使用后需用 75% 的酒精擦拭消毒。

四、医疗废物管理

将新型冠状病毒感染确诊或疑似患者产生的医疗废物,纳入感染性医疗废物管理,严格按照《医疗废物管理条例》《医疗卫生机构医疗废物管理办法》和《国家卫生健康委办公厅关于做好新型冠状病毒感染的肺炎疫情期间医疗机构医疗废物管理工作的通知》的有关规定,装入双层黄色医疗垃圾袋系紧,由专人密封转运,进行规范处置。

肿瘤科

新型冠状病毒肺炎临床防控方案

新型冠状病毒肺炎疫情防控形势严峻,肿瘤科制定和落实相关防控措施刻不容缓。现根据江苏省人民医院《新型冠状病毒肺炎医院感染防控方案(试行)》规定,结合肿瘤科诊疗和感控特点,特制定以下预防与控制措施:

一、人员管理

(一)医务工作人员管理

1. 发热零报告制度:所有工作人员,包括医生、护士、工勤人员、进修学习人员做好发热零报告,每日在上班前和下班后分别测量体温2次(如有不适症状,随时测量),据实上报体温情况。如有异常体温,立即脱离工作环境,视情况予以医学干预,采取隔离措施。

2. 个人防护要求:工作人员进入诊疗区域必须戴外科口罩,必要时佩戴护目镜;床边查房期间,诊疗人员务必佩戴外科口罩。对高危感染(疑似新型冠状病毒感染)肿瘤患者,在诊疗期间需严格防护:穿隔离衣,佩戴外科口罩、护目镜、医用乳胶手套、帽子等;在诊疗过程中,工作区域所有人员必须严格按照医院感控要求做好个人防护措施。严禁本院工作人员在无防护状态下进入诊疗区。

3. 手卫生要求:严格执行手卫生,接触患者前后、诊疗前后均应及时洗手消毒(戴手套不能替代洗手)。

4. 工作人员休息期间尽量以居家为主,接触武汉及周边地区来宁人员,或来自有病例报告地区的人员,及时报备并予以隔离观察。

5. 加强所有工作人员对新型冠状病毒肺炎相关知识、相关操作的培训,强化全科医护人员对于新型冠状病毒肺炎的鉴别及诊断能力。

（二）患者及家属管理

1. 依据江苏省人民医院《告门诊患者及家属书》，医院已停止多学科联合门诊等，专家门诊一律不加号。进入门诊的肿瘤患者及家属，必须佩戴医用口罩，配合工作人员进行体温测量。对有以下情况的肿瘤病人应就近到指定的发热门诊就诊：发病前 14 天内有武汉市及周边地区或其他有病例报告地区的旅行史或居住史，曾接触过来自武汉市及周边地区，或其他有病例报告地区的发热伴有呼吸道症状的患者；有聚集性发病及与新型冠状病毒感染者有接触史；发热和/或呼吸道症状。

2. 与主治医生预约好住院的患者，必须经门诊入院，不要直接至住院部就医。门诊医师及预约台人员必须主动询问患者及家属有无发热和/或呼吸道症状，尤其是否有接触武汉及周边地区人员情况。

3. 加强宣教。肿瘤患者免疫力低下，为避免交叉感染，所有肿瘤患者及家属进入住院病房必须全程佩戴医用口罩（有条件者佩戴外科口罩和医用防护口罩）。建议一个患者固定一个家属陪同，不建议外来人员作为陪同家属。严禁陪同人员在无防护状态下进入病房。

4. 患者进入病区前统一由工作人员测量体温，额温初测超过 37.3 ℃，体温计复测仍高于 37.3 ℃，需立即暂停办理住院手续，送至发热门诊排查。

5. 住院患者及陪同家属发热零报告制度，每日早晚测量体温（如有不适症状随时测量），据实上报体温情况。加强对住院期间发热患者的查房和管理。如可能疑似新型冠状病毒感染，立即按照江苏省人民医院《关于住院患者发热会诊流程的通知》的相关流程执行。

6. 处于抗肿瘤治疗疗程期间的患者，可待疫情控制后择期入院。

7. 肿瘤患者在家期间，注意保证充足营养，规律作息；经常洗手或消毒；不参加群体性活动，减少外出，外出务必佩戴医用口罩。

二、环境管理

（一）物体表面及地面消毒

病区物表和地面用 500 mg/L 含氯消毒剂喷洒消毒，作用时间＞30 min 后清洁干净。

（二）空气消毒

按照《医院空气净化管理规范》要求进行空气消毒。可采用：

1. 开窗通风，保持空气流通。

2. 用空气消毒机进行空气消毒，每天至少 2 次。

三、医疗器械复用

严格按照《医疗机构消毒技术规范》，做好医疗器械、被污染物品的清洁与消毒：

被患者血液、体液、分泌物等污染物污染的医疗器械、物体等，可使用 2 000～5 000 mg/L 含氯消毒剂擦拭，消毒剂作用时间>30 min 后用清水擦拭干净。

四、医疗废物管理

将新型冠状病毒感染确诊或疑似患者产生的医疗废物，纳入感染性医疗废物管理，严格按照《医疗废物管理条例》《医疗卫生机构医疗废物管理办法》和《国家卫生健康委办公厅关于做好新型冠状病毒感染的肺炎疫情期间医疗机构医疗废物管理工作的通知》的有关规定，装入双层黄色医疗垃圾袋系紧，由专人密封转运，进行规范处置。

五、注意事项

1. 近期从武汉及周边地区来宁人员，或来自有病例报告地区的人员，如非必须，暂缓住院。

2. 所有人员如有体温升高或其他不适，随时上报，发热门诊筛查，走发热门诊流程。

3. 如必须对疑似患者提供抢救性治疗，单独安排隔离间予以诊疗，诊疗及接触人员做好防护措施，穿戴医用防护口罩、护目镜、隔离衣（必要时穿一次性防护服），诊疗结束立即送至相关科室隔离治疗。诊疗间终末消毒。

4. 大家做好自我防护，不要恐慌，守望相助、联防联治、同心协力，不造谣、不信谣、不传谣。

5. 本措施主要为预防，诊治措施详见有关规定。

皮肤科

新型冠状病毒肺炎临床防控方案

新型冠状病毒肺炎疫情防控形势严峻,部分感染者可能以发热伴皮疹或仅有皮疹为先发表现就诊于皮肤科,因此皮肤科制定和落实相关防控措施刻不容缓。现根据江苏省人民医院《新型冠状病毒肺炎医院感染防控方案(试行)》规定,结合皮肤科诊疗和感控特点,特制定以下预防与控制措施:

一、人员管理

(一)医务工作人员管理

1. 发热零报告制度:所有工作人员,包括医生、护士、工勤人员、进修学习人员做好发热零报告,每日在上班前和下班后测量 2 次体温(如有不适症状,随时测量)。据实上报体温情况,如有异常体温,立即脱离工作环境,视情况予以医学干预,采取隔离措施。

2. 个人防护要求:普通门诊当班医师进入科室诊疗区域必须穿着隔离衣,专家门诊当班医师必须戴医用外科口罩,必要时佩戴护目镜;外出会诊人员务必佩戴外科口罩;在特定诊疗过程中或进入工作区域所有人员,必须严格按照医院感控要求做好个人防护措施。诊疗期间严禁陪同人员(包括本院非皮肤科工作人员)在无防护状态下进入诊疗区。

3. 手卫生要求:严格执行手卫生,接触患者前后、诊疗前后均应及时洗手消毒(戴手套不能替代洗手)。

4. 工作人员休息期间尽量以居家为主,特殊出行及时报备,必要时予以隔离观察。

5. 疫情期间,科室所有进入武汉及周边地区及经过武汉及周边地区的工作人员(包括科聘人员、配合科室工作人员、进修医生、研究生、实习生)实时报备,并严格按照相关规定进行隔离观察。

(二)患者及家属管理

1. 门诊医师及预约台人员必须主动询问患者及家属有无发热和/或呼吸道症状,尤其是否有接触武汉及周边地区人员情况。如存在如下呼吸系统以外的病毒血症表现,均应认真权衡后暂缓专科诊疗:

(1)一般状况:乏力、精神差、四肢或腰背部肌肉酸痛等;

(2)消化系统:如轻度纳差(少食、厌食)、恶心呕吐、腹泻等;

(3)神经系统:如头痛等;

(4)心血管系统方面:如心慌、胸闷等;

(5)眼耳鼻喉方面:如结膜炎、咽痛、咽干等。

通过医院短信平台发送相关注意事项,存在上述情况者不宜来院诊疗(紧急情况除外)。

2. 所有患者及家属进入皮肤科候诊区必须全程佩戴医用口罩(有条件者佩戴外科口罩和医用防护口罩)。不建议外来人员作为陪同家属。

3. 患者进入皮肤科区域前统一由工作人员测量体温,额温初测超过 37.3 ℃,体温计复测仍超过 37.3 ℃,无特殊情况,需立即暂停所有专科相关诊疗,送至发热门诊排查。

4. 生命指征正常、无特殊系统症状且无明确专科症状的患者,或常规皮肤性病学专科体检的患者,经过详细评估后,建议其待疫情控制后择期复诊。

5. 住院择期治疗者可待疫情控制后择期入院。

6. 临时取消诊查的患者,记录联系方式,在疫情控制后另行预约安排。

二、环境管理

(一)物体表面及地面消毒

1. 全部诊区及预约前台:使用可达高水平消毒的湿巾擦拭物体表

面,每天 2 次,或选择 500 mg/L 含氯消毒剂擦拭,消毒剂作用时间＞10 min。

2. 被污染的地面用 2 000～5 000 mg/L 含氯消毒剂喷洒消毒,作用时间＞30 min 后清洁干净。

(二) 空气消毒

按照《医院空气净化管理规范》要求进行空气消毒。可采用:

1. 开窗通风,保持空气流通。打开机械送风和排风,保证皮肤科诊室的空气流通。

2. 用空气消毒机进行空气消毒,每天至少 2 次。

(三) 专科区域管控

1. 对所有进入科室门诊区域的通道进行严格二次管控,患者入诊通道监测体温合格后放行,其余通道(除消防通道、逃生通道等)适当阻断或适当劝返人员。科室消防通道、逃生通道等加强管理,实时巡逻。

2. 目前病房区域设于全科医学智慧病区,所有防控措施严格遵照该病区管控规定,科室实时自查自纠。

三、医疗器械复用

严格按照《医疗机构消毒技术规范》,做好医疗器械、被污染物品的清洁与消毒。

1. 所有皮肤外科、皮肤美容等本、专科治疗器械,诊疗结束后使用 500 mg/L 含氯消毒剂擦拭,作用时间＞10 min。

2. 被患者血液、体液、分泌物等污染物污染的医疗器械、物体、内镜主机表面等可使用 2 000～5 000 mg/L 含氯消毒剂擦拭,消毒剂作用时间＞30 min 后用清水擦拭干净。

四、医疗废物管理

将新型冠状病毒感染确诊或疑似患者产生的医疗废物,纳入感染性医疗废物管理,严格按照《医疗废物管理条例》《医疗卫生机构医疗废物管理办法》和《国家卫生健康委办公厅关于做好新型冠状病毒感

染的肺炎疫情期间医疗机构医疗废物管理工作的通知》的有关规定，装入双层黄色医疗垃圾袋系紧，由专人密封转运，进行规范处置。

五、注意事项

1. 严格执行医院相关要求，所有在本科室的人员或待进入本科室的人员有体温升高或其他不适，随时上报，发热门诊筛查，走发热门诊流程。

2. 对于确与本专科相关的发热伴皮疹的患者仔细甄别，普通门诊当班医师务必报告上级医师，共同诊查，专家门诊当班医师亦可申请科室专家协助诊疗、协同诊疗，必要时求助感染科会诊或通知发热门诊会诊，诊疗结束立即送患者至相关区域隔离治疗。诊疗间终末消毒。

3. 如必须对已感染或疑似新型冠状病毒感染的危重皮肤病患者或需要本专科协助提供抢救性治疗的患者进行处理，单独安排隔离间予以诊疗，诊疗及接触人员做好防护措施，穿戴医用防护口罩、护目镜、隔离衣（必要时穿一次性防护服）。诊疗结束立即送患者至相关区域隔离治疗。诊疗间终末消毒。

4. 所有科室成员务必加强自我防护，不恐慌、不造谣、不信谣、不传谣，与中央保持一致、与政府维护协同、与医院持续同步，守望相助、联防联治、同心协力，共同迎来"战疫"的全面胜利。

5. 本措施主要为预防，诊治措施详见有关规定。

介入科

新型冠状病毒肺炎临床防控方案

新型冠状病毒肺炎疫情防控形势严峻。基于目前对新型冠状病毒肺炎的病原、流行病学、临床特征等特点的认识,根据《传染病防治法》的相关规定,国家卫生健康委已报国务院批准同意,将新型冠状病毒肺炎纳入法定传染病乙类管理,采取甲类传染病的预防、控制措施。新型冠状病毒肺炎潜伏期较长(14 天左右),病毒通过飞沫和接触传播,且明确有人传人途径。

春节假期后,介入科住院患者会呈现明显增加趋势,制定和落实介入专科相关防控措施刻不容缓。现根据国家与省卫生健康委的各项规定,结合介入科诊疗和感控特点,制定以下预防与控制措施:

一、人员管理

(一) 医务工作人员管理

1. 发热零报告制度:所有工作人员,包括医生、技师、护士、工勤人员、进修医师、研究生与规培医师等人员做好体温监测,每日在上班前和下班后测量 2 次体温(如有不适症状,随时测量)。每日据实上报体温情况,如有异常体温,立即离开工作环境,视情况予以医学干预,采取隔离措施。

2. 个人防护要求:工作人员进入病区必须佩戴外科口罩(4～6 小时更换),进入介入手术室区域必须更换洗手衣、换手术鞋或套鞋套,戴外科口罩、帽子。执行气道插管等易被污染操作时,加戴护目镜、穿隔离衣。在诊疗过程中,工作区域所有人员必须严格按照医院感控要求做好个人防护措施。

3. 手卫生要求：严格执行手卫生，接触患者前后，清洁及无菌操作前，接触患者物品及周围环境后，接触患者血液、体液后，均应及时洗手消毒（戴手套不能替代洗手）。

4. 工作人员休息期间尽量以居家为主，接触武汉及周边地区人员及时报备并予以隔离观察。

（二）患者、家属及探陪人员管理

1. 经门诊就诊或预约住院患者，门诊接诊医师及负责患者预约住院相关医师与随访人员必须主动询问患者及来院陪护的家属（原则上固定一人）有无发热和/或呼吸道症状，尤其是近 14 天内是否有去过武汉及周边地区或接触武汉及周边地区人员或聚集性发热接触情况。对于有发热、咳嗽等症状的病例，应注意询问发病前 14 天内的旅行史或可疑的暴露史，了解本人近期有无赴武汉及周边地区的旅行史，以及有无与类似病例的密切接触史。如有，引导患者、家属到发热门诊就诊。

门诊患者统一由门诊工作人员测量体温，额温初测超过 37.3 ℃，体温计复测仍超过 37.3 ℃，需送至发热门诊排查。

如存在以下呼吸系统以外的病毒血症表现，均应暂缓介入治疗：

（1）一般状况：乏力、精神差、四肢或腰背部肌肉酸痛等；

（2）消化系统：如轻度纳差（少食、厌食）、恶心呕吐、腹泻等；

（3）神经系统：如头痛等；

（4）心血管系统：如心慌、胸闷等；

（5）眼耳鼻喉方面：如结膜炎、咽痛、咽干等。

告知相关注意事项，存在上述情况不宜来院诊疗（紧急情况除外）。

2. 所有住院患者、家属及探陪人员进入病区必须佩戴医用口罩，并用额温枪测量体温，建议固定 1 位陪护人员（陪护人员换人需再进行详细的流行病询问），危重患者陪护人员不超过 2 人；原则上不予探视，如有特殊情况，无发热及武汉及周边地区人员接触史者方可探视，探视人员一次只可 1 人，一次不超过 10 min，且全程佩戴医用口罩。

到介入手术室的患者及陪送人员须戴医用口罩,家属不得进入介入手术间。患者及家属使用后的口罩统一放置于黄色医疗垃圾袋内。

3. 所有急诊及择期介入手术患者除按照常规医疗流程外,原则上介入手术前均需进行肺部 CT 检查。

4. 患者入手术室前统一由护士测量体温,额温初测超过 37.3 ℃,体温计复测仍超过 37.3 ℃,需与手术医师沟通,确定是否可以进行介入治疗。

5. 病情允许的择期介入诊治患者,原则上不安排住院与进行介入手术,待疫情控制后再安排。

二、环境管理

(一) 物体表面及地面消毒

1. 地面、物体表面:使用可达高水平消毒的消毒湿巾擦拭物体表面,每天 2 次;或选择 500 mg/L 含氯消毒剂擦拭,消毒剂作用时间>30 min。

2. 被污染的地面用 500～1 000 mg/L 含氯消毒剂覆盖擦拭消毒,作用时间>30 min,再按照常规要求清扫。

(二) 空气消毒

病区按照《医院空气净化管理规范》要求进行空气消毒。

1. 病房开窗通风,保持空气流通。每日早晚 2 次,每次时间不少于 30 min,开窗通风,保证空气流通。

2. 介入手术室使用空气消毒机或紫外线灯进行消毒,每天至少 2 次,每次 1 h。

三、医疗器械消毒管理

严格按照《医疗机构消毒技术规范》,做好医疗器械、被污染物品的清洁与消毒:

1. 所有器械消毒、灭菌严格执行中华人民共和国卫生行业标准;

2. 被患者血液、体液、分泌物等污染物污染的医疗器械、物体、DSA 主机表面等可使用 500～1 000 mg/L 含氯消毒剂擦拭,消毒剂作用时间>30 min 后用清水擦拭干净。

3. 治疗盘使用 500 mg/L 含氯消毒剂浸泡 30 min 后洗净使用；止血带一人一用一消毒。

四、医疗废物管理

将新型冠状病毒感染确诊或疑似患者产生的医疗废物，纳入感染性医疗废物管理，严格按照《医疗废物管理条例》《医疗卫生机构医疗废物管理办法》和《国家卫生健康委办公厅关于做好新型冠状病毒感染的肺炎疫情期间医疗机构医疗废物管理工作的通知》的有关规定，装入双层黄色医疗垃圾袋系紧，由专人密封转运，进行规范处置。

五、注意事项

1. 有体温升高或其他不适随时上报，发热门诊筛查，走发热门诊流程。

2. 如必须对疑似患者提供抢救性治疗，单独安排隔离间予以诊疗，诊疗及接触人员做好防护措施，穿戴医用防护口罩、护目镜、隔离衣（必要时穿一次性防护服），诊疗结束立即送患者至相关科室隔离治疗。诊疗间终末消毒。

3. 医务人员做好自我防护，守望相助、联防联治、同心协力，不恐慌，不造谣、不信谣、不传谣。

4. 本措施主要为预防，如有疑问，请及时与院感办等部门沟通。

放疗科
新型冠状病毒肺炎临床防控方案

新型冠状病毒肺炎疫情防控形势严峻,部分感染者可能以发热、咳嗽、食欲减退等症状为首发表现,不易与肿瘤放化疗患者常见症状相鉴别,因此,放疗科门诊、加速器室及病区制定和落实相关防控措施刻不容缓。现根据江苏省人民医院《新型冠状病毒肺炎医院感染防控方案(试行)》规定,结合放疗科诊疗和感控特点,特制定以下预防与控制措施:

一、人员管理

(一)医务工作人员管理

1. 发热零报告制度:所有工作人员,包括医生、护士、工勤人员、进修实习人员做好体温零报告,每日在上班前和下班后测量 2 次体温(如有不适症状,随时测量),据实上报体温情况。如有异常体温,立即脱离工作环境,视情况予以医学干预,采取隔离措施。

2. 个人防护要求:医务人员使用的防护用品应当符合国家有关标准,根据感染风险采取相应的防护措施,避免无保护密切接触患者及家属。工作人员进入放疗科诊疗区域必须戴外科口罩,必要时佩戴护目镜;加速器室工作人员务必佩戴外科口罩,建议穿隔离衣、戴护目镜;在诊疗过程中,工作区域所有人员必须严格按照医院感控要求做好个人防护措施,严格控制探陪人员,严禁陪同人员(包括本院非本科室工作人员)在无防护状态下进入诊疗区。

3. 手卫生要求:严格执行手卫生,可选用有效的含醇速干手消毒剂,或过氧化氢手消毒剂进行手卫生;有肉眼可见污染物时应使用洗手液在流动水下洗手,然后再消毒。接触患者前后、诊疗前后均应及时洗手消毒(戴手套不能替代洗手)。

4. 工作人员休息期间尽量以居家为主,接触武汉及周边地区人员及时报备并予以隔离观察。

(二)患者及家属管理

1. 门诊医生和体温筛查人员必须主动询问患者及家属有无发热和/或呼吸道症状,尤其是否有接触武汉及周边地区人员情况。如存在以下呼吸系统以外的病毒血症表现,均应暂缓就诊和放射治疗:

(1)一般状况:乏力、精神差、四肢或腰背部肌肉酸痛等;

(2)消化系统:如轻度纳差(少食、厌食)、恶心呕吐、腹泻等;

(3)神经系统:如头痛等;

(4)心血管系统方面:如心慌、胸闷等;

(5)眼耳鼻喉方面:如结膜炎、咽痛、咽干等。

2. 限制住院病区患者探视或陪护,以减少交叉感染。所有住院患者及陪护家属在病区及放射治疗区域、院区进行治疗、检查时必须全程佩戴医用口罩或达到防护要求的口罩。

3. 所有门诊就诊和进行放疗的患者及陪同的家属,进入候诊和治疗区域必须全程佩戴医用口罩(有条件者佩戴外科口罩和医用防护口罩);对每日放疗的患者,建议尽量固定陪同人员;控制等候区患者数量,明确各患者治疗时间段,减少等待时间,避免人员聚集。

4. 日常门诊放疗患者及相对固定陪护人除监测体温外,若治疗期间出现咳嗽、气急、相关消化道症状时,需及时告知放疗技术人员,立即与主管医师联系,排查患者症状是否与放疗无关;排查之后方能进行放疗。若门诊放疗患者放疗期间出现发热,与肿瘤感染无关,需要至发热门诊就诊,则立即暂停放疗,进入发热门诊就诊流程。

5. 患者进入病区前统一由工作人员测量体温,额温初测超过37.3 ℃,体温计复测仍超过37.3 ℃,需立即暂停诊疗,送至发热门诊排查。

6. 无症状或症状较轻的复查患者,建议选择当地复诊,特殊问题可与经治医生联系,尽量采取线上咨询的方式。

7. 特殊情况暂时不能放疗的患者,与经治医生取得联系,另行安排治疗时间。

二、环境管理

(一)物体表面及地面消毒

1. 预检、分诊区域:使用可达高水平消毒的湿巾擦拭物体表面,每天2次,或选择500 mg/L含氯消毒剂擦拭,消毒剂作用时间>10 min。

2. 被污染的地面用2 000~5 000 mg/L含氯消毒剂喷洒消毒,作用时间>30 min后清洁干净。

(二)空气消毒

按照《医院空气净化管理规范》要求进行空气消毒。可采用:

1. 病区首选开窗通风,保持空气流通。11号楼负二楼诊间和加速器室打开机械送风和排风,保证空气流通。

2. 当通风条件受限时,可采用空气消毒机进行空气消毒,不推荐常规采用喷洒消毒剂的方法对室内空气进行消毒。

三、医疗器械管理

严格按照《医疗机构消毒技术规范》,做好医疗器械、污染物品的清洁与消毒:

1. 加速器、体位固定装置、监护仪、治疗车等各种仪器设备表面无血迹污染时,诊疗结束后使用500 mg/L含氯消毒剂擦拭。

2. 被患者血液、体液、分泌物等污染物污染的医疗器械、物体、仪器表面等可使用2 000~5 000 mg/L含氯消毒剂擦拭,消毒剂作用时间>30 min后用清水擦拭干净;被污染的地面用2 000~5 000 mg/L含氯消毒剂喷洒,消毒剂作用时间>30 min后清洁干净。

四、医疗废物管理

将新型冠状病毒感染确诊或疑似患者产生的医疗废物,纳入感染性医疗废物管理,严格按照《医疗废物管理条例》《医疗卫生机构医疗废物管理办法》和《国家卫生健康委办公厅关于做好新型冠状病毒感染的肺炎疫情期间医疗机构医疗废物管理工作的通知》的有关规定,装入双层黄色医疗垃圾袋系紧,由专人密封转运,进行规范处置。

五、注意事项

1. 近期从湖北来宁人员,如非必须,暂缓放射治疗。

2. 有体温升高或其他不适随时上报,发热门诊筛查,走发热门诊流程。

3. 如必须对疑似患者提供抢救性治疗,单独安排隔离间予以诊疗。诊疗及接触人员做好防护措施,穿戴医用防护口罩、护目镜、隔离衣(必要时穿一次性防护服),诊疗结束立即送患者至相关科室隔离治疗。诊疗间终末消毒。

4. 大家做好自我防护,不要恐慌,守望相助、联防联治、同心协力,不造谣、不信谣、不传谣。

5. 本措施主要为预防,诊治措施详见有关规定。

全科医学科

新型冠状病毒肺炎临床防控方案

新型冠状病毒肺炎疫情防控形势严峻,部分感染者可能仅以恶心、食欲减退、腹胀、腹泻等消化道症状为首发表现,全科医学科制定和落实相关防控措施刻不容缓。现根据江苏省人民医院《新型冠状病毒肺炎医院感染防控方案(试行)》规定,结合全科医学科诊疗和感控特点,特制定以下预防和控制措施:

一、人员管理

(一)医务工作人员管理

1. 发热零报告制度:所有工作人员,包括医生、护士、工勤人员、进修学习人员做好发热零报告,每日在上班前和下班后测量 2 次体温(如有不适症状,随时测量)。据实上报体温情况,如有异常体温,立即脱离工作环境,视情况予以医学干预,采取隔离措施。

2. 个人防护要求:工作人员进入病房及门诊必须戴医用口罩、帽子,必要时佩戴护目镜;外出陪护患者进行检查期间诊疗人员务必佩戴外科口罩或医用 N95 防护口罩;在诊疗过程中,病房及门诊所有人员必须严格按照医院感控要求做好个人防护措施。

3. 手卫生要求:严格执行手卫生,出入科室、接触患者前后、诊疗前后均应及时洗手消毒(戴手套不能替代洗手),手消毒液定期更换,确保在有效期内使用。

4. 工作人员休息期间,尽量以居家为主,接触武汉及周边地区人员及时报备并予以隔离观察。

（二）患者及家属管理

1. 门诊医师及分诊台护士必须主动询问患者及家属有无发热和/或呼吸道症状,尤其是否有接触武汉及周边地区人员情况。如存在如下呼吸系统以外的病毒血症表现,需转至发热门诊,或联系专家及时会诊:

（1）一般状况:乏力、精神差、四肢或腰背部肌肉酸痛等;

（2）消化系统:如轻度纳差(少食、厌食)、恶心呕吐、腹泻等;

（3）神经系统:如头痛等;

（4）心血管系统方面:如心慌、胸闷等;

（5）眼耳鼻喉方面:如结膜炎、咽痛、咽干等。

2. 所有病区患者及家属进入病房必须全程佩戴医用口罩(有条件者佩戴外科口罩和医用防护口罩),不建议外来人员作为陪同家属。

3. 患者及陪护家属入科前统一由工作人员测量体温,额温初测超过 37.3 ℃,体温计复测仍超过 37.3 ℃,送至发热门诊排查。

4. 严格遵守探视时间,专人守在门口,一次只允许一位家属进入探视,无关人员禁止进入病区。陪护人固定,每天 2 次监测体温,如发现异常及时送发热门诊。探视人员体温正常且必须戴医用口罩方可进入病房。保证员工电梯门刷卡进出。

二、环境管理

（一）物体表面及地面消毒

1. 护士站:使用可达高水平消毒的湿巾擦拭物体表面,每天 2 次,或选择 500 mg/L 含氯消毒剂擦拭,消毒剂作用时间>10 min。

2. 被污染的地面用 2 000～5 000 mg/L 含氯消毒剂喷洒消毒,作用时间>30 min 后清洁干净。

（二）空气消毒

按照《医院空气净化管理规范》要求进行空气消毒。可采用:

1. 开窗通风,保持空气流通。打开机械送风和排风,保证病区空气流通。

2. 用空气消毒机进行空气消毒,每天至少 2 次。

三、医疗器械管理

1. 严格按照《医疗机构消毒技术规范》,做好医疗器械、被污染物品的清洁与消毒。

2. 被患者血液、体液、分泌物等污染物污染的医疗器械等可使用 2 000~5 000 mg/L 含氯消毒剂擦拭,消毒剂作用时间＞30 min 后用清水擦拭干净再放入指定区域待送消毒室统一处理。

四、医疗废物管理

将新型冠状病毒感染确诊或疑似患者产生的医疗废物,纳入感染性医疗废物管理,严格按照《医疗废物管理条例》《医疗卫生机构医疗废物管理办法》《国家卫生健康委办公厅关于做好新型冠状病毒感染的肺炎疫情期间医疗机构医疗废物管理工作的通知》和《新型冠状病毒感染相关医疗废物收集贮存运输处置技术指南》等的有关规定,装入双层黄色医疗垃圾袋系紧,由专人密封转运,进行规范处置。

五、注意事项

1. 近期从湖北、浙江温州来宁人员,有体温升高或其他不适随时上报,到发热门诊筛查,走发热门诊流程。

2. 如必须对疑似患者提供抢救性治疗,单独安排隔离间予以诊疗。诊疗及接触人员做好防护措施,穿戴医用防护口罩、护目镜、隔离衣(必要时穿一次性防护服),诊疗结束立即送患者至相关科室隔离治疗。诊疗间终末消毒。

3. 大家做好自我防护,不要恐慌,守望相助、联防联治、同心协力,不造谣、不信谣、不传谣。

4. 本措施主要为预防,诊治措施详见有关规定。

重症医学科

新型冠状病毒肺炎临床防控方案

新型冠状病毒肺炎疫情防控形势严峻,鉴于传染性较强且少部分感染者症状严重,可表现为急性呼吸窘迫综合征甚至并发多器官功能衰竭,重症医学科制定和落实相关防控措施刻不容缓。现根据江苏省人民医院《新型冠状病毒肺炎医院感染防控方案(试行)》规定,结合重症医学科诊疗和感控特点,特制定以下预防和控制措施:

一、人员管理

(一)医务工作人员管理

1. 发热零报告制度:所有工作人员,包括医生、护士、工勤、进修学习人员做好发热零报告,每日在上班前和下班后测量 2 次体温(如有不适症状,随时测量),据实上报体温情况。如有异常体温,立即脱离工作环境,视情况予以医学干预,采取隔离措施。

2. 个人防护要求

(1)穿隔离衣及防护服:一般情况可着清洁工作服进入 ICU,不用穿隔离衣,但接触特殊患者(如 MRSA 感染或携带者),或处置可能有血液、体液、分泌物、排泄物喷溅的患者时,应穿隔离衣。对于疑似或确诊新型冠状病毒感染患者,治疗医护人员必须穿防护服。

(2)戴口罩:接触有传染性的呼吸道感染患者时、有体液喷溅可能时、进行无菌操作时,应戴一次性外科口罩;接触疑似或确诊新型冠状病毒感染患者时,应戴医用 N95 防护口罩。口罩每 4 小时更换一次,当口罩潮湿或有污染时应立即更换。

(3)穿鞋套:进入病区应更换病区专用鞋,临时访视应穿鞋套。

(4)戴工作帽:工作时须戴圆帽,头发不可露在圆帽外。

（5）戴护目镜：接触血液、体液、分泌物、排泄物喷溅的患者可佩戴护目镜，接触疑似或确诊新型冠状病毒感染患者时，必须佩戴护目镜。

（6）戴手套：接触患者黏膜和非完整皮肤，或进行无菌操作时，须戴无菌手套；接触血液、体液、分泌物、排泄物或处理被它们污染的物品时，戴一次性乳胶手套；如给疑似或确诊新型冠状病毒感染患者进行操作时，应戴双层甚至三层手套。戴手套不可替代洗手，戴手套前后应认真执行手卫生。

（7）下列情况应进行手卫生：接触患者前、接触患者后、进行清洁或侵入性操作前、接触患者体液或分泌物后、接触患者使用过的物品后、摘掉手套之后、诊疗过程中在同一患者的污染部位移位到清洁部位时。执行手卫生可使用含酒精成分的复合醇类快速手消毒液，若有血迹或分泌物等明显污染时，必须使用洗手液和流动水洗手。

3. 工作人员休息期间尽量以居家为主，接触武汉及周边地区人员须及时报备并予以隔离观察。

（二）患者管理

将感染与非感染患者分开安置，对于疑似或确诊的新型冠状病毒感染患者，应安排于单间负压病房进行隔离，并设醒目的标识，由专门固定的医护人员管理，治疗期间严禁外出检查或治疗，除非有危及生命的情况需要外科手术干预。

（三）探视者管理

疫情期间，禁止家属探视。

二、环境管理

（一）物体表面及地面消毒

1. 呼吸机及附属物品：用75％酒精擦拭外壳、按钮、面板，每日1次。呼吸机螺纹管、雾化器、湿化罐进行中水平以上消毒。

2. 其他医疗仪器：诊疗过程中患者使用的非一次性物品（如监护仪及配件、输液泵、微量注射泵、听诊器、血压计、氧气流量表、心电图机等）及频繁接触的物体表面（如仪器的按钮、操作面板），应每日用75％酒精擦拭消毒。对于疑似新型冠状病毒感染的患者，医疗器械、设备应专用或一用一消毒。

3. 护士站桌面,患者的床、床栏、床旁桌、床头柜,治疗车,药品柜,门把手等,每日用 500 mg/L 含氯消毒剂擦拭消毒。电话按键、电脑键盘、鼠标等,每日用 75% 酒精擦拭消毒。物品表面有血迹或体液污染时,应立即使用 1 000 mg/L 含氯消毒剂擦拭消毒。

4. 定期换床单、被服,如有血迹、体液或排泄物等污染时,应及时更换。枕芯、被褥等使用时,应防止体液浸湿污染。

5. 止血带应一人一带,每日使用 500 mg/L 含氯消毒剂浸泡消毒。测血糖的采血针,一次性使用,一次一针。

6. 体温计(电子):每次使用后用 75% 酒精擦拭,备用。

7. 便盆及尿壶:应专人专用,每日消毒,对腹泻患者应一用一消毒。用 1 000 mg/L 含氯消毒剂浸泡 30 min,清水冲净,待干备用。

8. 在进行各项诊疗操作时,禁止将非直接接触患者物品(如治疗盘、胶布、棉签、护理病历等)置于患者床头桌、病床。

(二) 空气消毒

按照《医院空气净化管理规范》要求进行空气消毒。可采用:

1. 开窗通风,保持空气流通。打开机械送风和排风,保证中心的空气流通。

2. 使用空气消毒机进行空气消毒,每天至少 2 次。

三、医疗器械复用

严格按照《医疗机构消毒技术规范》,做好医疗器械、污染物品的清洁与消毒。

1. 所有纤支镜消毒、灭菌应严格执行中华人民共和国卫生行业标准《软式内镜清洗消毒技术规范》(WS 507—2016)。

2. 纤支镜冷光源、治疗车等物表无血迹污染时,诊疗结束后使用 500 mg/L 含氯消毒剂擦拭。

3. 被患者血液、体液、分泌物等污染物污染的医疗器械、物体、纤支镜冷光源表面等可使用 2 000~5 000 mg/L 含氯消毒剂消毒擦拭,消毒剂作用时间>30 min 后擦拭干净。

四、医疗废物管理

将新型冠状病毒感染确诊或疑似患者产生的医疗废物,纳入感染性医疗废物管理,严格按照《医疗废物管理条例》《医疗卫生机构医疗废物管理办法》和《国家卫生健康委办公厅关于做好新型冠状病毒感染的肺炎疫情期间医疗机构医疗废物管理工作的通知》的有关规定,装入双层黄色医疗垃圾袋,由专人密封转运,进行规范处置。

五、注意事项

1. 如必须对疑似或确诊患者提供抢救性治疗,应单独安排于负压病房进行隔离,禁止外来人员探视。诊疗及接触人员做好防护措施,医护人员必须穿戴医用 N95 防护口罩、护目镜、隔离衣、一次性防护服。患者离开病房后严格消毒。

2. 当医护人员进行吸痰、放置鼻胃管、深静脉置管、气管插管、气管切开等有分泌物、血液外溅高风险操作时,应根据具体需要穿戴医用外科口罩、医用 N95 防护口罩、护目镜、隔离衣、一次性防护服。

3. 大家做好自我保护,不要恐慌,守望相助、联防联治、同心协力,不造谣、不信谣、不传谣。

4. 本措施主要为预防,诊治措施详见有关规定。

内镜中心
新型冠状病毒肺炎临床防控方案

新型冠状病毒肺炎疫情防控形势严峻,部分感染者可能仅以恶心、食欲减退、腹胀、腹泻等消化道症状为首发表现,内镜中心制定和落实相关防控措施刻不容缓。现根据江苏省人民医院《新型冠状病毒肺炎医院感染防控方案(试行)》规定,结合内镜中心诊疗和感控特点,特制定以下预防和控制措施:

一、人员管理

(一)医务工作人员管理

1. 发热零报告制度:所有工作人员,包括医生、护士、工勤和进修学习人员做好发热零报告,每日在上班前和下班后测量 2 次体温(如有不适症状,随时测量),据实上报体温情况。如有异常体温,立即脱离工作环境,视情况予以医学干预,采取隔离措施。

2. 个人防护要求:工作人员进入内镜中心诊疗区域必须戴口罩,必要时佩戴护目镜;外出行床边内镜诊疗期间,诊疗人员务必佩戴医用外科口罩和护目镜,穿隔离衣;在诊疗过程中,工作区域所有人员必须严格按照医院感控要求做好个人防护措施,诊疗期间严禁陪同人员在无防护状态下进入诊疗区(包括本院非内镜中心工作人员)。

3. 手卫生要求:严格执行手卫生,接触患者前后、诊疗前后均应及时洗手(戴手套不能替代洗手)。

4. 工作人员休息期间,尽量以居家为主,接触武汉及周边地区人员须及时报备并予以隔离观察。

（二）患者及家属管理

1. 门诊医师及预约台人员必须主动询问患者及家属有无发热和/或呼吸道症状，尤其是否有接触武汉及周边地区人员情况。如存在以下呼吸系统以外的病毒血症表现，均应暂缓内镜诊疗。

（1）一般状况：如乏力、精神差、四肢或腰背部肌肉酸痛等；

（2）消化系统：如轻度纳差（少食厌食）、恶心呕吐、腹痛、腹泻等；

（3）神经系统：如头痛、头晕等；

（4）心血管系统：如心慌、胸闷等；

（5）眼耳鼻喉方面：如结膜充血、咽痛、咽干、鼻塞、流涕、声嘶等。

对于已预约患者，应通过医院短信平台发送相关注意事项，存在上述情况不宜来院诊疗（紧急情况除外）。

2. 所有内镜诊疗患者及家属进入内镜中心候诊区必须全程佩戴口罩（有条件者佩戴医用外科口罩或医用防护口罩），不建议外来人员作为陪同家属。

3. 患者入室前统一由工作人员测量体温，额温初测超过 37.3 ℃，体温计复测仍高于 37.3 ℃，须立即暂停内镜诊疗，送至发热门诊排查。

4. 无症状或症状较轻的胃肠镜检查者，建议其待疫情结束后择期预约检查。

5. 住院择期治疗者可待疫情控制后择期入院。

6. 临时取消诊查的患者，记录联系方式，在疫情控制后另行预约安排。

二、环境管理

（一）物体表面及地面消毒

1. 复苏区、预约前台：使用可达高水平消毒的湿巾消毒擦拭物体表面，每天 2 次；或选择 500 mg/L 含氯消毒剂擦拭，消毒剂作用时间>10 min。

2. 被污染的地面用 2 000～5 000 mg/L 含氯消毒剂喷洒消毒，作用时间>30 min 后清洁干净。

（二）空气消毒

按照《医院空气净化管理规范》要求进行空气消毒。可采用：

1. 开窗通风,保持空气流通。打开机械送风和排风,保证内镜中心的空气流通。

2. 使用空气消毒机进行空气消毒,每天至少 2 次。

三、医疗器械复用

严格按照《医疗机构消毒技术规范》,做好医疗器械、污染物品的清洁与消毒。

1. 所有内镜消毒、灭菌严格执行中华人民共和国卫生行业标准《软式内镜清洗消毒技术规范》(WS 507—2016)。

2. 内镜主机、治疗车等物表无血迹污染时,诊疗结束后使用 500 mg/L 含氯消毒剂擦拭。

3. 被患者血液、体液、分泌物等污染物污染的医疗器械、物体、内镜主机表面等可使用 2 000~5 000 mg/L 含氯消毒剂消毒擦拭,消毒剂作用时间>30 min 后擦拭干净。

四、医疗废物管理

将新型冠状病毒感染确诊或疑似患者产生的医疗废物,纳入感染性医疗废物管理,严格按照《医疗废物管理条例》《医疗卫生机构医疗废物管理办法》和《国家卫生健康委办公厅关于做好新型冠状病毒感染的肺炎疫情期间医疗机构医疗废物管理工作的通知》的有关规定,装入双层黄色医疗垃圾袋,由专人密封转运,进行规范处置。

五、注意事项

1. 近期从湖北来宁人员,如非必须,暂缓内镜诊疗。

2. 有体温升高或其他不适,随时上报,转至发热门诊筛查。

3. 对疑似患者行抢救性内镜诊疗时,须单独安排隔离诊疗间,参与诊疗人员及接触人员应做好防护措施,佩戴医用防护口罩、护目镜、穿一次性医用防护服。患者诊疗结束后立即送至相关科室隔离治疗,护送途中做好防护隔离措施。相关医护人员按规定隔离。诊疗间终末消毒。

4. 全体工作人员要做好自我保护,理性面对疫情,不恐慌,不造谣、不信谣、不传谣,同心协力,积极主动投身到抗击疫情的工作中去。

5. 本措施主要为预防,诊治措施详见有关规定。

普通外科

新型冠状病毒肺炎临床防控方案

新型冠状病毒肺炎疫情防控形势严峻，为积极做好防控工作，切实保障患者及工作人员身体健康和生命安全，现根据江苏省人民医院《新型冠状病毒肺炎医院感染防控方案（试行）》规定，结合普通外科专业情况和感控特点，特制定以下预防和控制措施：

一、人员管理

（一）医务工作人员管理

1. 按院部要求执行发热零报告制度。所有工作人员，包括医生、护士、工勤和进修学习人员、实习生做好发热零报告，每日在上班前和下班后测量2次体温（如有不适症状，随时测量），据实上报体温情况。发现监测对象体温异常，按规定的各类人员相关流程上报处理，如有疑问，联系应急协调办体温监测指导小组。

2. 医务人员需要执行标准预防，采取飞沫隔离和接触隔离。所有医务人员进入病区从事诊疗活动期间均应佩戴医用口罩，必要时佩戴护目镜；当口罩、护目镜等防护用品被血液、体液、分泌物等污染时应及时更换；在诊疗过程中，工作区域所有人员必须严格按照医院感控要求做好个人防护措施，诊疗期间严禁陪同人员在无防护状态下进入诊疗区（包括本院非本病区工作人员）。

3. 医务人员手卫生：医务人员洗手方法严格按《医务人员手卫生规范》中规定的洗手与卫生手消毒指征进行洗手和/或卫生手消毒。如手部无可见污物，采用快速手消毒剂；如手上存在可见污物，采用皂液洗手后再进行手卫生消毒。严格按医院规定的"七步洗手法"执行。

接触患者前后、诊疗前后均应及时洗手(戴手套不能替代洗手)。

4. 工作人员休息期间尽量以居家为主,出现不适症状或接触武汉及周边地区人员应须及时报备并予以隔离观察。

(二)患者及家属管理

1. 谢绝探视,每位住院患者限1位固定陪护人员。每个病房门口专人负责检测体温,所有进入病区的家属必须登记相关信息,患者及家属必须全程佩戴医用口罩(有条件者佩戴外科口罩或医用防护口罩),不建议外来人员作为陪同家属;住院期间不得请假,除检查外,不得擅自离开病区。

2. 患者入室前统一由工作人员测量体温,额温初测超过 37.3 ℃,体温复测仍超过 37.3 ℃,如不具备流行病学史,则按常规正常诊疗,但是需要严密观察;如具备流行病学史,应行血常规、降钙素原、C-反应蛋白及胸片或胸部 CT 等检查,考虑为疑似病例者,并立即报备医务处、应急办,协调专家组进行会诊。

3. 发热、咳嗽者禁止进入病区探望。

4. 限制家属探视或陪护,减少院内交叉感染。如确需探视,按有关规定指导探视人员做好个人防护。

二、环境管理

严格按照《医疗机构消毒技术规范》,做好医疗器械、污染物品、物体表面、地面等的清洁与消毒。

(一)物体表面及地面消毒

1. 使用可达高水平消毒的湿巾消毒擦拭物体表面,每天2次;或选择 500 mg/L 含氯消毒剂擦拭,消毒剂作用时间>10 min。

2. 被污染的地面用 2 000~5 000 mg/L 含氯消毒剂喷洒消毒,作用时间>30 min 后清洁干净。

(二)空气消毒

按照《医院空气净化管理规范》要求进行空气消毒。可采用:

1. 开窗通风,保持空气流通。每日 2~3 次,每次不少于 30 min。

2. 必要时采用空气消毒机进行空气消毒,每天至少 2 次。

三、医疗废物管理

在诊疗过程中产生的医疗废物,应严格按照《医疗废物管理条例》《医疗卫生机构医疗废物管理办法》和《国家卫生健康委办公厅关于做好新型冠状病毒感染的肺炎疫情期间医疗机构医疗废物管理工作的通知》的有关规定,进行处置和管理。

四、收治患者要求

医生对所有拟收治患者须排除新型冠状病毒感染的可能:

（一）流行病学史

1. 发病前 14 天内有无武汉市及周边地区,或其他有病例报告地区的旅行或居住史。

2. 发病前 14 天内与新型冠状病毒感染者(核酸检测阳性者)有接触史。

3. 发病前 14 天内曾接触过来自武汉市及周边地区,或来自有病例报告地区的发热或有呼吸道症状的患者。

4. 聚集性发病。

（二）临床表现

1. 发热和/或呼吸道症状。

2. 具有相关肺炎影像学特征。

3. 发病早期白细胞总数正常或降低,或淋巴细胞计数减少。

有流行病学史中的一条,且符合临床表现中任意 2 条;无明确流行病学史的,符合临床表现中的 3 条。

（三）门诊患者收治说明

在入院前(门诊)要完善血常规、C-反应蛋白、降钙素原及胸部 CT 检查,进行流行病学史调查(患者和家属须签字);患者收住院须科主任或科副主任签字,收住院后均要安排单间入住,常规行咽拭子检查(未排除前,均按疑似阳性考虑);各专科均要制定患者核酸阳性预案,病区空间(手术间)、医护人员搭班均要考虑遇阳性患者工作人员隔离情况。

（四）急诊患者收治说明

收治急诊患者须询问流行病学史，无发热、咳嗽等症状；根据急诊患者病情的轻重缓急，常规行血常规及胸部 CT 检查（在生命体征平稳时）；进一步行 C-反应蛋白、血沉、降钙素原、D-二聚体、咽拭子检查等；建议在院医务处的布署下设置专门通道，简化相关流程，特殊情况特殊处理。

（五）住院患者规定

每位患者入院时按院发《告患者及家属书》具体内容告知相关注意事项并签字留存。严格控制住院患者人数，不加床，根据情况择期手术病人适当延后入院时间。合理安排手术时间，非急诊手术延后择期进行。

五、限期手术开展要求

1. 所有拟手术患者按照医院要求，门诊常规进行流行病学史及发热、相关呼吸道症状等询问，行血常规、C-反应蛋白、降钙素原及胸部 CT 等检查，科主任或科副主任审核签字。

2. 患者签署《住院手术患者流行病学史评估及知情告知书》，并由病区专人采集咽拭子 1 管送本院分子室检测。

3. 患者收住入院原则上安排单间入住，待相关检查结果排除新冠肺炎后可以合并床位。

4. 按照有关规定审核。

六、急诊手术注意事项

需要重点关注患者的生命体征、流行病学史及发热等症状。

1. 病情允许，常规流行病学史及发热相关呼吸道症状等询问，行血常规、C-反应蛋白、降钙素原及胸部 CT 等检查，并采集咽拭子 1 管送检后即可实施手术（不要等核酸检测结果）。

2. 病情紧急需立即开展手术

（1）如无流行病学史或发热、呼吸道症状，完善可能的相应检查，可不等待检测结果,报备应急协调办,标准防护后实施。

（2）如有流行病学史或发热、呼吸道症状,完善可能的相应检查,可不等待检测结果,组织专家会诊后,患者转入负压手术室,同时医务人员严格按照医院负压病房医务人员防护用品的穿戴要求进行防护。

七、注意事项

1. 在院患者出现发热处理流程

（1）如不具备流行病学史,则按常规正常诊疗,但是要严密观察。

（2）如具备流行病学史,行血常规、降钙素原、C-反应蛋白及胸片或胸部 CT 等检查,考虑为疑似病例者,立刻联系医务处或应急协调办公室,协调专家组会诊。

2. 对所有人员有体温升高或其他不适的应随时上报,发热门诊筛查,走发热门诊流程。

3. 大家做好自我保护,不要恐慌,守望相助、联防联治、同心协力,不造谣、不信谣、不传谣。

4. 本措施主要为预防,诊治措施详见有关规定。

肝胆中心
新型冠状病毒肺炎临床防控方案

新型冠状病毒肺炎疫情防控形势严峻,部分感染者可能仅以低热、恶心、食欲减退、腹胀、腹泻等消化道症状为首发表现,这些非特异性症状与很多肝胆疾病症状相似,同时我中心行肝移植手术患者数量众多,移植患者免疫功能低下,为感染的高危人群,因此肝胆中心制定和落实新型冠状病毒感染相关防控措施刻不容缓。现根据江苏省人民医院《新型冠状病毒肺炎医院感染防控方案(试行)》规定,结合肝胆中心诊疗和感控特点,制定以下预防和控制措施:

一、人员管理

(一)医务工作人员管理

1. 所有工作人员,包括医生、护士、工勤和进修学习人员,均每日2次测量体温,上班前和下班后,据实上报体温情况。如有异常体温,应及时予以干预,安排居家休息。

2. 上班戴医用或者外科口罩,做有创操作时治疗人员佩戴外科口罩;穿一次性隔离服,如有必要,佩戴护目镜。

3. 严格执行手卫生,接触患者前后、诊疗前后均应及时洗手(戴手套不能替代洗手),按"七步洗手法"的要求。

4. 工作人员休息期间尽量以居家为主,接触武汉及周边地区人员须及时报备并予以隔离观察。

5. 其他:根据单位具体要求执行。

(二)患者管理

1. 病史询问

（1）是否有接触武汉及周边地区人员。

（2）有无发热和/或呼吸道症状。

（3）有无其他非呼吸系统症状：① 一般状况：如乏力、精神差等；② 消化系统方面：如轻度纳差（少食厌食）、恶心呕吐、腹泻等；③ 神经系统方面：如头痛；④ 心血管系统：如心慌、胸闷等；⑤ 眼科：如结膜炎；⑥ 其他：如四肢或腰背部肌肉酸痛等。

2. 测量体温，体温超过 37.3 ℃，复测仍超过 37.3 ℃，建议直接送到发热门诊排查；如无发热，拟收住院治疗的，建议常规行胸部 CT 平扫；如胸部 CT 有毛玻璃样表现的，建议发热门诊排查后再预约住院。

3. 所有住院患者入住病房时均需测量体温，如患者体温超过 37.3 ℃，入住病房须汇报主管医师和病区主任再决定。如因实际情况需要，临时取消住院，须记录患者联系方式，待排查安全后另行预约住院。

（三）陪护家属管理

陪护家属进入病房必须监测体温，如体温超过 37.3 ℃，则拒绝进入病房陪护；要求陪同家属全程佩戴医用口罩（推荐有条件者佩戴 N95 口罩）；陪护家属有条件人员最好固定（限 1 人），不要让从外地回来的人员陪同；ICU 患者探视仅限于直系亲属，护理部按规定对患者和家属做好入院后宣教工作。

二、环境管理

（一）物体表面及地面消毒

1. 护士站、预诊台、治疗室使用可达高水平消毒的湿巾消毒擦拭物体表面，每天 2 次；或选择 500 mg/L 含氯消毒剂擦拭，消毒剂作用时间＞10 min。

2. 病区被污染的地面用 2 000～5 000 mg/L 含氯消毒剂喷洒消毒，作用时间＞30 min 后清洁干净。

3. ICU 血液透析机器等特殊设备表面无血迹污染时，在上机前、透析结束后均使用 500 mg/L 含氯消毒剂擦拭。

4. 被患者血液、体液、分泌物等污染物污染的医疗器械、物体表面等,可使用 2 000~5 000 mg/L 含氯消毒剂消毒擦拭,消毒剂作用时间>30 min 后擦拭干净。

(二) 空气消毒

按照《医院空气净化管理规范》要求进行空气消毒。可采用:

1. 开窗通风,保持空气流通。
2. 使用空气消毒机进行空气消毒,每天至少 2 次。

三、医疗废物管理

将新型冠状病毒感染确诊或疑似患者产生的医疗废物,纳入感染性医疗废物管理,严格按照《医疗废物管理条例》《医疗卫生机构医疗废物管理办法》和《国家卫生健康委办公厅关于做好新型冠状病毒感染的肺炎疫情期间医疗机构医疗废物管理工作的通知》的有关规定,装入双层黄色医疗垃圾袋,由专人密封转运,进行规范处置。

四、注意事项

1. 出院后需定期返回住院复诊的患者,住院流程与初次入院相同。
2. 住院患者如有体温升高或其他不适,应随时上报,发热门诊会诊筛查,走发热门诊流程。
3. 如必须对疑似患者提供抢救性治疗,须单独安排隔离间予以诊疗。诊疗及接触人员应做好防护措施,穿戴医用防护口罩、护目镜、隔离衣(必要时穿一次性防护服),诊疗结束后立即送患者至相关科室隔离治疗。诊疗间终末消毒。
4. 建立医务人员"医学观察"管理方案,对于诊疗过程中接触疑似患者的医护人员需要进行医学观察,同时要每日上报观察结果,密切跟踪疑似患者检查结果。
5. 大家做好自我保护,不恐慌,守望相助、联防联治、同心协力,不造谣、不信谣、不传谣。
6. 本措施主要为预防,诊治措施详见医院有关规定。
7. 目前我们对新冠肺炎的认识尚不全面,随着对该疾病认识的不断深入,我们将根据国家有关新的疫情报告和防控措施进行更新。

胰胆中心

新型冠状病毒肺炎临床防控方案

新型冠状病毒肺炎疫情防控形势严峻,部分感染者可能仅以恶心、食欲减退、腹胀、腹泻等消化道症状为首发表现。现根据江苏省人民医院《新型冠状病毒肺炎医院感染防控方案(试行)》规定,结合胰胆中心诊疗和感控特点,特制定以下预防和控制措施:

一、人员管理

（一）医务工作人员管理

1. 发热零报告制度:所有工作人员,包括医生、护士、工勤、进修学习人员做好体温每日监测,每日在上班前和下班后至少各测量 1 次体温(如有不适症状,随时测量)。病区据实每日 18:00 前完成医务人员及患者每日发热上报。如有异常体温,立即脱离工作环境,视情况予以医学干预,采取隔离措施。

2. 个人防护要求:工作人员进入胰胆中心病区必须佩戴口罩,必要时戴护目镜及穿隔离衣;外出期间务必佩戴口罩;诊疗区域所有人员必须严格按照医院感控要求做好个人防护措施,严禁患者家属进入诊疗区。

3. 手卫生要求:严格落实《医务人员手卫生规范》要求,严格执行手卫生,接触患者的血液、体液、分泌物、排泄物、呕吐物及污染物品时戴清洁手套,脱手套后洗手;可能受到患者血液、体液、分泌物等喷溅时,戴医用防护口罩、护目镜,穿防渗隔离衣。

4. 工作人员休息期间尽量以居家为主,接触武汉及周边地区人员须及时报备并予以隔离观察。

（二）患者及家属管理

1. 按照特殊时期患者收治相关规定与注意事项收治患者（见附件一）。所有进入胰胆中心的患者及家属均需佩戴口罩，经病区门禁测量体温正常后方可进入。

2. 医务人员主动询问患者及家属有无发热和/或呼吸道症状，尤其是否有接触武汉及周边地区人员情况。了解患者及家属有无以下情况：

（1）2 周内有湖北旅行或居住史；

（2）2 周内曾接触过来自湖北的发热伴有呼吸道症状的患者；

（3）家属里另外还有发热、咳嗽等症状的患者；

（4）周围人群有集中发病。

一旦出现以上任一情况，立即汇报处理。

3. 所有在院及新入院患者均须签订《告患者及家属书》（见附件二），病区所有患者不得请假，之前请假返院患者按新入院病人重新核查。每位患者限陪一位固定家属（感冒、发热者不得陪护），谢绝一切探视。

4. 患者住院期间，责任护士给每一位新入院患者发放体温计 1 枚，家属配合医务人员做好体温测量和记录，每天至少 2 次，做记录。如出现发烧（体温＞37.3 ℃）、咳嗽等情形，立即告知医务人员，及时就医。

二、环境管理

（一）物体表面及地面消毒

1. 护士站、治疗室、换药室：使用可达高水平消毒的湿巾消毒擦拭物体表面，每天 2 次；或选择 500 mg/L 含氯消毒剂擦拭，消毒剂作用时间＞10 min。

2. 被污染的地面用 2 000～5 000 mg/L 含氯消毒剂喷洒消毒，作用时间＞30 min 后清洁干净。

（二）空气消毒

按照《医院空气净化管理规范》要求进行空气消毒。可采用：

1. 开窗通风，保证病区的空气流通。

2. 使用空气消毒机进行空气消毒，每天至少 2 次。

三、医疗器械复用

严格按照《医疗机构消毒技术规范》，做好医疗器械、污染物品的清洁与消毒。

1. 所有无菌物品由供应室统一消毒发放，符合国家要求。

2. 心电监护仪、治疗车、注射泵、输液泵、鼻饲泵、微波仪、气压仪等仪器物品表面无血迹污染时，诊疗结束后使用 500 mg/L 含氯消毒剂擦拭。

3. 被患者血液、体液、分泌物等污染物污染的医疗器械、物体表面等可使用 2 000～5 000 mg/L 含氯消毒剂消毒擦拭，消毒剂作用时间＞30 min 后擦拭干净。

四、医疗废物管理

1. 病区所有患者、家属及医务人员使用后的口罩均须放入黄色医疗垃圾袋，按医疗废物处理；医务人员须做好相关宣教工作。

2. 将新型冠状病毒感染确诊或疑似患者产生的医疗废物，纳入感染性医疗废物管理，严格按照《医疗废物管理条例》《医疗卫生机构医疗废物管理办法》和《国家卫生健康委办公厅关于做好新型冠状病毒感染的肺炎疫情期间医疗机构医疗废物管理工作的通知》的有关规定，装入双层黄色医疗垃圾袋，由专人密封转运，进行规范处置。

五、注意事项

1. 一旦病区发现合并新型冠状病毒肺炎患者（含疑似患者）或家属，所在病区须关闭，相关医护人员须隔离。

2. 如有体温升高或其他不适，随时上报，发热门诊筛查，走发热门诊流程。

3. 如必须对疑似患者提供抢救性治疗，须单独安排隔离间予以诊疗。诊疗及接触人员应做好防护措施，穿戴医用防护口罩、护目镜、隔离衣（必要时穿一次性防护服），诊疗结束后立即送患者至相关科室隔离治疗。诊疗间终末消毒。

4. 大家做好自我保护，不要恐慌，守望相助、联防联治、同心协力，不造谣、不信谣、不传谣。

5. 本措施主要为预防，诊治措施详见有关规定。

附件一:特殊时期收治患者注意事项

在此特殊时期,按照医院的防控要求,如果收治合并新型冠状病毒肺炎患者(含疑似患者),所在病区须关闭,相关医护人员须隔离。

请大家严格把控好平诊患者的收治工作,对所有拟收治患者须了解:(1)自身有无发热、咳嗽等相关症状;(2)近两周内有无湖北旅行或居住史;(3)近两周内有无明确接触过来自湖北的发热伴有呼吸道症状的患者;(4)家属里有无发热、咳嗽等症状的患者;(5)身边有无多名人员发热。凡有上述情况之一者,请其去发热门诊接受筛查。

关于急诊患者收治,请中心会诊医师(本院医师)接到会诊电话后,务必详细了解患者及其家属是否存在上述情况,排除上述情况后方可进入病区。

各护理单元、护士长,对所有收治患者同样须把好关,并做好登记工作,责任到人。

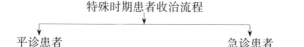

特殊时期患者收治流程

平诊患者
一律通过门诊就诊,不可以直接到病房
收治医师安排患者或家属签署《告病人书》

急诊患者
中心会诊医师务必亲自详细了解
下述要求,签署《告病人书》

1. 自身有无发热、咳嗽等相关症状
2. 近两周内有无湖北旅行或居住史
3. 近两周内有无明确接触过来自湖北的发热伴有呼吸道症状的患者
4. 家属里有无发热、咳嗽等症状的患者
5. 身边有无多名人员发热

凡有上述情况之一者,请其去发热门诊接受筛查
确认无上述情况,收治医师通知中心住院总安排床位
强调为了患者及家人的安全,住院期间不得请假,限陪一位固定家属

患者携带已签署的《告病人书》入病区
责任护士须再次向患者及家属复核《告病人书》
如有,立刻汇报收治主任与病区护士长进行相关处理与隔离
患者住院期间,责任护士给每一位新入院患者发放体温计1枚
嘱其及家属住院期间每日均至少监测体温2次,做记录

胰腺中心科室管理小组

附件二:告患者及家属书

尊敬的患者及家属:

　　为做好新型冠状病毒肺炎防控工作,根据省政府启动重大突发公共卫生事件Ⅰ级响应要求,在此特殊时期,医院进行严格的出入管理与探陪制度,请理解并配合。

　　1. 进入医院诊疗区域(含急诊、门诊、住院部等区域)请佩戴口罩。

　　2. 如您有下列情形请一定如实告知医护人员:

　　(1) 两周内有湖北旅行或居住史;

　　(2) 两周内曾接触过来自湖北的发热伴有呼吸道症状的患者;

　　(3) 家属里另外还有发热、咳嗽等症状的患者;

　　(4) 周围人群有集中发病。

　　3. 为了患者安全,住院期间,请您配合医务人员做好以下事项:

　　(1) 不得请假,限陪一位固定家属(感冒、发热者不得陪护),谢绝一切探视;

　　(2) 家属配合医务人员做好体温测量和记录,每天至少 2 次;

　　(3) 家属配合医务人员做好垃圾分类,废弃口罩扔黄垃圾袋;

　　(4) 如出现发烧(体温＞37.3 ℃)、咳嗽等情形,立即告知医务人员,及时就医。

　　4. 我院发热病人预检分诊地点:

发热门诊分诊点:6 号楼一楼

发热门诊专用 CT:4 号楼二楼

门诊预检分诊点:门诊二楼大厅

急诊预检分诊点:急诊大厅预检分诊台

确认无上述情况发生者,请在下方签名,感谢您的配合!

　　　　　患者/家属签名:　　　　医师/医疗助理签名:

　　　　　　　　　　　　　　江苏省人民医院胰腺中心
　　　　　　　　　　　　　　　　年　　月　　日

神经外科

新型冠状病毒肺炎临床防控方案

当前新型冠状病毒肺炎疫情防控形势严峻，为保障医护、患者及家属的安全，现根据江苏省人民医院《新型冠状病毒肺炎医院感染防控方案（试行）》规定，神经外科制定和落实相关预防与控制措施如下：

一、人员管理

（一）医务工作人员管理

1. 发热零报告制度：所有工作人员，包括医生、护士、工勤和进修学习人员做好发热零报告，每日在上班前和下班后测量 2 次体温（如有不适症状，随时测量）。所有患者每日 14 点测量一次。以病区为单位，由病区护士长在医院"发热日报群"内每天 18 点前负责上报本病区所有人员体温情况。工作人员如有异常体温，立即脱离工作环境，视情况予以医学干预，采取隔离措施。患者体温异常，须排除新型冠状病毒感染可能，必要时专家会诊排除。

2. 个人防护要求：工作人员在病区必须戴一次性口罩，必要时佩戴外科口罩、一次性工作帽、护目镜，穿隔离衣、防护服；在诊疗过程中，所有人员必须严格按照医院感控要求做好标准预防加飞沫隔离。

3. 手卫生要求：接触患者前后、诊疗前后均应按标准要求洗手（戴手套不能替代洗手）。

4. 工作人员休息期间尽量以居家为主，接触武汉及周边地区人员须及时报备并予以隔离观察。

（二）患者及家属管理

1. 择期入院前评估患者：（1）2 周内无湖北省旅游史或居住史。

（2）2 周内未接触过来自湖北的发热伴有呼吸道症状的患者。（3）家属无发热、咳嗽。（4）周围人群无集中发病。（5）患者入室前统一由工作人员测量体温，额温初测超过 37.3 ℃，体温计复测仍超过 37.3 ℃，须立即转至发热门诊排查。（6）以下情况须到发热门诊检查排除，暂停办理入院手续。① 一般状况：如乏力、精神差、四肢或腰背部肌肉酸痛等；② 消化系统：如轻度纳差（少食厌食）、恶心呕吐、腹泻等；③ 神经系统：如头痛；④ 心血管系统：如心慌、胸闷等；⑤ 眼耳鼻喉方面：如结膜炎、咽痛、咽干等。

2. 急诊入院患者评估：（1）患者有无发热、呼吸道症状及腹泻；（2）问诊是否有疫情严重地区旅住史；（3）有症状及相关接触史的，考虑为疑似病例，病情较轻者转隔离病房留观，病情较重者置于病区单间。医护人员按照标准预防措施做好隔离，佩戴外科口罩、一次性工作帽，穿隔离衣（必要时穿防护服），佩戴护目镜。

3. 所有入院患者及家属进入病区必须全程佩戴医用口罩，并及时更换口罩（连续佩戴不超过 4 小时，推荐有条件者佩戴 N95 口罩）。

4. 陪护要求：一人一陪，相对固定，陪护者以 18～60 岁为宜；陪护者无湖北省旅游史或居住史，14 天内未接触过来自湖北省的人员，无发热等相关症状。

5. 患者住院期间不得请假回家。

6. 病房严格实行 24 小时门禁管理，谢绝探视；一人一陪护，特殊情况可由 1～2 名家属轮流陪护，住院患者及家属凭腕带或陪护证出入病房。

7. 术前谈话时要求家属佩戴口罩，不戴口罩者禁止进入病区。

二、环境管理

（一）物体表面及地面消毒

1. 病房、前后走廊、配餐间、污洗间：使用可达高水平消毒的湿巾消毒擦拭物体表面，每天 2 次；或选择 500 mg/L 含氯消毒剂擦拭，消毒剂作用时间＞10 min。

2. 被患者血液、体液、分泌物等污染物污染的医疗器械、物体表面等，可使用 2 000～5 000 mg/L 含氯消毒剂擦拭，消毒剂作用时间>30 min 后擦拭干净；被污染的地面用 2 000～5 000 mg/L 含氯消毒剂喷洒消毒，作用时间>30 min 后清洁干净。

3. 其他办公区地面消毒，每天 1 次。

（二）空气消毒

按照《医院空气净化管理规范》要求进行空气消毒。可采用：

1. 24 小时保持病房正压送风，保证病房空气流通。

2. 每天至少 2 次开窗通风：上午 6：00～7：00、下午 18：00～19：00，由晚夜班主班护士落实。

三、医疗废物管理

将新型冠状病毒感染确诊或疑似患者产生的医疗废物，纳入感染性医疗废物管理，严格按照《医疗废物管理条例》《医疗卫生机构医疗废物管理办法》和《国家卫生健康委办公厅关于做好新型冠状病毒感染的肺炎疫情期间医疗机构医疗废物管理工作的通知》的有关规定，装入双层黄色医疗垃圾袋，由专人密封转运，进行规范处置。

病房严格执行医疗垃圾分类，做好患者及家属口罩的正确丢弃指引，确保医疗垃圾入黄色垃圾袋。

五、注意事项

1. 工作人员近期有湖北探亲、旅游史，居家隔离 2 周后无症状者方可上班。

2. 工作人员有体温升高或其他不适，随时上报，发热门诊筛查，走发热门诊流程。

3. 大家做好自我保护，不要恐慌，守望相助、联防联治、同心协力，不造谣、不信谣、不传谣。

4. 建议工作人员除特殊情况外，尽量减少外出会诊。

5. 工作人员出行，建议自驾车；乘坐公交车必须做好个人防护——戴口罩、手套。

6. 本措施主要为预防，诊治措施详见有关规定。

泌尿外科

新型冠状病毒肺炎临床防控方案

新型冠状病毒肺炎疫情防控形势严峻,部分感染者可能仅以恶心、食欲减退、腹胀、腹泻等消化道症状为首发表现,泌尿外科制定和落实相关防控措施刻不容缓。现根据江苏省人民医院《新型冠状病毒肺炎医院感染防控方案(试行)》规定,结合泌尿外科诊疗和感控特点,特制定以下预防和控制措施:

一、人员管理

(一)医务工作人员管理

1. 发热零报告制度:所有工作人员,包括医生、护士、工勤和进修学习人员做好发热零报告,每日在上班前和下班后测量2次体温(如有不适症状,随时测量),据实上报体温情况。如有异常体温,立即脱离工作环境,视情况予以医学干预,采取隔离措施。

2. 个人防护要求:工作人员进入泌尿外科门诊诊区、泌尿外科检查及治疗中心、泌尿外科病房区域必须戴口罩,必要时佩戴护目镜;门诊诊察、病房查房及检查治疗中心人员行操作时务必佩戴外科口罩,必要时佩戴护目镜及穿隔离衣;在诊疗过程中,工作区域所有人员必须严格按照医院感控要求做好个人防护措施,诊疗期间严禁陪同人员在无防护状态下进入诊疗区。

3. 手卫生要求:严格执行手卫生,接触患者前后、诊疗前后均应及时洗手(戴手套不能替代洗手)。

4. 工作人员休息期间尽量以居家为主,接触武汉及周边地区人员须及时报备并予以隔离观察。

（二）患者及家属管理

1. 门诊医师、检查治疗中心预约台人员及病房接诊护士必须主动询问患者及家属有无发热和/或呼吸道症状，尤其是否有接触武汉及周边地区人员情况。如存在以下呼吸系统以外的病毒血症表现，均应暂缓下一步诊疗工作：

（1）一般状况：如乏力、精神差、四肢或腰背部肌肉酸痛等；

（2）消化系统：如轻度纳差（少食厌食）、恶心呕吐、腹泻等；

（3）神经系统：如头痛；

（4）心血管系统：如心慌、胸闷等；

（5）眼耳鼻喉方面：如结膜炎、咽痛、咽干等。

通过医院短信平台发送相关注意事项，存在上述情况不宜来院诊疗（紧急情况除外）。

2. 所有患者及家属进入泌尿外科门诊诊区、检查及治疗中心、病房区域必须全程佩戴医用口罩（有条件者佩戴外科口罩或医用防护口罩）。不建议外来人员作为陪同家属。

3. 患者入室前统一由工作人员测量体温，额温初测超过 37.3 ℃，体温计复测仍超过 37.3 ℃，须立即暂停下一步诊疗，送至发热门诊排查。

4. 若非限期手术或急诊手术者，可建议其待疫情结束后择期来诊。

5. 住院择期治疗者可待疫情控制后择期入院。

6. 临时取消诊查的患者，记录联系方式，在疫情控制后另行安排。

二、环境管理

（一）物体表面及地面消毒

1. 门诊诊区、预约前台及病房：使用可达高水平消毒的湿巾消毒擦拭物体表面，每天 2 次；或选择 500 mg/L 含氯消毒剂擦拭，消毒剂作用时间 >10 min。

2. 被污染的地面用 2 000～5 000 mg/L 含氯消毒剂喷洒消毒，作用时间 >30 min 后清洁干净。

（二）空气消毒

按照《医院空气净化管理规范》要求进行空气消毒。可采用：

1. 开窗通风,保持空气流通。打开机械送风和排风,保证泌尿外科门诊诊区、检查及治疗中心、病房区域空气流通。

2. 使用空气消毒机进行空气消毒,每天至少 2 次。

三、医疗器械复用

严格按照《医疗机构消毒技术规范》,做好医疗器械、污染物品的清洁与消毒。

1. 检查治疗中心所有内镜、手术器械均必须严格消毒、灭菌。

2. 病房监护仪、治疗车等物体表面无血迹污染时,诊疗结束后使用 500 mg/L 含氯消毒剂擦拭。

3. 被患者血液、体液、分泌物等污染物污染的医疗器械、物品等,可使用 2 000～5 000 mg/L 含氯消毒剂消毒擦拭,消毒剂作用时间>30 min 后擦拭干净。

四、医疗废物管理

将新型冠状病毒感染确诊或疑似患者产生的医疗废物,纳入感染性医疗废物管理,严格按照《医疗废物管理条例》《医疗卫生机构医疗废物管理办法》和《国家卫生健康委办公厅关于做好新型冠状病毒感染的肺炎疫情期间医疗机构医疗废物管理工作的通知》的有关规定,装入双层黄色医疗垃圾袋,由专人密封转运,进行规范处置。

五、注意事项

1. 近期从湖北来宁人员,如非急诊手术,暂缓诊疗。

2. 有体温升高或其他不适,随时上报,发热门诊筛查,走发热门诊流程。

3. 如必须对疑似患者提供抢救性治疗,须单独安排隔离间予以诊疗,诊疗及接触人员应做好防护措施,穿戴医用防护口罩、护目镜、隔离衣(必要时穿一次性防护服)。诊疗结束后立即送患者至相关科室隔离治疗。诊疗间终末消毒。

4. 大家做好自我保护,不要恐慌,守望相助、联防联治、同心协力,不造谣、不信谣、不传谣。

5. 本措施主要为预防,诊治措施详见有关规定。

骨科

新型冠状病毒肺炎临床防控方案

　　新型冠状病毒肺炎疫情防控形势严峻,新型冠状病毒感染潜伏期较长,而且已明确潜伏期具有传染性,另外部分感染者可能仅以恶心、食欲减退、腹胀、腹泻等非呼吸道症状为首发表现,疾病隐匿性较高,临床工作中很容易被忽视,因此骨科制定和落实相关防控措施刻不容缓。现根据江苏省人民医院《新型冠状病毒肺炎医院感染防控方案(试行)》规定,结合骨科诊疗和感控特点,特制定以下预防和控制措施:

一、人员管理

(一) 医务工作人员管理

　　1. 发热零报告制度:所有工作人员,包括医生、护士、工勤、研究生、进修学习人员做好发热零报告,每日在上班前和下班后测量 2 次体温(如有不适症状,随时测量),据实上报体温情况。如有异常体温,立即脱离工作环境,视情况予以医学干预,必要时按照医院院感要求采取隔离措施。

　　2. 个人防护要求:所有工作人员在病房及门诊诊疗区域必须戴口罩、帽子,必要时佩戴护目镜;科室二值班和住院总值班及其他工作人员外出会诊期间务必佩戴外科口罩,必要时穿隔离衣;在诊疗过程中,工作区域所有人员必须严格按照医院感控要求做好个人防护措施,与患者家属接触时也要注意做好个人防护措施。

　　3. 手卫生要求:严格执行手卫生,接触患者前后、诊疗前后均应及时洗手(戴手套不能替代洗手);换药及医疗操作时严格佩戴帽子、口罩、护目镜,操作完成后严格洗手并使用 75％酒精进行手消毒。

4. 工作人员休息期间,尽量以居家为主,尽量不要在值班室聚集休息;接触武汉及周边地区人员后及时报备并予以隔离观察;不要在医生办公室或者值班室聚集吃饭、办公;每日早交班选择开阔空间的医生办公室,避免工作人员聚集。

5. 工作人员合理排班,形成合理梯队,避免工作人员过度劳累,提供营养膳食,增强工作人员免疫力。工作人员开展主动健康监测,包括体温和呼吸道症状等。

6. 不得将非住院病人约至病区看病,一律在门诊解决。所有准备收住院病人,尽量通知至门诊见到患者本人并充分了解流行病学史后再收住院。

7. 在急诊治疗室准备石膏和绷带,白天打石膏尽量约至门诊石膏间,门诊不上班由值班医生去急诊室打石膏,值班医生在打石膏过程中做好个人防护措施。

8. 目前出现多例患者隐瞒流行病学史导致医务人员感染的情况,工作人员及主管医生要向患者反复询问流行病学史,并反复宣教隐瞒流行病学史造成严重后果的属于刑事犯罪。

9. 白大褂及时更换,严格禁止穿白大褂进入值班室,保持值班室干净卫生,值班室每日消毒 2 次。

(二)患者及家属管理

1. 门诊医师及护士站主班人员必须主动询问患者及家属有无发热和/或呼吸道症状,尤其是否有接触武汉及周边地区人员情况。如存在以下呼吸系统以外的病毒血症表现,平诊预约手术应暂缓收治入院:

(1)一般状况:如乏力、精神差、四肢或腰背部肌肉酸痛等;

(2)消化系统:如轻度纳差(少食厌食)、恶心呕吐、腹泻等;

(3)神经系统:如头痛;

(4)心血管系统:如心慌、胸闷等;

(5)眼耳鼻喉方面:如结膜炎、咽痛、咽干等。

主管医生与有上述症状患者联系沟通,待患者相关症状消失或平稳后再优先安排住院(急诊手术除外,急诊手术按照医院院感急诊手术分诊流程进行安排)。

2. 所有骨科收治患者及家属进入病区必须全程佩戴医用口罩(有条件者佩戴外科口罩或医用防护口罩)。原则上患者陪同家属不超过一人,相对固定,不随意调换。陪护人员必须服从病区管理,住院患者及家属、陪护人员须凭腕带或陪护证出入病房。患者住院期间暂谢绝其他人员来院探访。

3. 患者及家属进入病区前统一由工作人员测量体温,额温初测超过 37.3 ℃,体温计复测仍超过 37.3 ℃,如有流行病学史,须立即隔离,送至发热门诊排查;如无流行病学史,须密切观察,床旁隔离。

4. 门诊医师应正确指导患者戴好口罩就诊,原则上陪同家属不要进入诊室,尽量减少诊室内人员聚集。

5. 加强住院病房人员出入管理。所有住院病房将实行 24 小时门禁管理,患者住院期间原则上不得请假离开病房。

二、环境管理

(一) 物体表面及地面消毒

1. 护士站、医生办公室及病房:使用可达高水平消毒的湿巾消毒擦拭物体表面,每日 2 次;或选择 500 mg/L 含氯消毒剂擦拭,消毒剂作用时间>10 min。

2. 被污染的地面用 2 000~5 000 mg/L 含氯消毒剂喷洒消毒,作用时间>30 min 后清洁干净。

(二) 空气消毒

按照《医院空气净化管理规范》要求进行空气消毒。可采用:

1. 开窗通风,保持空气流通。打开机械送风和排风,保证病房及工作区域的空气流通。

2. 使用空气消毒机进行空气消毒,每天至少 2 次。

三、医疗操作器械

严格按照《医疗机构消毒技术规范》，做好医疗器械、污染物品的清洁与消毒。

被患者血液、体液、分泌物等污染物污染的换药碗、拆线盘、器械物品等可使用 2 000～5 000 mg/L 含氯消毒剂消毒擦拭，消毒剂作用时间＞30 min 后擦拭干净，然后再统一回收至供应室消毒。

四、医疗废物管理

将新型冠状病毒感染确诊或疑似患者产生的医疗废物，纳入感染性医疗废物管理，严格按照《医疗废物管理条例》《医疗卫生机构医疗废物管理办法》和《国家卫生健康委办公厅关于做好新型冠状病毒感染的肺炎疫情期间医疗机构医疗废物管理工作的通知》的有关规定，装入双层黄色医疗垃圾袋，由专人密封转运，进行规范处置。

五、注意事项

1. 近期从湖北来宁人员，如非急诊手术，暂缓收治入院。

2. 有体温升高或其他不适，随时上报，发热门诊筛查，走发热门诊流程。

3. 如必须对疑似患者提供抢救性治疗，须单独安排隔离间予以诊疗，诊疗及接触人员做好防护措施，穿戴医用防护口罩、护目镜、隔离衣（必要时穿一次性防护服）。诊疗结束后立即送患者至相关科室隔离治疗。治疗间及病房终末消毒。

4. 大家做好自我保护，不要恐慌，守望相助、联防联治、同心协力，不造谣、不信谣、不传谣。

5. 本措施主要为预防，诊治措施详见有关规定。

胸外科

新型冠状病毒肺炎临床防控方案

新型冠状病毒肺炎疫情蔓延至全国范围,其感染途径主要通过飞沫或气溶胶经呼吸道传播,也可通过口腔、鼻腔、眼睛等处黏膜直接或间接接触传播。胸外科作为高危科室,医护人员将会接触更多的呼吸道疾病患者,因此制定和落实相关防控措施刻不容缓。现根据江苏省人民医院《新型冠状病毒肺炎医院感染防控方案(试行)》规定,结合胸外科诊疗和感控特点,特制定以下预防和控制措施:

一、人员管理

(一)医务工作人员管理

1. 发热零报告制度:所有工作人员,包括医生、护士、工勤、进修、规培、实习人员做好自我体温监测,每日在上班前和下班后测量 2 次体温(如有不适症状,随时测量),据实在科室群里登记体温情况,由专人负责统计上报。如有异常体温,立即汇报当班负责人并安排脱离工作环境,视情况予以医学干预,采取隔离措施。

2. 个人防护要求:工作人员进入诊疗区域必须戴外科口罩,严格按照标准预防原则做好个人防护。拍背咳嗽、雾化吸入、肺功能检查、围术期呼吸训练指导等操作过程中需要佩戴外科口罩或 N95 口罩;特殊诊疗如切口换药、拔除胸腔引流管、胸腔穿刺等操作过程中需要佩戴外科口罩或 N95 口罩、帽子、乳胶手套;气管插管、纤维支气管镜诊疗等操作过程中需要佩戴 N95 口罩、帽子、护目镜、乳胶手套。口罩一般 4 小时更换,有污染或潮湿时随时更换。对于新型冠状病毒疑似感染患者的诊疗需要佩戴 N95 口罩、帽子,穿隔离衣,戴护目镜或防护面罩,戴乳胶手套,穿鞋套。脱下防护用具后应洗手。

3. **手卫生要求**:接触患者前后、诊疗前后均应严格遵循《医务人员手卫生规范》要求,正确执行手卫生(戴手套不能替代洗手)。体格检查每例病人后应用免洗手消毒液消毒双手。

4. 对无特殊病情患者,建议暂缓进行肺功能检查。如确实需要诊治,使用一次性高效呼吸过滤器,做好环境卫生消毒和个人防护。

5. 工作人员休息期间尽量以居家为主,接触武汉及周边地区人员须及时报备并予以隔离观察。

6. 其他:根据医院具体要求执行。

(二)患者及家属管理

1. 预约住院的患者:电话告知患者目前的情况,建议一般患者推迟住院时间,对病情需要、有强烈住院治疗意愿的患者,进行症状、接触史等排除,确认后同意其入院,后按照门诊就诊和病房接诊流程。

2. 门诊及病房接诊人员必须首先主动询问患者及家属有无疫情严重地区旅行或居住史,是否有聚集性发病或与新型冠状病毒感染者有流行病学关联,有无发热、咳嗽、乏力、呼吸不畅、腹泻、头痛、心慌、胸闷、四肢或腰背部肌肉酸痛等症状。若无以上情况,请患者及家属仔细阅读《江苏省人民医院告患者书》,并请患者及家属阅读后签字。

3. 患者就诊及入室前统一由工作人员测量体温,额温初测超过37.3 ℃,体温计复测仍高于37.3 ℃,须立即进行相关医学排查。如有可疑病例,汇报相关部门进行妥善处理。

4. 住院期间只允许一名固定家属陪护,陪护人员须服从病区管理,主动配合进行体温筛查及信息登记;谢绝其他人员来院探访,避免交叉感染。

5. 所有患者及家属必须全程佩戴医用口罩(有条件者佩戴外科口罩或医用防护口罩),特殊检查时患者方可遵医嘱取下口罩;患者住院治疗期间原则上不应离开病房,如有特殊情况,应向主管医护人员报备并做好登记。

6. 制作科室宣教内容,利用线上平台做好患者及家属健康宣教,减少患者聚集机会。宣教内容包括指导患者正确佩戴口罩、正确执行手卫生、正确实施咳嗽礼仪、正确处理住院期间垃圾等。

二、环境管理

（一）物体表面及地面消毒

1. 诊疗区域：每天使用可达高水平消毒的消毒湿巾擦拭治疗车、仪器设备等物体表面，每天 2 次；或选择 500 mg/L 含氯消毒剂擦拭，消毒剂作用时间＞10 min。

2. 办公区域：保持办公区环境清洁，座机电话每日消毒湿巾擦拭 2 次，如果使用频繁，可增加次数。减少集中开会，控制会议时间。进入会议室前洗手消毒，会议结束后场地、家具须进行消毒。

3. 公共区域：每日使用 500 mg/L 含氯消毒剂拖地，消毒剂作用时间＞10 min；每个区域使用的保洁用具要分开，避免混用。

4. 被患者血液、体液、分泌物等污染物污染的医疗器械、物体表面等可使用 2 000～5 000 mg/L 含氯消毒剂消毒擦拭，消毒剂作用时间＞30 min 后擦拭干净。被污染的地面用 2 000～5 000 mg/L 含氯消毒剂喷洒消毒，消毒剂作用时间＞30 min 后清洁干净。

（二）空气消毒

按照《医院空气净化管理规范》要求进行空气消毒。可采用：

1. 保持新风系统正常运行。

2. 关闭中央空调，每天开窗通风，每日 2 次，每次 20～30 min，通风时注意保暖。

3. 使用空气消毒机进行空气消毒，每日 2 次，每次 30 min。

三、医疗器械管理

1. 每位患者使用后的医疗器械、器具按照《医疗机构消毒技术规范》要求进行清洁与消毒。

2. 尽量使用一次性医疗器械，一次性医疗器械严禁重复使用。

3. 被患者血液、体液、分泌物等污染物污染的医疗器械、物体表面等可使用 2 000～5 000 mg/L 含氯消毒剂消毒擦拭，消毒剂作用时间＞30 min 后擦拭干净。

四、医疗废物管理

将新型冠状病毒感染确诊或疑似患者产生的医疗废物,纳入感染性医疗废物管理,严格按照《医疗废物管理条例》《医疗卫生机构医疗废物管理办法》和《国家卫生健康委办公厅关于做好新型冠状病毒感染的肺炎疫情期间医疗机构医疗废物管理工作的通知》的有关规定,装入双层黄色医疗垃圾袋,由专人密封转运,进行规范处置。

五、注意事项

1. 有体温升高或其他不适,随时上报,发热门诊筛查,走发热门诊流程。

2. 对于有发热情况的急诊患者,应安排单独诊疗。诊疗及接触人员做好防护措施,对环境、空气及所用物品等按规定进行消毒处理。

3. 医务人员做好自身防护,休息时以居家为主,尽量减少外出;外出戴口罩,避免去人多的地方,做好手卫生;劳逸结合,提高自身抵抗力。

4. 大家做好自我保护,不要恐慌,守望相助、联防联治、同心协力,不造谣、不信谣、不传谣。

5. 本措施主要为预防,诊治措施详见医院有关规定。

心脏大血管外科
新型冠状病毒肺炎临床防控方案

　　近期,湖北省武汉市等地陆续发生新型冠状病毒肺炎疫情,形势相当严峻,党和国家领导人、各级地方政府高度重视疫情防控工作。2020 年 1 月 25 日,中共中央政治局常务委员会召开会议,习近平总书记主持并发表重要讲话,内容是研究、部署新型冠状病毒感染肺炎疫情的防控工作。生命重于泰山,疫情就是命令,防控就是责任。为坚决贯彻执行党中央的会议精神,现根据江苏省人民医院《新型冠状病毒肺炎医院感染防控方案(试行)》规定,结合心脏大血管外科诊疗和感控特点,特制定以下预防和控制措施:

一、人员管理

(一) 医务工作人员管理

　　1. 发热零报告制度:所有工作人员,包括医生、护士、工勤、研究生、规培生及进修学习人员做好体温零报告,每日在上班前和下班后测量 2 次体温(如有不适症状,随时测量),据实上报体温情况。如有异常体温,立即脱离工作环境,视情况予以医学干预,采取隔离措施。

　　2. 个人防护要求:工作人员进入医院区域必须正确佩戴一次性医用口罩;换药、穿刺、清创、置管等有创诊疗区域或者监护病房必须佩戴医用外科口罩,必要时佩戴护目镜;在诊疗过程中,工作区域所有人员必须严格按照医院感控要求做好个人防护措施,诊疗期间严禁陪同人员在无防护状态下进入诊疗区。

　　3. 手卫生要求:严格执行手卫生,进入诊疗区域前后、接触患者前后、诊疗前后均应及时洗手(戴手套不能替代洗手)。

4. 工作人员上下班途中,正确佩戴一次性医用口罩,尽量不乘坐公共交通工具,建议步行、骑行或乘坐私家车。如必须乘坐公共交通工具时,务必全程佩戴口罩,途中尽量避免用手触摸车上物品。

5. 工作人员休息期间尽量以居家为主,减少人员流通,避免接触武汉及周边地区人员;如有接触,及时报备并予以隔离观察。

(二)患者及家属管理

1. 科室加强门禁管理。近期关闭心脏大血管外科一病区和心脏大血管外科二病区大门,所有患者及家属须经心脏大血管外科监护的大厅处进入病区。在进病区入口处安排门禁管理员 24 小时管理,放置体温测量设施,入病区前测量体温,体温正常方可入内。额温若超过 37.3 ℃,送至发热门诊排查。

2. 新入院患者术前禁止家属陪护,已在院患者及家属必须全程佩戴医用口罩(有条件者佩戴医用外科口罩和医用防护口罩),禁止外出。原则上不建议有家属陪护,若病情需要,只安排一名固定陪护人员,禁止中途更换或新增,并做好个人信息登记和有效防护。

3. 在院患者及家属常规每天测量体温 2 次(06:00～14:00)。若患者额温超过 37.3 ℃,遵医嘱处理;若家属额温超过 37.3 ℃,送至发热门诊排查。

4. 陪护家属禁止在病区大厅长时间逗留或休息。

(三)研究生管理

根据南京医科大学及第一临床学院研究之规定,现对春节之后研究生回科工作进行如下安排:

1. 原则上按照培养方案和相关临床轮转科室安排,春节假期后按时返回医院上班。医院因工作需要,不延长春节假期,于 1 月 31 日(正月初七)开始正式上班。

2. 回湖北省探亲、返乡途经武汉、近日接触患者或疑似感染者、本人发热或其他高度可疑不适者、回乡探亲交通管制无法出行等,须向导师、科室和学院报告,并履行请假手续;现阶段不涉及临床排班,在实验室工作的研究生,经导师同意并报备学院后,可以暂不返回医院。

3. 临床工作中防护纳入轮转科室,与本院医务人员同质化管理,研究生应服从相关科室安排和管理。

4. 返校后服从学校和医院统一管理,学校和医院成立了专项工作小组,应对可能出现的相关问题。

二、环境管理

(一)物体表面及地面消毒

1. 护士站、医生办公室、病区诊疗间消毒:使用可达高水平消毒的湿巾消毒擦拭物体表面,每天 2 次;或选择 500 mg/L 含氯消毒剂擦拭,消毒剂作用时间>10 min。

2. 被患者血液、体液、分泌物等污染物污染的地面及物体表面用 2 000~5 000 mg/L 含氯消毒剂喷洒消毒,消毒剂作用时间>30 min后清洁干净。

(二)空气消毒

按照《医院空气净化管理规范》要求进行空气消毒。可采用:

1. 开窗通风,每天 2 次,每次 30 min,保持空气流通。打开新风系统送风和排风,保证科室的空气流通。

2. 使用空气消毒机进行空气消毒,每天 2 次。

三、医疗器械消毒和防控

严格按照《医疗机构消毒技术规范》,做好医疗器械、污染物品的清洁与消毒。

1. 纤维支气管内镜消毒、灭菌严格执行中华人民共和国卫生行业标准《软式内镜清洗消毒技术规范》(WS 507—2016)。

2. 监护仪、呼吸机、输液泵、注射泵、IABP 机、移动护理车、治疗车等物表无血迹污染时,每日使用 500 mg/L 含氯消毒剂擦拭 2 次。

3. 被患者血液、体液、分泌物等污染物污染的医疗器械、物体、呼吸机、纤维支气管内镜主机表面等,可使用 2 000~5 000 mg/L 含氯消毒剂消毒擦拭,消毒剂作用时间>30 min后擦拭干净。

4. 进行气管插管、开放性吸痰、纤维支气管内镜治疗等呼吸道开放性操作时，须佩戴护目镜。

四、医疗废物管理

将新型冠状病毒感染确诊或疑似患者产生的医疗废物，纳入感染性医疗废物管理，严格按照《医疗废物管理条例》《医疗卫生机构医疗废物管理办法》和《国家卫生健康委办公厅关于做好新型冠状病毒感染的肺炎疫情期间医疗机构医疗废物管理工作的通知》的有关规定，装入双层黄色医疗垃圾袋，由专人密封转运，进行规范处置。

五、门、急诊病人收治流程

暂时不收治普胸病人，何时收治，待疫情稳定并经过科室管理小组讨论后通知。尽量推迟择期轻症心脏手术病人入院。

（一）门诊

1. 门诊医师及预约台人员必须主动询问患者及家属有无发热和/或呼吸道症状，尤其是否有接触武汉及周边地区人员情况。如存在如下呼吸系统之外的病毒血症表现，均应暂缓门诊诊疗：

（1）一般状况：如乏力、精神差、四肢或腰背部肌肉酸痛等；

（2）消化系统：如轻度纳差（少食厌食）、恶心呕吐、腹泻等；

（3）神经系统：如头痛；

（4）心血管系统：如心慌、胸闷等；

（5）眼耳鼻喉方面：如结膜炎、咽痛、咽干等。

通过医院短信平台发送相关注意事项，存在上述情况不宜来院诊疗（紧急情况除外）。

2. 所有门诊患者及家属进入候诊区必须全程佩戴医用口罩（有条件者佩戴医用外科口罩或医用防护口罩）。不建议外来人员作为陪同家属。

3. 患者入室前统一由工作人员测量体温，额温初测超过 37.3 ℃，体温计复测仍超过 37.3 ℃，须立即暂停门诊诊疗，送至发热门诊排查。

4. 无症状或症状较轻的心脏病患者，建议其待疫情结束后择期预约住院。

5．如果患者需住院治疗，住院前常规做胸部 CT 平扫，如发现新型冠状病毒肺炎典型表现，送专科医治。

6．对临时取消诊查的患者，记录其联系方式，在疫情控制后另行预约安排。

7．住院患者手术前原则上不得有陪护。

（二）急诊

心血管外科的急诊患者，应根据患者有无发热、呼吸道症状及腹泻，有无疫情严重地区旅住史，有无新冠肺炎患者接触史，以及病情是否危及生命进行综合考虑。具体流程如下：

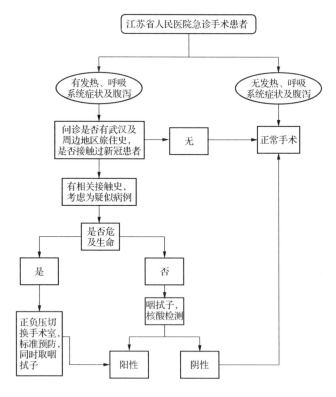

六、注意事项

1. 2周内有湖北旅行或居住史者,2周内曾接触过来自湖北的发热伴有呼吸道症状者,除非急诊,暂缓收治入院。

2. 门诊患者首先测体温,若有体温升高或呼吸道感染症状,随时上报,发热门诊筛查,走发热门诊流程。

3. 如必须对疑似患者提供抢救性治疗,须单独安排隔离间予以诊疗。诊疗及接触人员做好防护措施,穿戴医用防护口罩、护目镜、隔离衣(必要时穿一次性防护服)。诊疗结束后立即送患者至相关科室隔离治疗。诊疗间终末消毒。

4. 大家做好自我保护,尽量不聚会,出门佩戴口罩,勤洗手,引导周边的人科学做好防护。传递正能量,不造谣、不信谣、不传谣。

5. 本措施主要为预防,诊治措施详见有关规定。

眼科
新型冠状病毒肺炎临床防控方案

当前新型冠状病毒肺炎疫情防控形势严峻,为保障医护、患者及家属的安全,现根据江苏省人民医院《新型冠状病毒肺炎医院感染防控方案(试行)》规定,结合眼科诊疗和感控特点,特制定和落实相关预防和控制措施:

一、人员管理

(一)医务工作人员管理

1. 发热零报告制度:科室所有工作人员,包括医生、护士、工勤、进修、规培、实习人员做好自我体温监测,每日在上班前和下班后测量2次体温(如有不适症状,随时测量)。据实在科室群里登记体温情况,专人负责统计上报;如有异常体温,立即汇报当班负责人并安排脱离工作环境,视情况予以医学干预,采取隔离措施。

2. 个人防护要求:工作人员在病区(尤其在诊间、检查室、换药室等与患者近距离接触区域)必须戴外科口罩或 N95 口罩,一般每4个小时更换;行裂隙灯检查等近距离接触患者时,建议佩戴护目镜;必要时佩戴一次性工作帽、护目镜,穿隔离衣、防护服、乳胶手套等。在诊疗过程中,所有人员必须严格按照医院感控要求做好标准预防加飞沫隔离。

3. 手卫生要求:接触患者前后、诊疗前后均应严格遵循《医务人员手卫生规范》要求,正确执行手卫生(戴手套不能替代洗手)。

4. 工作人员休息期间尽量以居家为主,接触武汉及周边地区人员须及时报备并予以隔离观察。

5. 其他:根据医院具体要求执行。

(二)患者及家属管理

1. 择期入院患者:如白内障、开角型青光眼、玻璃体出血、斜视、眼眶骨折、翼状胬肉等非急诊手术,适当延后入院时间。因特殊原因入院手术者,门诊接诊人员及病房接诊人员必须主动询问患者及家属:① 14 天内有无湖北省旅游史或居住史;② 2 周内有无接触过来自湖北的发热伴有呼吸道症状的患者;③ 患者及家属近期有无发热、咳嗽症状;④ 周围人群有无集中发病。

入院前,门诊接诊人员须告知患者在门诊行体温测量、血常规、CRP、胸部 CT 等检查。

患者入院前统一由门急诊工作人员测量体温,额温初测超过 37.3 ℃,体温计复测仍超过 37.3 ℃,须立即转至发热门诊排查,并暂停办理入院手续。

有以下情况须到发热门诊检查排除,暂停办理入院手续:① 一般状况:如乏力、精神差、四肢或腰背部肌肉酸痛等;② 消化系统:如轻度纳差(少食厌食)、恶心呕吐、腹泻等;③ 神经系统:如头痛;④ 心血管系统:如心慌、胸闷等;⑤ 眼耳鼻喉方面:如结膜炎、咽痛、咽干等。如有可疑病例,立即联系相关部门,妥善处理。

2. 急诊入院患者(如眼外伤、视网膜脱落、急性闭角型青光眼等),门诊及病房接诊人员必须主动询问患者及家属:① 14 天内有无湖北省旅游史或居住史;② 2 周内有无接触过来自湖北的发热伴有呼吸道症状的患者;③ 患者及家属近期有无发热、咳嗽;④ 周围人群有无集中发病。患者入室前统一由工作人员测量体温,额温初测超过 37.3 ℃,体温计复测仍超过 37.3 ℃,须立即转至发热门诊排查。

围手术期间,有症状及相关接触史者考虑为疑似病例。病情较轻者转隔离病房留观,术眼病情稳定符合出院条件者,建议发热门诊排查,根据发热门诊意见行后续诊疗或隔离。病情较重者,立即联系相关部门,妥善处理。医护人员按照标准预防措施做好隔离,佩戴外科口罩、一次性工作帽、护目镜,穿隔离衣(必要时穿防护服)。

3. 所有入院患者及家属进入病区必须全程佩戴医用口罩,并及时更换口罩(连续佩戴不超过 4 小时,推荐有条件者佩戴 N95 口罩)。患者住院治疗期间原则上不应离开病房,如有特殊情况,应向主管医护人员报备并做好登记。

4. 陪护要求:一人一陪,相对固定,陪护者 18～60 岁为宜;陪护者无湖北省旅游史或居住史,14 天内未接触过来自湖北省人员,无发热等相关症状。患者及家属在门诊就诊及入室前统一由工作人员测量体温,额温初测超过 37.3 ℃,体温计复测仍超过 37.3 ℃,须立即汇报当班负责人,进行相关医学排查。

5. 病房实行严格 24 小时门禁管理,谢绝探视;患者住院期间不得请假回家;一人一陪护,特殊情况家属 1～2 人轮流陪护,住院患者及家属凭腕带或陪护证出入病房。

6. 做好患者及家属健康宣教,指导患者正确佩戴口罩,正确实施咳嗽礼仪,不随地吐痰,口鼻分泌物用纸巾包好弃置于有盖垃圾箱内。

二、环境管理

(一)物体表面及地面消毒

1. 诊疗区域:使用可达高水平消毒的消毒湿巾擦拭诊疗台、治疗车、仪器设备等物体表面,每天 2 次;或选择 500 mg/L 含氯消毒剂擦拭,消毒剂作用时间>10 min。

2. 病房、前后走廊、配餐间、污洗间:使用可达高水平消毒的湿巾消毒擦拭物体表面,每天 2 次;或选择 500 mg/L 含氯消毒剂擦拭,消毒剂作用时间>10 min。

3. 被患者血液、体液、分泌物等污染物污染的医疗器械、物体表面等,可使用 2 000～5 000 mg/L 含氯消毒剂擦拭,消毒剂作用时间>30 min 后擦拭干净;被污染的地面用 2 000～5 000 mg/L 含氯消毒剂喷洒消毒,消毒剂作用时间>30 min 后清洁干净。

4. 其他办公区地面消毒每日 1 次。

(二)空气消毒

按照《医院空气净化管理规范》要求进行空气消毒。可采用:

1. 24 小时保持病房正压送风,保证病房空气流通。

2. 每天至少 2 次开窗通风:上午 6：00～7：00、下午 18：00～19：00,由晚夜班主班护士落实。

三、医疗废物管理

将新型冠状病毒感染确诊或疑似患者产生的医疗废物,纳入感染性医疗废物管理,严格按照《医疗废物管理条例》《医疗卫生机构医疗废物管理办法》和《国家卫生健康委办公厅关于做好新型冠状病毒感染的肺炎疫情期间医疗机构医疗废物管理工作的通知》的有关规定,装入双层黄色医疗垃圾袋,由专人密封转运,进行规范处置。

病房严格执行医疗垃圾分类,做好患者及家属口罩的正确丢弃指引,确保医疗垃圾入黄色垃圾袋。

四、注意事项

1. 工作人员近期有湖北探亲、旅游史,居家隔离 2 周后无症状方可上班。

2. 工作人员有体温升高或其他不适,随时上报,发热门诊筛查,走发热门诊流程。

3. 大家做好自我保护,不要恐慌,守望相助、联防联治、同心协力,不造谣、不信谣、不传谣。

4. 工作人员出行,建议自驾车;乘坐公交车必须做好个人防护——戴口罩、手套。

5. 本措施主要为预防,诊治措施详见医院有关规定。

耳鼻咽喉科

新型冠状病毒肺炎临床防控方案

目前,新型冠状病毒肺炎疫情呈持续上升趋势,其感染途径主要通过飞沫或气溶胶经呼吸道传播,也可通过口腔、鼻腔、眼睛等处黏膜直接或间接接触传播。作为呼吸道感染性疾病高危科室的耳鼻咽喉科,医护人员会接触更多的呼吸道疾病患者,制定和落实相关防控措施刻不容缓。现根据江苏省人民医院《新型冠状病毒肺炎医院感染防控方案(试行)》规定,结合耳鼻咽喉科诊疗和感控特点,特制定以下预防和控制措施:

一、人员管理

(一) 医务工作人员管理

1. 发热零报告制度:科室所有工作人员,包括医生、护士、工勤、进修、规培、实习人员做好自我体温监测,每日在上班前和下班后测量2次体温(如有不适症状,随时测量),据实在科室群里登记体温情况,专人负责统计上报;如有异常体温,立即汇报当班负责人并安排脱离工作环境,视情况予以医学干预,采取隔离措施。

2. 个人防护要求:工作人员进入诊疗区域必须戴口罩,严格按照标准预防原则做好个人防护;特殊诊疗如耳鼻咽喉专科检查、气管切开、气管插管/气管切开护理、吸痰、剪鼻毛、鼻腔冲洗等操作过程中,佩戴外科口罩或 N95 口罩,口罩一般每 4 小时更换,有污染或潮湿时随时更换;戴护目镜或防护面罩,必要时穿隔离衣,戴乳胶手套,穿鞋套。

3. 手卫生要求:接触患者前后、诊疗前后均应严格遵循《医务人员手卫生规范》要求,正确执行手卫生,戴手套不能替代洗手。

4. 工作人员休息期间尽量以居家为主,接触武汉及周边地区人员及时报备并予以隔离观察。

5. 其他:根据医院具体要求执行。

(二)患者及家属管理

1. 门诊及病房接诊人员必须主动询问患者及家属有无发热、咳嗽、乏力、气促、心慌、胸闷、腹泻、头痛、四肢或腰背部肌肉酸痛等症状,尤其是否有接触武汉及周边地区人员情况,患者或家属知晓并签署《江苏省人民医院告患者及家属书》。如有可疑病例,立即联系相关部门,妥善处理。

2. 所有患者及家属必须全程佩戴医用口罩(有条件者佩戴外科口罩或医用防护口罩),特殊检查时患者方可遵医嘱取下口罩。患者住院治疗期间原则上不应离开病房,如有特殊情况应向主管医护人员报备并做好登记。

3. 患者及家属在门诊就诊及入室前统一由工作人员测量体温,额温初测超过 37.3 ℃,体温计复测仍超过 37.3 ℃,须立即汇报当班负责人,进行相关医学排查。住院期间,患者每日体温情况由护士长统一上报。

4. 优先接诊危急重症患者,引导患者错峰就诊,无紧急情况暂不就诊,尽量减少患者聚集。无症状或症状较轻的非急诊患者,建议其待疫情结束后择期预约就诊及住院。

5. 住院病人须遵守“一人一陪”规定,即每位患者只可配一名固定的陪护人员,患者及陪护人员须出示由入院办理窗口发放的腕带方可进入病区;陪护人员须服从病区管理,主动配合进行体温筛查及信息登记;谢绝其他人员来院探访,避免交叉感染。

6. 做好患者及家属健康宣教工作,指导患者正确佩戴口罩,正确实施咳嗽礼仪,不随地吐痰,口鼻分泌物用纸巾包好弃置于有盖垃圾箱内。

二、环境管理

（一）物体表面及地面消毒

1. 诊疗区域：使用可达高水平消毒的湿巾消毒擦拭诊疗台、治疗车、仪器设备等物体表面，每天 1～2 次；或选择 500 mg/L 含氯消毒剂擦拭，消毒剂作用时间＞10 min。

2. 办公区域：保持办公区环境清洁，座机电话每日用消毒湿巾擦拭 2 次，如果使用频繁，可增加次数。减少集中开会，控制会议时间，进入会议室前洗手消毒，会议结束后场地、家具须进行消毒。

3. 公共区域：每日使用 500 mg/L 含氯消毒剂拖地，消毒剂作用时间＞10 min；每个区域使用的保洁用具要分开，避免混用。

4. 被患者血液、体液、分泌物等污染物污染的医疗器械、物体表面等可使用 2 000～5 000 mg/L 含氯消毒剂消毒擦拭，消毒剂作用时间＞30 min 后擦拭干净。被污染的地面用 2 000～5 000 mg/L 含氯消毒剂喷洒消毒，消毒剂作用时间＞30 min 后清洁干净。

（二）空气消毒

按照《医院空气净化管理规范》要求进行空气消毒。可采用：

1. 保持新风系统正常运行。

2. 自然通风，每日 2～3 次，每次不少于 30 min，通风时注意保暖。

3. 使用空气消毒机进行空气消毒（根据说明书使用，使用时须关闭门窗）。

三、医疗器械管理

每位患者用后的医疗器械、器具按照《医疗机构消毒技术规范》要求进行清洁与消毒。

1. 一次性医疗器械严禁重复使用。在一次性护目镜供给不足的紧急情况下，经严格消毒后方可重复使用。

2. 被患者血液、体液、分泌物等污染物污染的医疗器械、物体表面等可使用 2 000～5 000 mg/L 含氯消毒剂消毒擦拭，消毒剂作用时间＞30 min 后擦拭干净。

四、医疗废物管理

将新型冠状病毒感染确诊或疑似患者产生的医疗废物,纳入感染性医疗废物管理,严格按照《医疗废物管理条例》《医疗卫生机构医疗废物管理办法》和《国家卫生健康委办公厅关于做好新型冠状病毒感染的肺炎疫情期间医疗机构医疗废物管理工作的通知》的有关规定,装入双层黄色医疗垃圾袋,由专人密封转运,进行规范处置。

五、注意事项

1. 有体温升高或其他不适,随时上报,发热门诊筛查,走发热门诊流程。

2. 对于有发热情况的急诊患者,应安排单独诊疗,诊疗及接触人员做好防护措施,对环境、空气及所用物品等按规定进行消毒处理。

3. 医务人员做好自身防护,休息时以居家为主,尽量减少外出;外出戴口罩,避免去人多的地方,做好手卫生;劳逸结合,提高自身抵抗力。

4. 大家要做好自我保护,不要恐慌,守望相助、联防联治、同心协力,不造谣、不信谣、不传谣。

5. 本措施主要为预防,诊治措施详见医院有关规定。

6. 耳鼻咽喉科内镜室的防控方案另行制定。

耳鼻咽喉科内镜室

新型冠状病毒肺炎临床防控方案

目前,新型冠状病毒肺炎疫情呈持续上升趋势,其感染途径主要通过飞沫或气溶胶经呼吸道传播,也可通过口腔、鼻腔、眼睛等处黏膜直接或间接接触传播。面对疫情加快蔓延的严峻形势,作为呼吸道感染性疾病高危科室的耳鼻咽喉科内镜室为更好地加强新型冠状病毒肺炎的防控工作,根据江苏省人民医院《新型冠状病毒肺炎医院感染防控方案(试行)》规定,结合我科内镜室诊疗和感控特点,特制定以下预防和控制措施:

一、人员管理

(一)医务工作人员管理

1. 发热零报告制度:内镜室所有工作人员,包括医生、护士、工勤、进修、规培、实习人员,均每日在上岗前和下班后测量2次体温(如有不适症状,随时测量),据实在科室群里上报体温情况。如有异常,立即汇报当班负责人并安排脱离工作环境,进行相关医学排查。

2. 医务人员防护要求:内镜室工作人员因科室工作特点,将会接触到更多呼吸道疾病患者,且检查时与患者近距离接触,诊疗操作中可能发生血液和分泌物等喷溅,因此,在诊疗工作中应当遵循标准预防原则,采取飞沫隔离和接触隔离,必要时采取空气隔离。执行二级防护标准:戴外科口罩,必要时戴N95口罩,戴护目镜或防护面屏、一次性医用帽子,穿隔离衣,戴乳胶手套,穿鞋套。

3. 手卫生要求:每次接触患者前后严格遵循《医务人员手卫生规范》要求,及时正确执行手卫生,戴手套不能替代手卫生。

4. 防护用品使用:医用外科口罩或 N95 口罩,一般每 4 小时更换;当个人防护用品被血液、体液、分泌物等污染物污染或破损时,应及时更换;一次性个人防护用品应一次性使用;严格按照穿脱流程穿戴和脱掉个人防护装备,穿戴防护装备后不得离开指定区域。

5. 终末诊疗结束后,可进行鼻腔冲洗,流水漱口,清洁剂清洗颜面部、颈部暴露皮肤,双耳用 75% 酒精棉签擦拭消毒。

6. 其他:根据医院具体要求执行。

(二)患者及家属管理

1. 内镜准备室人员主动询问患者及家属有无发热、乏力、干咳等症状,是否有疫情严重地区接触史,如有可疑病例,立即联系相关部门,妥善处理。

2. 进行内镜检查的患者及家属必须佩戴医用口罩(推荐有条件者佩戴 N95 口罩),检查时患者方可取下口罩。

3. 患者进入内镜准备室前统一由工作人员测量体温,体温初测超过 37.3 ℃,体温计复测仍超过 37.3 ℃,须暂停内镜检查。

4. 无症状或症状较轻的患者,可建议其待疫情结束后来我科检查。

5. 做好患者及家属健康宣教工作,指导患者正确佩戴口罩,正确实施咳嗽礼仪,不随地吐痰,口鼻分泌物用纸巾包好弃置于有盖垃圾箱内。

二、环境管理

(一)物体表面及地面消毒

1. 使用可达高水平消毒的湿巾消毒擦拭内镜设备、诊疗台、治疗车等物体表面,每天 2 次;或选择 500 mg/L 含氯消毒剂擦拭,消毒剂作用时间>10 min。

2. 内镜室地面消毒:使用 500 mg/L 含氯消毒剂拖地,2 次/天,消毒剂作用时间>10 min。

3. 被患者血液、体液、分泌物等污染物污染的医疗器械、物体表面等可使用 2 000～5 000 mg/L 含氯消毒剂消毒擦拭,消毒剂作用时间＞30 min 后擦拭干净。被污染的地面用 2 000～5 000 mg/L 含氯消毒剂喷洒消毒,消毒剂作用时间＞30 min 后清洁干净。

（二）空气消毒

1. 开窗通风,保持空气流通;打开新风系统及清洗消毒间排风系统。

2. 使用空气消毒机进行空气消毒,每日 2 次,每次 30 min。

（三）医疗器具及内镜消毒

1. 每位患者使用后的医疗器械、器具,按照《医疗机构消毒技术规范》要求进行清洁与消毒。

2. 严格遵循中华人民共和国卫生行业标准《软式内镜清洗消毒技术规范》(WS 507—2016)对电子鼻咽喉镜进行高水平消毒。严格遵循硬式内镜清洗消毒及灭菌相关规章制度和操作流程对鼻内镜及耳内镜进行高水平消毒。

三、医疗废物管理

将新型冠状病毒感染确诊或疑似患者产生的医疗废物,纳入感染性医疗废物管理,严格按照《医疗废物管理条例》《医疗卫生机构医疗废物管理办法》和《国家卫生健康委办公厅关于做好新型冠状病毒感染的肺炎疫情期间医疗机构医疗废物管理工作的通知》的有关规定,装入双层黄色医疗垃圾袋,由专人密封转运。对于废弃锋利锐器等必须装入利器盒,利器盒密闭后外套黄色垃圾袋,进行规范处置。

四、注意事项

1. 医务人员注意做好自身健康监测,有可疑症状(如发热、咳嗽、咽痛、胸闷、呼吸困难、轻度纳差、乏力、恶心呕吐、腹泻、结膜炎等)时,不要带病上班。

2. 医务人员做好自身防护,休息时以居家为主,减少到人员密集的公共场所活动,外出佩戴口罩,做好手卫生,劳逸结合,加强锻炼,提高自身抵抗力。

3. 内镜检查时,实行单人全流程完成检查后再继续下一个患者的检查流程,控制检查的间隔时间>10 min。近期有疫情严重地区接触史的患者,如非必须,暂缓内镜诊疗。

4. 为有发热情况的急诊患者行内镜诊疗或疑似患者必须行内镜诊疗时,应安排单独内镜诊疗,做好医务人员防护工作,执行三级防护标准:须穿戴工作服、医用防护口罩、一次性医用帽、医用乳胶手套、一次性医用防护服、防护面屏或护目镜、工作鞋、一次性防水鞋套。待诊疗结束后,对患者按规定流程进行妥善安排,对环境、空气及所用物品等按规定进行消毒处理。

5. 大家要坚守岗位,认真履行医务人员工作职责,坚定信心,同舟共济,共同努力战胜疫情。

6. 本措施主要为预防,诊治措施详见医院有关规章制度。

口腔科
新型冠状病毒肺炎临床防控方案

新型冠状病毒来袭,病毒在潜伏期具有传染性,且目前疫情进入比较严重、复杂的时期。口腔科诊疗方式的特殊性——高速涡轮手机在工作过程中会产生大量水雾、飞沫、气溶胶,且口腔科医生在治疗过程中会近距离面对患者口鼻,这就意味着若有潜伏期患者在不知情的情况下就诊,医生对其进行口腔诊疗操作时,将极易使医务人员感染,导致疫情蔓延。全国口腔行业内都在呼吁:若非口腔颌面部外伤、颌面部间隙感染等急症,其余请延期就诊,目前全国多个地区口腔门诊均已停诊。现根据江苏省人民医院《新型冠状病毒肺炎医院感染防控方案(试行)》规定,结合口腔科诊疗和感控特点,特制定以下预防和控制措施:

口腔科门诊停诊,急诊除外!

一、人员管理

(一)医务工作人员管理

1. 发热零报告制度:所有工作人员,包括医生、护士、工勤、进修学习人员做好发热零报告,每日在上班前和下班后测量 2 次体温(如有不适症状,随时测量),据实上报体温情况。如有异常体温,立即脱离工作环境,视情况予以医学干预,采取隔离措施。

2. 个人防护要求:全体口腔医务人员接诊患者佩戴 N95 防护口罩或者外科口罩,戴防护面罩或防护眼镜。工作人员进入口腔科内镜中心诊疗区域必须戴口罩,必要时佩戴护目镜;外出行床边内镜诊疗期间,诊疗人员务必佩戴外科口罩,穿隔离衣。在诊疗过程中,工作区域所有人员必须严格按照医院感控要求做好个人防护措施,诊疗期间严禁陪同人员在无防护状态下进入诊疗区(包括本院非内镜中心工作人员)。

3. 严格执行手卫生,接触患者前后、诊疗前后均应及时洗手(戴手套不能替代洗手)。

4. 工作人员休息期间尽量以居家为主,接触武汉及周边地区人员须及时报备并予以隔离观察。

5. 其他:根据单位具体要求执行。

(二)患者及家属管理

1. 门诊医师及预约台人员必须主动询问患者及家属有无发热和/或呼吸道症状,尤其是否有接触武汉及周边地区人员情况。如存在如下非呼吸系统症状的病毒血症迹象,均不宜来院诊疗:

(1) 一般状况:如乏力、精神差、四肢或腰背部肌肉酸痛等;

(2) 消化系统:如轻度纳差(少食厌食)、恶心呕吐、腹泻等;

(3) 神经系统:如头痛;

(4) 心血管系统:如心慌、胸闷等;

(5) 眼耳鼻喉方面:如结膜炎、咽痛、咽干等。

2. 所有口腔诊疗患者及家属进入口腔候诊区必须全程佩戴医用口罩(有条件者佩戴外科口罩或医用防护口罩)。不建议外来人员作为陪同家属。

3. 患者入室前统一由工作人员测量体温,额温初测超过 37.3 ℃,体温计复测仍超过 37.3 ℃,须立即暂停口腔诊疗,送至发热门诊排查。

4. 临时取消诊疗的患者,记录联系方式,在疫情控制后另行预约安排。

5. 不让病人和家属进入二次候诊区(诊间门口的区域),门诊护士一个一个从大厅叫进来,看一个,消毒一次,然后去大厅喊下一个。避免患者拥挤在二次候诊区(诊间门口)。停止电脑喊号,禁止病人在诊室门口等待,一律在科室大厅外候诊区候诊。把一次候诊区和二次候诊区隔起来,谢绝家属陪同,有特殊交代的,病人出去后,再喊一个家属进来沟通。

二、环境管理

（一）物体表面及地面消毒

1. 治疗椅位上的头套、灯柄，治疗台上使用的隔离薄膜，一人一用一更换。增加一次性口腔器械盒、漱口杯、注射器、口镜、镊子、探针、小毛刷、强力吸引器、吸唾器等器械的使用。治疗台在治疗每位病人后用含氯消毒剂擦拭消毒。综合治疗椅表面及在诊治过程中被病人血液、唾液或其他分泌物污染的工作台，在治疗结束后用含氯消毒剂擦拭。

2. 严格执行消毒隔离制度，掌握无菌操作技术，利用可控的空气消毒机每天下班后定时开机对诊室环境进行严格的消毒并保持通风良好。

3. 牙科 X 线片的拍摄与冲洗：拍摄和冲洗 X 线片时应该进行屏障防护和表面消毒。调整牙片拍摄机位置，调整控制板参数，操作机器时应使用屏障防护；应戴手套，如可能出现血液、体液喷溅时应加上其他保护措施，如穿戴口罩、护目镜和防护衣。

4. 预约前台：使用可达高水平消毒的湿巾消毒擦拭物体表面，每天 2 次；或选择 500 mg/L 含氯消毒剂擦拭，消毒剂作用时间＞10 min。

5. 被污染的地面用 2 000～5 000 mg/L 含氯消毒剂喷洒消毒，消毒剂作用时间＞30 min 后清洁干净。

（二）空气消毒

按照《医院空气净化管理规范》要求进行空气消毒。可采用：

1. 开窗通风，保持空气流通。打开机械送风和排风，保证口腔科的空气流通。

2. 使用空气消毒机进行空气消毒，每天至少 2 次。

三、医疗器械复用

严格按照《医疗机构消毒技术规范》，做好医疗器械、污染物品的清洁与消毒。所有口腔科器械消毒、灭菌严格执行中华人民共和国卫生行业标准。

1. 为防止医院交叉感染，口腔门诊所有的诊疗器械消毒灭菌均按照双消毒的程序进行。只有良好的消毒规范才不会导致医源性交叉感染。

2. 凡是接触病人伤口血液的器械，如银汞充填器械、拔髓针、扩大针、拔牙钳、牙挺、骨凿、手术刀、牙周刮治器等，每人用后均采用高温高压消毒灭菌。

3. 凡是进入病人口腔内的水气枪头均采取一人一用一更换。技工材料、牙模等材料须在含氯消毒剂中消毒后使用，咬合器、固定或活动修复体、正畸用具等器械在置入病人口腔内之前需要进行清洗和消毒。

4. 牙科手机的使用为一人一机，口镜、镊子、探针等全部采用封装消毒灭菌后一人一套，车针、充填器、托盘等均采用一人一用一灭菌。对于不耐高温的器械采用化学灭菌剂灭菌。

四、医疗废物管理

将新型冠状病毒感染确诊或疑似患者产生的医疗废物，纳入感染性医疗废物管理，严格按照《医疗废物管理条例》《医疗卫生机构医疗废物管理办法》和《国家卫生健康委办公厅关于做好新型冠状病毒感染的肺炎疫情期间医疗机构医疗废物管理工作的通知》的有关规定，装入双层黄色医疗垃圾袋，由专人密封转运，进行规范处置。

五、注意事项

1. 近期从湖北来宁人员，如非必须，暂缓口腔疾病诊疗。

2. 有体温升高或其他不适，随时上报，发热门诊筛查，走发热门诊流程。

3. 如必须对疑似患者提供抢救性治疗，须单独安排隔离间予以诊疗，诊疗及接触人员做好防护措施，穿戴医用防护口罩、护目镜、隔离衣（必要时穿一次性防护服）。诊疗结束后立即送患者至相关科室隔离治疗。诊疗间终末消毒。

4. 大家做好自我保护，不要恐慌，守望相助、联防联治、同心协力，不造谣、不信谣、不传谣。

5. 本措施主要为预防，诊治措施详见医院有关规定。

整形烧伤科

新型冠状病毒肺炎临床防控方案

新型冠状病毒肺炎疫情防控形势严峻,患者常有发热、乏力和/或呼吸道症状,部分感染者可能仅以恶心、食欲减退、腹胀、腹泻等消化道症状为首发表现,传染性较强,感染后可引起急性呼吸道传染病。现根据江苏省人民医院《新型冠状病毒肺炎医院感染防控方案(试行)》规定,结合整形烧伤科诊疗和感控特点,特制定以下预防和控制措施:

一、人员管理

(一) 医务工作人员管理

1. 发热零报告制度:所有工作人员,包括医生、护士、工勤、进修学习人员做好体温零报告,每日在上班前和下班后测量 2 次体温(如有不适症状,随时测量),据实上报体温情况。如有异常体温,立即脱离工作环境,视情况予以医学干预,采取隔离措施。

2. 个人防护要求:工作人员进入门诊和病房诊疗区域必须戴口罩,必要时佩戴护目镜、外科口罩,穿隔离衣;在诊疗过程中,工作区域所有人员必须严格按照医院感控要求做好个人防护措施。

3. 手卫生要求:严格执行手卫生,接触患者前后、诊疗前后均应及时洗手(戴手套不能替代洗手)。

4. 工作人员休息期间,尽量以居家为主,接触武汉及周边地区人员须及时报备并予以隔离观察。

(二) 患者及家属管理

1. 门诊医师必须主动询问患者及家属有无发热和/或呼吸道症状,近期有无湖北省尤其是武汉市活动史等情况。如存在如下呼吸系统以外的病毒血症表现,均应暂缓门诊手术和住院治疗:

（1）一般状况：如乏力、精神差、四肢或腰背部肌肉酸痛等；

（2）消化系统：如轻度纳差（少食厌食）、恶心呕吐、腹泻等；

（3）神经系统：如头痛；

（4）心血管系统：如心慌、胸闷等；

（5）眼耳鼻喉方面：如结膜炎、咽痛、咽干等。

通过医院短信平台发送相关注意事项，存在上述情况不宜来院诊疗（紧急情况除外）。

2. 入院或探视时，询问患者、家属、探访者，是否有疫情严重地区活动或与其人员接触史，观察其有无上呼吸道感染症状；所有住院患者及家属进入病房必须全程佩戴医用口罩（有条件者佩戴外科口罩或医用防护口罩）。不建议外来人员作为陪同家属。

3. 患者入室前统一由工作人员测量体温，额温初测超过 37.3 ℃，体温计复测仍超过 37.3 ℃，须立即送至发热门诊排查；仔细询问患者及家属近期有无疫情严重地区活动或疫情严重地区人员接触史，并观察有无上呼吸道感染的症状、腹泻等消化道症状，如有发现及时送至发热门诊排查。

4. 住院择期治疗者，可待疫情控制后择期入院。

5. 对非急诊手术预约患者，记录其联系方式，在疫情控制后另行预约安排。

6. 急诊患者和限期手术（烧伤创、感染、恶性肿瘤等），按疫情防控要求和流程，排除新型冠状病毒感染后，实行手术。

7. 有条件情况下，烧伤、急诊和限期手术患者最好单病室收治，出现发热时尽快明确发热原因。

二、环境管理

（一）物体表面及地面消毒

1. 医师办公室、护士站、病房走廊、电梯口、楼梯口：使用可达高水平消毒的湿巾消毒擦拭物体表面，每天 2 次；或选择 500 mg/L 含氯消毒剂擦拭，消毒剂作用时间＞10 min。

2. 被污染的地面用 2 000～5 000 mg/L 含氯消毒剂喷洒消毒，消毒剂作用时间＞30 min 后清洁干净。

（二）空气消毒

按照《医院空气净化管理规范》要求进行空气消毒。可采用：

1. 开窗通风,保持空气流通。

2. 使用空气消毒机进行空气消毒,每天至少2次。

三、医疗器械复用

严格按照《医疗机构消毒技术规范》,做好医疗器械、污染物品的清洁与消毒。

1. 所有手术器械消毒、灭菌严格按照国家标准执行。

2. 治疗车等物表无血迹污染时,诊疗结束后使用500 mg/L含氯消毒剂擦拭。

3. 被患者血液、体液、分泌物等污染物污染的医疗器械、物体、治疗车表面等可使用2 000~5 000 mg/L含氯消毒剂消毒擦拭,消毒剂作用时间>30 min后擦拭干净。

四、医疗废物管理

将新型冠状病毒感染确诊或疑似患者产生的医疗废物,纳入感染性医疗废物管理,严格按照《医疗废物管理条例》《医疗卫生机构医疗废物管理办法》和《国家卫生健康委办公厅关于做好新型冠状病毒感染的肺炎疫情期间医疗机构医疗废物管理工作的通知》的有关规定,装入双层黄色医疗垃圾袋,由专人密封转运,进行规范处置。

五、注意事项

1. 近期从湖北来宁人员,如非必须,暂缓入院诊疗。

2. 有体温升高或其他不适,随时上报,发热门诊筛查,走发热门诊流程。

3. 如必须对疑似患者提供抢救性治疗,须单独安排隔离间予以诊疗,诊疗及接触人员做好防护措施,穿戴医用防护口罩、护目镜、隔离衣(必要时穿一次性防护服)。诊疗结束后立即送患者至相关科室隔离治疗。诊疗间终末消毒。

4. 大家做好自我保护,不要恐慌,守望相助、联防联治、同心协力,不造谣、不信谣、不传谣。

5. 本措施主要为预防,诊治措施详见医院有关规定。

6. 烧伤专科承担突发公共事件应急科室,应做好应急救治储备能力。

消化内镜科

新型冠状病毒肺炎临床防控方案

新型冠状病毒肺炎疫情防控形势严峻,为切实保障患者及工作人员身体健康和生命安全,现根据江苏省人民医院《新型冠状病毒肺炎医院感染防控方案(试行)》规定,结合消化内镜科诊疗和感控特点,特制定以下预防和控制措施:

一、人员管理

(一)医务工作人员管理

1. 发热零报告制度:所有工作人员,包括医生、护士、工勤、进修学习人员做好发热零报告,每日在上班前和下班后测量 2 次体温(如有不适症状,随时测量),据实上报体温情况。如有异常体温,立即脱离工作环境,视情况予以医学干预,采取隔离措施。

2. 个人防护要求:工作人员进入病房必须戴口罩、帽子,外出行内镜诊疗期间诊疗人员务必佩戴外科口罩、帽子,穿隔离衣;门诊期间严格执行一人一诊室,避免诊室内传染。在诊疗过程中,工作区域所有人员必须严格按照医院感控要求做好个人防护措施。

3. 手卫生要求:严格执行手卫生,接触患者前后、诊疗前后均应及时洗手(戴手套不能替代洗手)。

4. 工作人员休息期间,尽量以居家为主,减少外出聚会,接触武汉及周边地区人员须及时报备并予以隔离观察。

(二)患者及家属管理

1. 接诊住院患者时必须主动询问患者及家属有无发热和/或呼吸道症状,尤其是否有接触武汉及周边地区人员情况。如存在以下

迹象:

（1）流行病学史:① 14 天内有武汉地区或其他有本地病例持续传播地区的旅游史或居住史;② 14 天内曾接触过来自武汉或其他有本地病例持续传播地区的发热或有呼吸道症状的患者;③ 有聚集性发病或与新型冠状病毒感染者有流行病学关联。

（2）临床表现:① 发热;② 具有新型冠状病毒肺炎影像学特征;③ 白细胞总数正常或降低,或淋巴细胞计数减少。

有流行病学史中任意一条,符合临床表现中任意两条的疑似新型冠状病毒感染病例均应暂缓收治我科。

通过医院短信平台发送相关注意事项,存在上述情况不宜来院诊疗(紧急情况除外)。

2. 所有患者及家属进入病房区域必须全程佩戴医用口罩(有条件者佩戴外科口罩或医用防护口罩)。至多允许一名相对固定家属陪同,特殊时期,尽量减少来院探视,以免交叉感染。

3. 患者入室前统一由工作人员测量体温,额温初测超过 37.3 ℃,体温计复测仍超过 37.3 ℃,立即送至发热门诊排查。

4. 住院患者不得请假离开医院,已经请假回去的病人,回院后不得再请假离院。个别患者不听劝阻的,给予出院处理,请患者签字自行承担后果。

5. 建议住院择期治疗者,可待疫情控制后择期入院。

6. 严格把控疫情防控期间内镜准入适应证,对于确需尽快行消化内镜诊疗者,在消化内镜诊疗常规术前检查基础上,须结合病史及胸部 CT 检查结果,初步排除新型冠状病毒感染;推荐 3 日内以胸部 CT 结果为依据,有条件的机构最好参考当日结果。对于所有在疫情期间接受内镜诊疗的患者,在术后 2 周内间断追踪随访其健康状况,若出现确诊患者或高度疑似患者,第一时间查询该患者在内镜诊疗过程中接触的所有人员,并对接触人员以适当方式进行隔离观察。

二、环境管理

（一）物体表面及地面消毒

（1）病区：使用可达高水平消毒的湿巾消毒擦拭物体表面，每天 2 次；或选择 500 mg/L 含氯消毒剂擦拭，消毒剂作用时间＞10 min。

（2）被污染的地面用 2 000～5 000 mg/L 含氯消毒剂喷洒消毒，消毒剂作用时间＞30 min 后清洁干净。

（二）空气消毒

按照《医院空气净化管理规范》要求进行空气消毒。可采用：

（1）开窗通风，保证病房及办公室的空气流通。

（2）使用空气消毒机进行空气消毒，每天至少 2 次。

三、医疗废物管理

将新型冠状病毒感染确诊或疑似患者产生的医疗废物，纳入感染性医疗废物管理，严格按照《医疗废物管理条例》《医疗卫生机构医疗废物管理办法》和《国家卫生健康委办公厅关于做好新型冠状病毒感染的肺炎疫情期间医疗机构医疗废物管理工作的通知》的有关规定，装入双层黄色医疗垃圾袋，由专人密封转运，进行规范处置。

康复医学中心早期康复
新型冠状病毒肺炎临床防控方案

新型冠状病毒肺炎疫情防控形势严峻，现根据江苏省人民医院《新型冠状病毒肺炎医院感染防控方案（试行）》规定，结合康复医学中心早期康复诊疗和感控特点，特制定以下预防和控制措施：

一、人员管理

（一）医务工作人员管理

1. 发热零报告制度：所有工作人员，包括医生、护士、治疗师、工勤、进修、规培、紧缺人才培训及实习人员做好发热零报告，每日在上班前和下班后测量 2 次体温（如有不适症状，随时测量），据实上报体温情况。如有异常体温，立即脱离工作环境，视情况予以医学干预，采取隔离措施。

2. 个人防护要求：工作人员进入病区、治疗室等相关诊疗区域必须戴口罩（外科口罩为佳），必要时佩戴护目镜；行外病区会诊、床旁治疗期间，诊疗人员务必配合相关科室疫情防控工作，佩戴外科口罩，必要时佩戴护目镜，穿隔离衣。在诊疗过程中，所有人员必须严格按照医院感控要求做好个人防护措施。

3. 手卫生要求：严格执行手卫生，接触患者前后、诊疗前后均应及时洗手（戴手套不能替代洗手）。

4. 进修、规培及紧缺人才培训人员参照教育处相关规定，结合科室实际运行情况，承担相应诊疗工作；实习人员按学校和医院的相关要求返岗。

5. 工作人员休息期间,尽量以居家为主。无论是否在岗,应避免跨市级行政区划出行。如有疑似或确诊病例密切接触史,应及时上报并接受相应隔离观察;接触武汉及周边地区人员,应及时上报并接受相应隔离观察。

(二)患者及家属管理

1. 患者及家属应配合医生、护师、治疗师等工作人员上报有无发热和/或呼吸道症状,尤其是否有接触武汉及周边地区人员情况。如存在如下非呼吸系统症状的病毒血症迹象,均应暂缓诊疗流程:

(1)一般状况:如乏力、精神差、四肢或腰背部肌肉酸痛等;

(2)消化系统:如轻度纳差(少食厌食)、恶心呕吐、腹泻等;

(3)神经系统:如头痛;

(4)心血管系统:如心慌、胸闷等;

(5)眼耳鼻喉方面:如结膜炎、咽痛、咽干等。

拟入院患者若存在上述情况,暂不予收住入院治疗。

2. 所有患者及家属进入病区或其他诊疗区域必须全程佩戴医用口罩(有条件者佩戴外科口罩或医用防护口罩),患者携带物品入室前外表用喷雾消毒或集中区域放置管理。加强陪护管理,固定陪护,更换陪护须经医务人员同意,陪护人员原则上不得超过 1 人,不建议外来人员作为陪同家属。

3. 患者进入病区或其他诊疗区域前统一由工作人员测量体温,额温初测超过 37.3 ℃,体温计复测仍高于 37.3 ℃,须立即暂停诊疗,送至发热门诊排查。

4. 加强患者及家属手卫生宣教;加强住院患者与家属的新冠肺炎预防宣教,包括医院发热门诊地点、发热处理等。同时安抚患者及家属情绪,避免造成不必要的恐慌。

5. 无特殊情况,禁止已住院患者请假回家;必须回家者加强宣教,告知避免公共场合出入,关注与其接触者情况,询问并记录。

6. 不建议外来人员探视,必要时对探视人员进行相应身份及流行病学史信息登记。

7. 对于病情平稳的患者,酌情建议出院,于社区或家中继续相关康复治疗。

8. 若确实因病情需要近期住院治疗的患者,拟补充相关收住标准如下:

(1)明确无湖北地区活动史;

(2)明确无发热、咳嗽等症状;

(3)患者及陪护人员(不超过 1 人)于门诊完善血常规及胸部 CT/胸片检查,报告无明显异常。

二、环境管理

严格按照《医疗机构消毒技术规范》及《医院空气净化管理规范》,做好诊疗室设施/设备表面、公共空间的清洁与消毒。

(一)物体表面及公共空间消毒

1. 公共空间清洁消毒的范围包括办公场所、治疗区域、电梯厅/轿厢、楼道/楼梯间、卫生间等公共区域,重点部位包括公共区域的地面、台面、按键、扶手、把手、开关、水龙头、坐便器、座椅等人员经常接触的物体表面。每天中午、下午下班前用含氯消毒剂拖地;护士站、医生办公室、值班室、示教室、开水间及各治疗室台面、电脑、橱柜,每日由各分管人员用含氯消毒剂擦拭消毒。

2. 所有接触病人的设备和治疗仪器使用后,由相应治疗人员用含氯消毒剂擦拭(包括且不限于床单、监护仪、耳温计、听诊器、哑铃、沙袋、智能康复手套、低/中频脉冲治疗仪、肢体气压治疗仪、吞咽治疗仪、振动排痰仪、脑循环治疗仪、经颅磁刺激仪、经颅直流电刺激仪、床边下肢康复训练仪等)。表面无污染时,每天治疗结束后用 500 mg/L 含氯消毒剂擦拭;表面被患者体液污染时,使用后即刻用 500 mg/L 含氯消毒剂擦拭。治疗床每天清水擦拭,治疗床单每天更换。

3. 患者及家属的私人物品,由工作人员督促患者及家属自行用消毒纸巾擦拭消毒。

(二)空气消毒

1. 病房、医护人员办公室定时开窗通风,上下午各一次,一次至少 30 min。

2. 病区各室排风系统持续运行。

（三）病区各入口及治疗室管理

加强病区门禁通道的管理工作，除特殊情况外，保持门禁（病区大门、22 号及 28 号电梯间）处于关闭状态，刷卡出入。具体措施如下：

1. 关闭治疗大厅，所有 PT 治疗于床边进行，避免患者间交叉感染；领取紫外线消毒灯，每天下班后，对其余治疗室进行消毒。

2. 于病区北侧入口通道处安排专人值守，完成相应体温测量及人员信息登记，谢绝无关人员进入病区。

三、康复诊疗过程管理

规范诊疗操作流程，因地制宜治疗：

1. 尽量减少人员聚集，采取床边康复治疗介入方式，开展包括物理因子疗法、运动疗法、作业治疗、吞咽训练、言语训练等重点康复项目。

2. 诊疗前，诊疗人员务必做好防护措施，穿戴工作服（长袖）、工作帽、医用口罩等，必要时戴医用手套，同时要求患者及其家属或陪护人员均应佩戴口罩；对于可能接触患者血液、体液、分泌物、排泄物等潜在传染性物质或预计上述物质会发生飞溅时，可根据需求增加个人防护设备，如面罩、护目镜、防护服、鞋套等。治疗结束后，及时对治疗区域进行清洁和消毒，包括床护栏、床头柜、地板、门把手等高频接触的物体表面。

3. 如需使用电极，推荐使用一人一副专用，不使用吸附式电极；如需气压治疗或颈部牵引，采用一次性医疗方巾或布套包裹患者肢体实施治疗；如需超声治疗或振动排痰治疗，采用一次性医用乳胶手套套住治疗探头实施治疗。治疗结束后，上述用品按医疗废弃物进行处理。

4. 吞咽治疗停止冰刺激、口腔感觉及运动训练、摄食训练，以辅助手法及吞咽电刺激为主；言语训练避免面对面直接治疗，尽可能借助言语训练软件治疗；构音训练以指导患者构音器官的主动运动、发音训练为主;呼吸训练以指导正常呼吸模式训练、呼吸肌群主动训练为主,暂不建议手法排痰训练。

5. 除病情需要外,查房模式建议采用"科主任/医疗组长＋主管医师"诊疗模式,原则上减少床边查房人数。暂停教学查房及病例讨论,加强模拟教学等。

四、防护及消毒等物资管理

1. 科室口罩由医、护、治单元专人管理,病区护士长统筹调配。除特殊情况外,工作人员每人每日限领 2 个,避免过度使用。

2. 酒精、手消毒剂、帽子等物资由护理组统一管理,节约使用。

五、医疗废物管理

将新型冠状病毒感染确诊或疑似患者产生的医疗废物,纳入感染性医疗废物管理,严格按照《医疗废物管理条例》《医疗卫生机构医疗废物管理办法》和《国家卫生健康委办公厅关于做好新型冠状病毒感染的肺炎疫情期间医疗机构医疗废物管理工作的通知》的有关规定,装入双层黄色医疗垃圾袋,由专人密封转运,进行规范处置。

六、注意事项

1. 近期从湖北来宁人员,暂缓所有康复诊疗,经发热门诊排查后酌情安排治疗。

2. 如有体温升高或其他不适,随时上报,发热门诊筛查,走发热门诊流程。

3. 如必须对疑似或确诊患者提供相应治疗,诊疗人员进入隔离区域前做好防护措施,佩戴医用防护口罩、护目镜,穿隔离衣(必要时穿一次性防护服),诊疗结束后立即离开隔离区域,不得逗留。

4. 医、护、治等人员运用专业治疗,科学防护,避免恐慌、联防联治、同心协力,不造谣、不信谣、不传谣。

5. 本方案以疫情预防及控制为主,诊治措施详见医院有关规定。

康复医学中心老年康复

新型冠状病毒肺炎临床防控方案

为保障患者和医务人员避免新型冠状病毒感染,我病区和门诊现拟定如下预防和控制措施:

一、老年康复单元门诊患者接诊管理

1. 门诊医师及预约台人员主动询问患者及家属有无远行,尤其是去过或路过疫情严重地区。如有远行,同时有下述症状之一,均应暂缓接诊:

(1) 一般状况:如乏力、精神差、四肢或腰背部肌肉酸痛等;

(2) 消化系统:如轻度纳差(少食厌食)、恶心呕吐、腹泻等;

(3) 神经系统:如头痛;

(4) 心血管系统:如心慌、胸闷等;

(5) 眼耳鼻喉方面:如结膜炎、咽痛、咽干等。

通过微信、短信等方式发送相关注意事项,告知存在上述情况者不宜来院诊疗(紧急情况除外)。

2. 所有患者及家属在候诊和治疗时,必须全程佩戴医用口罩(有条件者佩戴外科口罩或医用防护口罩),不建议外来人员作为陪同家属。

3. 患者进入治疗室前,由工作人员测量体温,额温初测超过 37.3 ℃,体温计复测仍高于 37.3 ℃,不予接诊,送至发热门诊排查。

4. 对所接诊的病人,记录其详细的联系方式。

二、治疗室管理

1. 8 号楼一楼治疗大厅和治疗室:病人及家属在治疗大厅候诊,

开排风扇,开门,保持治疗室空气流通。领取紫外线消毒灯,每天下班后对治疗室消毒。对病人的诊疗应尽可能减少安排在治疗大厅,减少和外来人员接触,避免交叉感染。

2. 10号楼四楼治疗室:8号楼214通道暂时关闭。门诊病人一律从10号楼四楼入口就诊。8号楼和10号楼住院病人治疗尽量安排在病房进行,减少交叉感染。开窗通风,保持治疗室空气流通。

3. 治疗仪消毒:表面无污染时,每天治疗结束后用 500 mg/L 含氯消毒剂擦拭;表面被患者体液污染时,使用后即刻用 500 mg/L 含氯消毒剂擦拭。治疗床每天清水擦拭,治疗床单每天更换。

4. 治疗后废弃物处理:使用过的棉签、贴布、膏药、废弃的电极片等投入医用垃圾桶,每天及时清理。

三、医务工作人员管理

1. 发热零报告制度:所有工作人员,包括医生、护士、工勤、进修学习人员做好发热零报告,每日在上班前和下班后测量2次体温(如有不适症状,随时测量),据实上报体温情况。如有异常体温,立即脱离工作环境,视情况予以医学干预,采取隔离措施。

2. 个人防护要求:工作人员进入治疗室及外出行床边治疗必须戴口罩,必要时佩戴护目镜;在诊疗过程中,工作区域所有人员必须严格按照医院感控要求做好个人防护措施(包括患者及家属)。

3. 手卫生要求:严格执行手卫生,接触患者前后、诊疗前后、从外病区治疗回来,均应及时洗手(戴手套不能替代洗手)。

4. 工作人员休息期间尽量以居家为主,接触武汉及周边地区人员须及时报备并予以隔离观察。

5. 做好保洁师傅的感控培训,保护其自身,也避免垃圾处理过程中的不当环节。

6. 密切接触患者的医护人员应佩戴外科口罩,包括医、护、治人员,特别是治疗师和护士。

四、进修实习人员管理

1. 假期乘公共交通返回的进修治疗师,自行隔离2周,无异常情况后再上岗。

2. 实习的学生,按学校和医院的相关要求返岗。

五、病人管理

1. 病人就诊必须戴口罩,病人外带物品进入治疗室前,物品外表用喷雾消毒或集中区域放置管理。

2. 加强陪护管理,固定陪护,更换陪护须经医务人员同意。

3. 对病人及家属做好手卫生宣教。

4. 加强住院患者与家属的新冠肺炎预防宣教,下载视频或制作宣传手册发放到每位患者或家属手中,包括医院发热门诊地点、发热处理等,同时宣传降低大家恐慌感,避免造成不必要的恐慌。

5. 无特殊情况禁止已住院患者请假回家,对必须回家者加强宣教,告知避免公共场合出入,关注与其接触者情况,询问并记录。

六、环境管理

1. 每天中午、下午下班前用含氯消毒剂拖地。

2. 所有接触病人的治疗仪器在使用后用含氯消毒剂擦拭。

3. 加强病区门禁通道的管理工作,除特殊需求外,保持门禁处于常关状态。

4. 病房、医护人员工作室定时开窗通风,上、下午各 1 次,一次至少 30 min。

5. 护士站台面、治疗车每日让保洁师傅用消毒液擦拭一遍。

6. 患者使用的物品,必要时让患者家属自行用消毒纸巾擦拭。

七、物资管理

1. 科室口罩由专人管理,以防过度使用,以备不时之需。

2. 酒精、手消毒剂等节约使用。

3. 开水间冰箱清理消毒,禁止外来人员使用。

麻醉与围术期医学科

新型冠状病毒肺炎临床防控方案

当前新型冠状病毒肺炎疫情防控形势严峻,为保障医护、患者及家属的安全,根据江苏省人民医院《新型冠状病毒肺炎医院感染防控方案(试行)》规定,麻醉与围术期医学科制定和落实相关预防与控制措施如下:

一、麻醉门诊

麻醉门诊建议暂停。

二、疼痛门诊和疼痛病房收治流程

1. 患者入诊室前建议佩戴口罩,由工作人员测量体温,超过 37.3 ℃,建议先至发热门诊排查。

2. 建议非急需住院患者待疫情结束后统筹安排,急需住院治疗患者排查相关疫情病史,体温正常者收治入院,具体流程参照医院病房管理流程。

3. 门诊和病房工作人员做好相关防护工作。

4. 需治疗和手术患者参照手术室管理流程。

三、消化内镜和生殖中心麻醉流程

1. 患者入室前统一由工作人员测量体温,超过 37.3 ℃,建议发热门诊排查。

2. 对疑似患者提供抢救性诊疗,需单独安排隔离间诊疗,诊疗及麻醉人员做好防护措施,佩戴外科口罩、护目镜、穿医用防护服,诊疗结束立即送至相关科室隔离治疗。

四、6000 号外出气管插管管理流程

1. 接到插管电话后确认患者是否疑似感染。

2. 疑似感染患者急诊插管流程

（1）内穿洗手衣或工作服、医用防护口罩、一次性工作帽。

（2）外套一次性防护服、医用乳胶手套、一次性鞋套。

（3）外戴（医用外科口罩＋医用防护面罩）。

（4）穿戴顺序：手卫生→戴医用防护口罩→做密合性检测→戴帽→检查防护服→穿防护服、胶靴→戴护目镜、医用防护面罩→戴手套。

3. 携带全麻诱导用药（丙泊酚或依托咪酯、芬太尼、罗库溴铵）。

4. 携带插管器具。可视喉镜单独放置，使用一次性喉镜片，若插管区提供喉镜可不启用，使用后的喉镜回科使用 2 000～5 000 mg/L 含氯消毒剂表面擦拭充分消毒。

5. 针对所有发热、需要上呼吸机急诊插管的患者，建议快诱导充分肌松后插管。

6. 诱导前给氧：使用 2 块湿纱布将患者口鼻盖上，然后以面罩进行给氧。

7. 麻醉诱导：快诱导麻醉插管，应充分肌松以防呛咳。建议罗库溴铵＋丙泊酚行快诱导，阿片类药物最后推注，避免呛咳。90 s 后确保自主呼吸完全消失后插管。

8. 脱掉防护用品顺序：脱手套→手卫生→再佩戴手套→脱防护面罩、护目镜→解防护服→脱手套→手卫生→脱防护服、胶靴→手卫生→脱帽子→脱口罩→手卫生→沐浴更衣。

9. 防护衣物应丢弃至原地或双层黄色医疗垃圾袋包裹后放置至指定区域。

五、手术管理策略

1. 新型冠状病毒肺炎流行期间，各手术科室要合理控制手术数量，按照手术指征安排手术时间，非急诊手术延后择期进行。

2. 手术科室必须在术前完善相关检查、签署《住院手术患者流行病学史评估及知情告知书》，常规行肺部 CT 和核酸检查，经医务处/行政总值班审批后将审批单送手术室，安排手术。

六、急诊手术患者疑似或确诊新型冠状病毒感染手术室管理策略

（一）建立应急防护机制

1. 疑似或确诊新型冠状病毒感染患者，及时上报应急协调办公室。

2. 手术间安排：负压手术间。

3. 人员安排

（1）3名护士进行手术配合，分为内、外2组，内组2名护理人员负责手术配合，外组1名护理人员负责各种物品供应。

（2）3名麻醉医护人员进行麻醉配合，分为内、外2组，内组2名麻醉人员负责麻醉配合，外组1名麻醉人员负责各种物品供应及患者转运。

（3）1名工勤人员专职负责接送该手术患者。

（4）精简参加手术人员，杜绝参观人员进入该手术间。

4. 防护级别

（1）手术医生、内麻醉医生、洗手护士、内巡回护士实施三级防护。

（2）外麻醉医生、外巡回护士、工勤人员实施二级防护。

（二）术前感染控制措施

1. 手术间准备

（1）关闭缓冲间门，开启负压按钮，检查手术间负压为－5 Pa以下，如果压力值不达标，紧急联系工程师维修。妇幼手术室17号间关闭手术间洁净系统，作为普通手术间使用。

（2）清洁手术间、准备手术用物，移出暂时不用的仪器设备，精减非必须物品，不能移出的物品用一次性巾单覆盖。

（3）手术间垃圾桶内套双层黄色医疗垃圾袋，垃圾袋应从里向外卷边，确保外层清洁，垃圾袋外粘贴"新型冠状病毒感染"标识。

2. 患者转运

转运床铺设一次性床单被套，工勤人员穿隔离衣、戴医用防护口罩、工作帽、手套后去病房接患者至手术室，患者全程佩戴一次性帽子、医用防护口罩，由专用通道将患者接入负压手术间（本部15号电梯至5楼8号手术间；妇幼1号电梯至5楼17号手术间）。

3. 手术人员个人防护

（1）巡回护士、麻醉医生、工勤人员穿戴防护用品：

穿戴顺序：手卫生→戴医用防护口罩→做密合性检测→戴帽→检查防护服→穿防护服、胶靴→戴护目镜、医用防护面罩→戴手套。

（2）洗手护士、手术医生穿戴防护用品：

穿戴顺序：手卫生→戴医用防护口罩→做密合性检测→戴帽→进入缓冲间外科手消毒→进入手术间穿一次性防护服、戴无菌内层手套，手套罩住防护服衣袖→内巡回护士协助戴防护面屏或护目镜、穿鞋套→穿一次性防渗手术衣→戴无菌外层手套。

（三）术中感染控制措施

1. 人员管理：

（1）患者戴医用防护口罩进入手术间，如非全麻手术，根据患者情况决定是否持续佩戴口罩。

（2）参与手术的医务人员做好个人防护，实施三级防护。

（3）转运患者的工勤人员将患者送入负压手术间后，在缓冲区等待至手术结束后送患者回隔离病房。

2. 呼吸道管理：配备至少两套负压吸引装置，一套专门用于术中清除患者呼吸道分泌物。

3. 术中标本管理

（1）快速标本：标本切除后即刻送检，手术医生、洗手护士、内、外巡回护士均确认标本信息准确无误后，放在双层密闭的标本袋内，并用红色记号笔在标签上注明"新型冠状病毒感染"。

（2）常规标本：将取下的病理标本用 10% 中性甲醛固定，固定液的量不应少于标本体积的 3～5 倍。双层病理标本袋密封好，并用红色记号笔在标签上注明"新型冠状病毒感染"，尽快送检。

（3）取下断肢、死胎等用双层黄色医疗垃圾袋密闭包装好，贴上标签，注明感染类型，与医学证明同意书一起交由外勤专人送去焚化。

4. 转运床管理：接送患者的转运推床，做好标识，定点放置于缓冲间，使用后做好终末处理。

（四）术后感染控制措施

1. 患者转运

手术结束后,手术医生脱去外层手套→手卫生→再佩戴手套→脱护目镜→解防护服→脱手套→手卫生→脱防护服、胶靴→手卫生→进入缓冲间脱帽子→脱口罩→手卫生→戴医用防护口罩→做密合性检测→戴帽→检查防护服→穿防护服、胶靴→戴护目镜→戴手套,与外麻醉人员、工勤人员一起将病人由原路送回隔离病房→所有护送人员按原路返回负压手术间缓冲间按流程脱防护用品(脱防护用品顺序:脱手套→手卫生→再佩戴手套→脱防护面罩、护目镜→解防护服→脱手套→手卫生→脱防护服、胶靴→手卫生→脱帽子→脱口罩→手卫生→沐浴更衣)。

2. 手术间处理

（1）术后关闭洁净系统,首先使用汽化过氧化氢消毒机密闭消毒2小时以上,然后开启洁净系统。

（2）物表和地面进行消毒:地面使用 2 000 mg/L 含氯消毒剂消毒;器械台、设备、操作台等使用 2 000 mg/L 含氯消毒剂擦拭;有患者血液、体液等污染的局部物表使用 5 000 mg/L 含氯消毒剂消毒。

3. 麻醉机管路、面罩、气管导管等按医疗垃圾处理,用麻醉机消毒机进行麻醉机内部回路的消毒,更换钠石灰。

4. 器械处理:用 2 000 mg/L 含氯消毒剂浸泡 1 小时,然后密闭包装送消毒供应中心集中处置,外贴"新型冠状病毒感染"标识。

5. 垃圾处理:所有垃圾(包括一次性辅料)用双层黄色医疗垃圾袋包装,封口严密,并做"新型冠状病毒感染"标识;引流液、冲洗液、废水:5 000 mg/L 含氯消毒剂浸泡 2 小时,专用下水道处理。

6. 转运床用 2 000 mg/L 含氯消毒剂擦拭,床垫、被子等放在手术间内用过氧化氢消毒。

7. 通知洁净手术部工程技术人员,及时更换负压手术间高效过滤器、回风口过滤网。

8. 参与疑似新型冠状病毒感染手术的医务人员术后进行"医学观察",如疑似患者排除新型冠状病毒感染,则解除"医学观察";如确诊患者为新型冠状病毒感染,则继续进行"医学观察"至 14 天;所有观察人员观察期间出现异常,及时就医治疗。

七、手术室外麻醉参照手术室择期和急诊手术流程

疑似或确诊新型冠状病毒感染患者手术防护流程

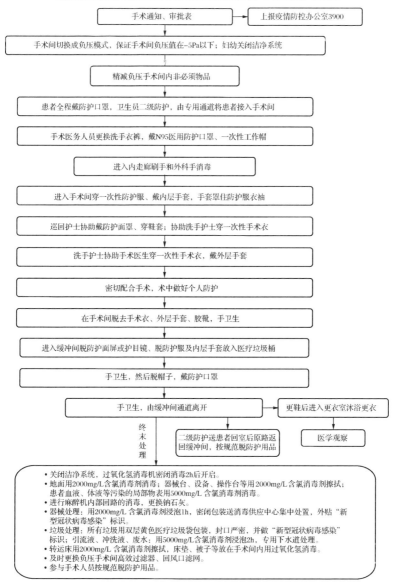

妇科

新型冠状病毒肺炎临床防控方案

新型冠状病毒肺炎疫情防控形势严峻。基于目前的流行病学调查,潜伏期一般为 3～7 天,最长不超过 14 天。以发热、乏力、干咳为主要表现,少数患者伴有鼻塞、流涕、腹泻等症状,重型病例多在一周后出现呼吸困难,严重者快速进展为急性呼吸窘迫综合征、脓毒症休克、难以纠正的代谢性酸中毒和出凝血功能障碍。死亡病例多见于老年人和有慢性基础疾病者。值得注意的是重型、危重型患者病程中可为中低热,甚至无明显发热。随着症状的不典型性和人传人致二代甚至三代病例的增多趋势,我们妇科制定和落实相关防控措施刻不容缓。现根据江苏省人民医院《新型冠状病毒肺炎医院感染防控方案(试行)》规定,结合妇科诊疗和感控特点,特制定以下预防和控制措施:

一、人员管理

(一)医务工作人员管理

1. 发热零报告制度:所有工作人员,包括医生、护士、工勤、进修实习人员均做好发热零报告,无论上班或休息休假,每日测量 2 次体温,据实上报管理群(如有不适症状,随时测量)。如有异常体温,立即脱离工作环境,视情况予以医学干预,采取隔离措施。

2. 个人防护要求:工作人员进入妇科诊疗区域必须佩戴医用口罩,必要时佩戴护目镜;门诊手术室按手术室要求穿戴。在诊疗过程中,工作区域所有人员必须严格按照医院感控要求做好个人标准防护措施,诊疗期间严禁陪同人员在无防护状态下进入诊疗区(包括本院非我科工作人员)。

3. 手卫生要求:严格执行手卫生制度,按要求进行洗手、外科洗手消毒或快速手消毒。避免用手接触眼、鼻、耳等黏膜组织。

4. 工作人员休息期间尽量以居家为主,减少外出走动,如有接触武汉及周边地区人员及时报备并予以隔离观察。

(二)患者及家属管理

1. 妇科门诊医师及导医台人员必须主动询问前来就诊的患者及家属有无发热和/或呼吸道症状,尤其自身或身边的人是否有接触武汉及周边地区人员情况,并对每一位前来就诊的患者进行体温测量,如有发热、乏力、干咳等症状,则进入医院的发热筛查流程(急诊除外)。所有患者及家属进入候诊区必须全程佩戴口罩。

2. 在院住院的患者出现发热时,需详细询问患者或其家属两周内有没有湖北省旅行史或居住史,或有没有接触过来自湖北省的发热伴有呼吸系统症状的患者。如没有,则按常规考虑妇科术后导致或盆腔感染引起的发热,但是仍要严密观察,并完善胸部 CT 检查(目前不排除没有疫情严重地区接触史的患者感染新型冠状病毒的可能)。若有上述情况,则完善血常规、降钙素原、C-反应蛋白、血沉、D-二聚体及胸片或 CT 等检查,考虑为可疑疑似病例者,立刻汇报医务处并联系应急协调办公室,协调专家组会诊,将患者隔离,同时取分泌物或血液送检,做病原体检测。所有患者及家属进入病区必须全程佩戴口罩,不允许有发热、咳嗽症状的人员作为家属进行陪护;固定家属陪护,原则上谢绝探视;患者及家属入病区前统一由工作人员测量体温,额温初测超过 37.3 ℃,体温计复测仍超过 37.3 ℃,需立即暂停住院,送至发热门诊排查。

3. 对于年前本来预约的择期手术患者,电话和其沟通,暂缓手术时间,待疫情控制后再择期入院手术。需急诊手术的患者按医院的急诊手术流程进行管理。

4. 对于妇科肿瘤需限期手术的患者或化疗的患者,因病情需要,仍需入院治疗的,则通知其入院时需提前电话询问患者近期有无发热、咳嗽、腹泻等症状,并询问有无心慌、胸闷等不适,有无结膜炎、咽痛、咽干等非典型症状,并了解患者或其家属两周内有没有湖北省旅行史或居住史,或有没有接触过来自湖北省的发热伴有呼吸系统症状的患者,或身边有无二代感染新冠病毒的确诊患者。如都没有,则可通知其来院,但入室前必须测体温,体温正常再办理住院,住院后完善胸部 CT 检查,排除无症状感染新型冠状病毒的可能。如安排次日手术,建议在送手术通知单的当天完成新型冠状病毒核酸检测,只有检测结果阴性第二天早晨才能手术。若入室体温超过 37.3 ℃,则按第 1条门诊发热患者处理。若有上述情况之一,则建议其暂缓入院,在家隔离 14 天后再电话联系能否入院事宜。

5. 所有门诊计划生育手术室、宫腔镜室、阴道镜室择期手术患者,均建议其暂缓手术,待疫情控制后再重新预约手术。患者入手术室前统一由工作人员测量体温,两次体温超过正常,需立即暂停手术,按医院流程排查;对于急诊必须要做手术的患者,医护人员必须做好个人防护。

二、环境管理

(一)物体表面及地面消毒

1. 检查室、清宫室、护士站、医生办公室、治疗室:使用 500 mg/L 含氯消毒剂擦拭;或使用可达高水平消毒的湿巾消毒擦拭物体表面,2 次/天。

2. 病房:地面用 500 mg/L 含氯消毒剂湿式拖地。

3. 严格执行门诊手术室、诊间、功能室的常规清洁消毒制度。

4. 如接待新型冠状病毒感染确诊或疑似患者,根据医院感控要求进行处理。

(二)空气消毒

按照《医院空气净化管理规范》要求进行空气消毒。可采用:

1. 病房开窗通风,保持空气流通,2 次/天,每次至少 30 min。

2. 有Ⅲ度及以上骨髓抑制患者的病房,使用空气消毒机消毒,每天至少 2 次,每次至少 30 min。

3. 门诊诊间、手术室休息室、功能室(除常规消毒)开窗通风,一天两次,每次至少 30 min,保持空气流通。在关闭空调及气象条件允许前提下,晚夜间持续开窗通风。

4. 门诊手术区为空气层流系统,保证正常运转。

三、医疗器械复用

严格按照《医疗机构消毒技术规范》,做好医疗器械、污染物品的清洁与消毒。

1. 严格按照《医疗机构消毒技术规范》,做好医疗器械、污染物品的清洁与消毒灭菌。

2. 治疗车等物表无血迹污染时,治疗结束后使用 500 mg/L 含氯消毒剂或可达高水平消毒的湿巾擦拭。

3. 如接待新型冠状病毒感染确诊或疑似患者,术后器械装入双层黄色医疗垃圾袋,详细标注后,由专人密封转运,进行规范处置。

四、医疗废物管理

将新型冠状病毒感染疑似患者产生的医疗废物,纳入感染性医疗废物管理,严格按照《医疗废物管理条例》《医疗卫生机构医疗废物管理办法》和《国家卫生健康委办公厅关于做好新型冠状病毒感染的肺炎疫情期间医疗机构医疗废物管理工作的通知》(国卫办医函〔2020〕81 号)的有关规定,装入双层黄色垃圾袋,由专人密封转运,进行规范处置。

五、做好宣教工作

1. 每天保证高蛋白类食物摄入,包括鱼、肉、蛋、奶、豆类和坚果,在平时的基础上加量。

2. 每天吃新鲜蔬菜和水果,在平时的基础上加量。

3. 适量多饮水,每天不少于 1 500 mL。

4. 食物种类、来源及色彩丰富多样,不要偏食,荤素搭配。

5. 保证充足营养,在平时饮食的基础上加量,既要吃饱又要吃好。

6. 饮食不足、老人及慢性消耗性基础疾病患者,建议增加商业化肠内营养剂(特医食品),每天额外补充不少于 500 大卡。

7. 新型冠状病毒肺炎流行期间不要节食,不要减重。

8. 规律作息及充足睡眠,每天保证睡眠时间不少于 7 h。

9. 开展个人类型体育锻炼,每天累计时间不少于 1 h,不参加群体性体育活动。

10. 新型冠状病毒流行期间,建议适量补充复方维生素、矿物质及深海鱼油等保健食品。

六、注意事项

1. 近期从湖北来宁人员,如非必须,暂缓妇科诊疗及手术。

2. 如有体温升高或其他不适随时上报,发热门诊筛查,走发热门诊流程。

3. 如必须对疑似患者提供抢救性治疗,安排隔离手术间予以手术,接触人员做好防护措施,穿戴医用防护口罩、一次性手术帽、护目镜、隔离衣(必要时穿一次性防护服)。手术结束后做好病人及接触人员的隔离工作,诊疗环境做好终末消毒。

4. 大家做好自我保护,不要恐慌,守望相助、联防联治、同心协力,不造谣、不信谣、不传谣。

5. 本措施主要为预防和减少感染,诊治措施详见有关规定。

产科

新型冠状病毒肺炎临床防控方案

　　新型冠状病毒肺炎疫情防控形势严峻,鉴于孕产期保健人群的特殊性,产科门诊、产科病房及产房母婴安全保障工作责任重大,制定和落实相关防控措施刻不容缓。现根据江苏省人民医院《新型冠状病毒感染的肺炎医院感染防控方案(试行)》规定,结合产科门诊及产科病房诊疗和感控特点,特制定以下预防和控制措施:

一、人员管理

(一)医务工作人员管理

　　1. 发热零报告制度:所有工作人员,包括医生、护士、工勤、进修学习人员、规培生、研究生做好发热零报告,每日在上班前和下班时测量2次体温(体温不超过37.3 ℃)(如有不适症状,随时测量),据实上报体温情况。如有异常体温,立即脱离工作环境,视情况予以医学干预,采取隔离措施。

　　2. 个人防护要求

　　(1)产科门诊及产科超声室

　　在疫情期间,产科常规门诊按照预检分诊防护标准,孕产妇发热专病诊间按照发热门诊防护标准。

　　① 产科常规门诊从事一般性诊疗活动时要求采取一级防护,穿戴一次性工作帽、一次性外科口罩和工作服(白大褂),戴医用乳胶手套。

　　② 孕产妇发热专病诊间按照发热门诊防护标准执行(三级防护),要求戴一次性工作帽、外科口罩或医用防护口罩(N95)、护目镜/

面屏,穿工作服(白大褂),外套普通隔离衣和医用乳胶手套,必要时穿一次性鞋套。

配备以下医用防护用品:外科口罩和一次性工作帽:需正确佩戴护目镜/面屏。污染或潮湿时随时更换。乳胶检查手套:正确穿戴和脱摘,注意及时更换手套。禁止戴手套离开诊疗区域。戴手套不能取代手卫生。速干手消毒剂:诊疗操作过程中,手部未见明显污染物时使用。隔离衣:普通隔离衣,如使用可重复用的隔离衣,使用后按规定消毒后方可再用。禁止穿着隔离衣离开诊疗区域。

其他人员如物业保洁人员、保安人员,按相关区域防护要求使用防护用品,并正确穿戴和脱摘。

医务人员:应当戴外科口罩,在接触呼吸道分泌物后应当使用流动水洗手,手上没有肉眼可见污染时使用快速手消毒剂进行卫生手消毒。

(2)产科常规病区

对于筛查阴性且无发热情况的孕妇,有产科入院指征,收住常规病区。产科常规病区从事一般性诊疗活动时要求采取一级防护,穿戴一次性工作帽、一次性外科口罩和工作服(白大褂),必要时戴医用乳胶手套。接触病人前后必须清洗双手,并使用速干手消毒剂。对于接触病人的仪器,如心电图机器和胎心监测仪,每次使用后必须使用75%酒精进行消毒。

(3)产科发热孕产妇病区

① 筛查(标准依据国家卫生健康委制定方案)阴性但发热的孕产妇,有产科入院指征,需收住产科发热病房。指定专门的产科高年资医护团队管理(这部分人员最好不再管理普通孕产妇)。

按照孕产妇发热专病防护标准执行,医务人员要求穿戴一次性工作帽、一次性外科口罩或医用防护口罩(N95)、工作服(白大褂),外套普通隔离衣和医用乳胶手套,穿一次性鞋套。安排专用的心电图以及胎心监护仪。

② 对于疑似或者确诊的发热孕妇,需收住进入专门的隔离病房,医护人员按照防护规定要求采用三级防护:穿戴一次性工作帽、外科

口罩或医用防护口罩(N95)、洗手衣,防护服和医用乳胶手套,穿隔离鞋;护目镜/面屏。安排专用的心电图以及胎心监护仪。

(4)产房(包括隔离产房)

① 筛查阴性且无发热的孕妇进入产房常规区域。产房助产士以及医生采取一级防护,穿戴一次性工作帽、一次性外科口罩或医用防护口罩(N95),产房洗手衣,戴医用乳胶手套。必要时穿防渗隔离衣,戴医用乳胶手套。

② 发热的孕妇进入产房,进入隔离产检:穿戴一次性工作帽、医用防护口罩(N95),产房洗手衣,外套一次性隔离衣。戴医用乳胶手套。接产过程中全程佩戴医用防护口罩、医用乳胶手套、护目镜、防护面屏,穿防渗隔离衣,配备一次性防渗透雨靴。

产科病房和产房配备以下医用防护用品:医用外科口罩,医用防护口罩(N95)和一次性工作帽:需正确佩戴。污染或潮湿时随时更换。乳胶检查手套:正确穿戴和脱摘,注意及时更换手套。禁止戴手套离开诊疗区域。戴手套不能取代手卫生。3M速干手消毒剂:诊疗操作过程中,手部未见明显污染物时使用。隔离衣:普通隔离衣,如使用可重复用的隔离衣,使用后按规定消毒后方可再用。禁止穿着隔离衣离开诊疗区域。防渗透隔离服:接触发热或者疑似孕妇,按照规定使用防渗透隔离服,避免重复使用。在接触孕妇前后均需使用流动水洗手,手上没有肉眼可见污染时使用快速手消毒剂进行卫生手消毒。

病区指定发热病房及隔离产房专门保洁人员,佩戴一次性工作帽、医用防护口罩,戴医用乳胶手套。普通病区物业保洁人员、保安人员,按相关区域防护要求使用防护用品,并正确穿戴和脱摘。佩戴一次性外科防护口罩,必要时戴医用乳胶手套。

3. 手卫生要求:严格执行手卫生,接触患者前后、诊疗前后均应及时洗手(戴手套不能替代洗手);速干手消毒剂消毒手部、必要时外科手消毒。

4. 工作人员休息期间尽量以居家为主,接触疫情严重地区人员及时报备并予以隔离观察。

（二）患者及家属管理（进入医疗机构的人员必须佩戴口罩）

1. 产科门诊

（1）孕产妇首先进行预诊分诊，戴口罩、手消毒，测量体温（测量2次，以最高温度为准），额温等体温超过37 ℃者，至医院门诊一楼预检分诊台进行登记。

导医台协助预检分诊台，仔细询问现病史，有无疫情严重地区居住史、疫情严重地区旅行史、疫情严重地区发热或有/无呼吸道消化道症状的患者接触史，有无14天内家庭发热人员。疫情严重地区包括武汉市或其他有本地病例持续传播地区。

（2）体温正常、无症状、无流行病学接触史的孕妇，由专人引导至产科普通诊间诊治。进入普通产科间必须佩戴口罩，家属一律在诊间外等候。

（3）对符合该病毒感染筛查标准（依据国家卫生健康委规定）的疑似患者，由专人指引到发热门诊就诊。对于不符合筛查标准的发热孕产妇，由专人引导至孕产妇发热专病诊间就诊。

（4）凡疑似及确诊病例，应转运具备有效隔离条件和防护条件的定点医院隔离治疗和分娩。

2. 产科急诊

（1）孕产妇首先至急诊分诊台，戴口罩、手消毒；测量体温（测量2次，以最高温度为准），体温超过37.3 ℃者，至医院门诊一楼预检分诊台进行登记。仔细询问现病史，有无疫情严重地区居住史、疫情严重地区旅行史、疫情严重地区发热或有呼吸道及消化道症状的患者接触史，有无14天内家庭发热人员。疫情严重地区包括武汉市或其他有本地病例持续传播地区。

（2）体温正常、无症状、无流行病学接触史的孕妇，由专人引导至产科急诊进一步诊治。进入急诊诊间必须佩戴口罩，家属一律在诊间外等候。

（3）体温升高的孕妇：对符合该病毒感染筛查标准的疑似患者，首先由内科急诊医生判断诊治，并电话联系产科医生判断有无产兆，是否需要转入产科急诊诊治。若无产科处理指征,转至发热门诊诊治。若有产科急诊处理指征:转至专人急诊隔离诊间,要求佩戴医用口罩,家属按照要求自行隔离。对于不符合筛查标准的发热孕产妇,内科急诊医生首先诊治。产科医生判断需要产科处理,由专人引导至产科急诊诊间进一步诊治。

（4）所有急诊诊间,要求家属全部佩戴口罩,手消毒,测体温(≤37.3 ℃);并在指定区域休息等待。

3. 产科病房

（1）需入院的孕产妇(包括节前预约入院待产的孕妇)必须经由门诊诊疗后方可办理入院手续。所有孕产妇在进入病区前,在入口处手消毒、测量体温(测量 2 次,以最高温度为准)

（2）住院孕产妇按要求每张床位仅限一人陪护,陪护人员相对固定,有疫情严重地区(疫情严重地区概念根据官方界定,实时更新)接触史,需自行隔离观察 2 周,不得来院探陪。陪护人员进出病区均应手消毒,监测体温(≤37.3 ℃),并佩戴口罩。

（3）在院期间孕产妇发现发热、咳嗽,立即转入隔离病房,完善相关辅助检查,根据病情采取相应的防治措施并安排检查及治疗。

（4）陪护者如有发热、咳嗽或可疑流行病学史,禁止进入病区探陪,需发热门诊就诊或者自行居住处隔离。

（5）废弃口罩按有害垃圾处置,院内可询问医院工作人员处置地点,不能随意丢弃。医院依照医疗垃圾统一放置、处理。

4. 产房

（1）所有孕产妇在进入产房前,必须经由门急诊诊疗,详细询问、排除新冠状病毒疑似感染后,由专人引导至产房。

（2）所有孕妇进入产房前必须佩戴口罩,在入口处手消毒、测量体温(测量 2 次,以最高温度为准)。服从产房工作人员统一安排。

（3）产房诊治期间,若孕产妇发现发热、咳嗽,立即转入隔离产房,完善相关辅助检查,根据病情采取相应的防治措施并安排检查及治疗。

（4）产房原则上不安排任何陪护。对于特别病人需要分娩过程陪产者。需安排一名固定人员，进入产房前排除疫情严重地区接触史，然后手消毒、监测体温，体温正常者，穿戴一次性医用口罩、普通隔离衣、一次性鞋套。在专人指引下，进入产房陪产。陪产过程中服从产房工作人员安排。

（5）废弃口罩按有害垃圾处置，院内可询问医院工作人员处置地点，不能随意丢弃。医院依照医疗垃圾统一放置、处理。

二、环境管理

（一）物体表面及地面消毒

1. 使用可达高水平消毒水平的湿巾消毒擦拭物体表面，每天 2 次，或选择 500 mg/L 含氯消毒剂擦拭，消毒剂作用时间＞10 min。

2. 被污染的地面用 2 000～5 000 mg/L 含氯消毒剂喷洒消毒，作用时间＞30 min 后清洁干净。

（二）空气消毒

按照《医院空气净化管理规范》要求进行空气消毒。可采用：

1. 开窗通风，保持空气流通。打开机械送风和排风，保证诊疗区域的空气流通。

2. 空气消毒机进行空气消毒，每天至少两次。

三、医疗器械复用

严格按照《医疗机构消毒技术规范》，做好医疗器械、污染物品的清洁与消毒：

1. 所有接产医疗器械的消毒、灭菌严格执行。

2. 医疗器械、治疗车等物表面无血迹污染时，诊疗结束后使用 500 mg/L 含氯消毒剂擦拭。

3. 被患者血液、体液、分泌物等污染物污染的医疗器械、物体、治疗车等表面等可使用 2 000～5 000 mg/L 含氯消毒剂消毒擦拭，消毒剂作用时间＞30 min 后擦拭干净。

四、医疗废物管理

将新型冠状病毒感染疑似患者和发热孕产妇产生的医疗废物,纳入感染性医疗废物管理,严格按照《医疗废物处理条例》《医疗卫生机构医疗废物管理办法》和《国家卫生健康委办公厅关于做好新型冠状病毒感染的肺炎疫情期间医疗机构医疗废物管理工作的通知》的有关规定,装入双层黄色医疗垃圾袋,由专人密封转运,进行规范处置。

五、注意事项

1. 非疑似患者的孕产期发热诊疗流程

立即启动发热门诊防护措施,完整记录孕产期保健手册及医院门诊电子病历,必须规范录入门诊主要诊断及次要诊断,包括妊娠状态、发热待查或内外科疾病等。

(1) 发热孕妇,由产科发热专病诊间医生按照规范进行体检及辅助检验检查,评估妊娠风险分级,评估有无产兆,评估有无产科情况。暂无产兆及产科情况者,综合内科、感染科或呼吸内科医生会诊。

(2) 产褥期发热妇女,由产科发热专病诊间医生按照规范进行体检及辅助检验检查,暂无产科情况者,综合内科、感染科或呼吸内科医生会诊。

2. 非疑似患者的孕产期发热医学观察和治疗

(1) 轻症且胎儿宫内状态稳定且无产兆者,可以居家医学观察,加强相关随访、健康宣教,辅导孕妇监测胎儿宫内状态。体温恢复正常 3 天以上、呼吸道症状明显好转,可以结束居家医学观察。

(2) 若有相关产科指征或内外科指征,应收住院观察诊治。

3. 符合新型冠状病毒感染流行病学史中的任何一条,符合密切接触者定义,但是孕产妇体温正常无呼吸道症状,居家隔离医学观察未满 14 天而临产者,入院前尽快采集呼吸道或血液标本进行新型冠状病毒核酸检测。

4. 如必须对疑似患者提供抢救或接生,单独安排隔离产房或专用手术室予以诊疗,诊疗及接触人员做好防护措施,佩戴医用防护口罩、护目镜、穿一次性防渗隔离衣或防护服,诊疗结束立即转运至具备有效隔离条件和防护条件的地点隔离治疗。诊疗区域终末消毒。

5. 与疑似患者密切接触的医护人员应当相对隔离,避免到处走动,避免广泛接触。如接触疑似患者核酸检查结果异常者,应当接受严格隔离观察。

6. 疑似新冠病毒孕妇所分娩的新生儿需要到特定病房留观,待确诊检查结果,若结果阳性,需至专科医院治疗。

7. 大家要谨慎做好自我防护,随时关注并认真学习政府平台和医院官方发布的重要信息,同心协力,抗击疫情,不造谣、不信谣、不传谣。

生殖中心
新型冠状病毒肺炎临床防控方案

新型冠状病毒肺炎疫情防控形势严峻,生殖中心就诊人群以生育年龄年轻人为主,流动性较强,易感风险较高;自身抵抗力相对较强,症状不明显,易被忽视;患者需多次往返就诊,交叉感染潜在风险大。因此生殖中心制定和落实相关防控措施刻不容缓。现根据江苏省人民医院《新型冠状病毒感染的肺炎医院感染防控方案(试行)》规定,结合生殖中心诊疗和感控特点,特制定以下预防和控制措施:

一、人员管理

(一)医务工作人员管理

1. 发热零报告制度:所有工作人员,包括医生、护士、工勤、进修学习人员做好发热零报告,每日在上班前和下班后测量 2 次体温(如有不适症状,随时测量),据实上报体温情况。如有异常体温,立即脱离工作环境,视情况予以医学干预,采取隔离措施。

2. 个人防护要求:工作人员进入生殖中心诊疗区域必须戴口罩,必要时佩戴护目镜;进入宫腹腔镜、取卵胚胎移植、人工授精手术区域的工作人员务必佩戴外科口罩,穿隔离衣;在诊疗过程中,工作区域所有人员必须严格按照医院感控要求做好个人防护,诊疗期间严禁陪同人员在无防护状态下进入诊疗区(包括本院非生殖中心工作人员)。

3. 手卫生要求:严格执行手卫生,接触患者前后、诊疗前后均应及时洗手(戴手套不能替代洗手)。

4. 工作人员休息期间,尽量以居家为主,接触疫情严重地区人员应及时报备并予以隔离观察。

（二）患者及家属管理

1. 所有进入生殖中心就诊的患者和家属需实名信息登记，并留详细联系方式。

2. 门诊医师及预约台人员必须主动询问患者及家属有无发热和/或呼吸道症状，尤其是否有接触疫情严重地区人员情况。如存在以下在非呼吸系统症状的病毒血症迹象，均应暂缓生殖中心诊疗活动。

（1）一般状况：乏力、精神差、四肢或腰背部肌肉酸痛等；

（2）消化系统：如轻度纳差（少食厌食）、恶心呕吐、腹泻等；

（3）神经系统：如头痛；

（4）心血管系统：如心慌、胸闷等；

（5）眼耳鼻喉方面：如结膜炎、咽痛、咽干等。

3. 所有生殖中心诊疗患者及家属进入生殖中心候诊区必须全程佩戴医用口罩（有条件的佩戴外科口罩或医用防护口罩），不建议除就诊夫妇外其他人员作为陪同家属。

4. 患者进入生殖中心手术操作区域前统一由工作人员测量体温，若额温初测超过 37.3 ℃，体温计复测仍＞37.3 ℃，需立即暂停生殖中心病区诊疗，送至发热门诊排查。

5. 非进入辅助生育治疗周期流程的不孕症夫妇，建议其待疫情结束后再择期预约检查。

6. 暂时推迟生殖中心日间手术病房择期手术，择期治疗者可待疫情控制后再择期入院。

7. 已就诊进入生殖中心病房的患者入院前，详细询问是否有发热及呼吸道等症状，有无疫情严重地区旅行史及与来自疫情严重地区人员的接触史，患者及陪同家属统一由工作人员测量体温，对体温异常患者需转至发热门诊排查，明确告知患者住院期间仅其丈夫作为陪同家属，并拒绝其他家属探视。

8. 查房及诊疗时：医生及护士强化标准防护措施，落实手卫生规范，穿戴好工作服、工作帽，佩戴外科口罩，必要时戴乳胶手套。

9. 住院期间患者出现疑似新型冠状病毒肺炎症状时，应立即上报医院并隔离病房,院内会诊若仍考虑疑似病例,两小时内网络直报院感控部门,采集呼吸道及血液标本进行新型冠状病毒核酸检测同时转运病人至院集中隔离病房,必要时请示院、科领导后关闭病房和/或五楼手术室。

10. 对于临时取消或推迟诊疗的患者,记录联系方式,在疫情控制后另行短信等方式通知前来就诊。

11. 积极利用云门诊,开展患者必需的诊疗服务。

二、环境管理

(一) 物体表面及地面消毒

1. 就诊大厅护士站、手术操作及候诊区:使用可达高水平消毒的湿巾消毒擦拭物体表面两次/天,或选择 500 mg/L 含氯消毒剂擦拭,消毒剂作用时间＞10 min;取卵及移植室建议仅用温水清洁地面,被患者血液、体液污染的区域可用 75％乙醇纱布擦拭。

2. 被患者血液、体液等污染的地面用 2 000～5 000 mg/L 含氯消毒剂喷洒消毒,作用时间＞30 min 后清洁干净;(注:如为新型冠状病毒肺炎确诊患者所污染,将关闭生殖中心、生殖中心病房和/或五楼手术室!)

(二) 空气消毒

按照《医院空气净化管理规范》要求进行空气消毒。采用:

1. 除胚胎室、取卵室及移植室外,其他区域开窗通风,保持空气流通。打开机械送风和排风,保证生殖中心的空气流通;

2. 除胚胎室、取卵室及移植室外,其他区域空气消毒机进行空气消毒,每天至少两次。

3. 取卵室及移植室在手术结束后,保证不存在配子和/或胚胎暴露的情况下采用紫外灯消毒,胚胎室因有高标准层流(正压)且无患者进入不需空气消毒。

三、医疗器械复用

严格按照《医疗机构消毒技术规范》,做好医疗器械、污染物品的清洁与消毒：

1. 所有宫、腹腔镜及治疗器械的消毒、火菌严格执行中华人民共和国卫生行业标准（WS/T 367—2012/2019 医疗机构消毒技术规范）。

2. 宫、腹腔镜主机、治疗车等物品表面无血迹污染时，诊疗结束后使用75％乙醇纱布擦拭。

3. 手术室被患者血液、体液、分泌物等污染物污染的医疗器械、物体、内镜主机表面等可使用75％乙醇纱布消毒擦拭后，进入严格的消毒程序，包括对操作人员的隔离。

四、医疗废物管理

将新型冠状病毒感染确诊或疑似患者产生的医疗废物，纳入感染性医疗废物管理，严格按照《医疗废物管理条例》《医疗卫生机构医疗废物管理办法》《国家卫生健康委办公厅关于做好新型冠状病毒感染的肺炎疫情期间医疗机构医疗废物管理工作的通知》的有关规定，装入双层黄色垃圾袋，由专人密封转运，进行规范处置。

五、注意事项

1. 近期从湖北来宁人员，不建议来本中心进行各类诊疗服务。

2. 如有体温升高或其他不适症状随时上报，至发热门诊筛查，走发热门诊流程。

3. 如必须对疑似患者提供抢救性治疗，应单独安排隔离间予以诊疗，诊疗及接触人员做好防护措施，穿戴好医用防护口罩、护目镜、隔离衣（必要时穿一次性防护服），诊疗结束立即送至相关科室隔离治疗，诊疗间终末消毒。

4. 大家要做好自我保护，不要恐慌，守望相助、联防联治、同心协力，不造谣、不信谣、不传谣。

5. 本措施主要为预防，诊治措施详见有关规定。

儿科

新型冠状病毒肺炎临床防控方案

　　新型冠状病毒肺炎疫情防控形势严峻,为积极做好医院感染防控工作,切实保障患者、家属及医务人员的身体健康和生命安全,儿科制定和落实专科相关防控措施刻不容缓。现根据江苏省人民医院《新型冠状病毒肺炎医院感染防控方案(试行)》规定,结合儿科诊疗和感控特点,制定以下预防和控制方案:

一、人员管理

(一) 医务工作人员管理

　　1. 发热零报告制度:所有工作人员,包括医生、护士、工勤、进修学习人员等做好发热零报告,每日在上班前和下班后测量 2 次体温(如有不适症状,随时测量),据实上报体温情况。如有异常体温,立即脱离工作环境,视情况予以医学干预,采取隔离措施。

　　2. 医务人员对每一位患者需要执行标准预防,根据其传播途径及可能暴露风险,采取飞沫隔离和接触隔离,并在所有的医疗操作中做好手卫生、个人防护等,降低医院感染发生。

　　3. 手卫生要求:严格执行手卫生,接触患者前后、诊疗前后均应及时洗手(戴手套不能替代洗手)。手部无明显污染时,可使用速干手消毒剂;如手上存在可见污物,采用皂液洗手后卫生手消毒。严格按我院规定的"七步洗手法"执行。病区配备足够的手卫生设施和产品。

　　4. 个人防护要求:工作人员进入诊疗区域必须穿工作服、戴口罩。进入新生儿病区或儿童重症监护病区区域必须执行手卫生,更换洗手衣及清洁工作鞋,同时戴外科口罩及一次性工作帽。

5. 在诊疗及医疗操作过程中,所有医务人员必须严格按照医院感控要求做好个人防护措施,为患者执行口腔护理、吸痰、采集呼吸道标本、气管插管、无创通气、采血、动静脉穿刺、导尿、胸穿、腰穿、骨穿、更换尿布等可能出现血液、体液和分泌物等喷溅操作时,需戴一次性乳胶检查手套,穿隔离衣并使用护目镜或防护面罩。

6. 使用的防护用品应当符合国家有关标准,医务人员应当严格按照穿脱流程穿戴和脱掉个人防护装备,个人防护用品使用后应作为医疗废物处理。禁止穿着个人防护用品离开污染区,以免交叉污染。

7. 工作人员休息期间尽量以居家为主,接触武汉及周边地区人员及时报备并予以隔离观察。

8. 所有医务人员、工勤人员,符合此次新型冠状病毒感染隔离规定的,不得进入诊疗区域。

(二) 患者及家属管理

1. 所有医务人员必须主动询问患者及家属有无发热和/或呼吸道症状,尤其是否有接触武汉及周边地区人员情况。如有相关流行病学史合并有发热等症状,严禁收治入院。对有生命危险的患者,按相关应急预案处置。对无流行病学史、有明确发热原因但亟需收治的患者,报医务处审核备案。对自述没有流行病学史的新入院患者及其陪护人员,必须签署流行病史调查承诺书。

2. 门、急诊分诊及收治流程:所有门、急诊患者需经医院统一分诊,如有必要,进入发热门诊通道就诊。

3. 所有患者及家属进入诊疗区域必须全程佩戴口罩(有条件者佩戴外科口罩和医用防护口罩)。

4. 培训患者及家属在咳嗽或者打喷嚏时用纸巾遮掩口鼻,在接触呼吸道分泌物后应当使用流动水洗手。

5. 疑似病例应单人单间隔离治疗,所有防护措施按新型冠状病毒感染确诊的防护措施执行,直至排除。

6. 新生儿新型冠状病毒感染的水平传播途径依据风险大小依次为:密切接触传播及飞沫传播(照护者、家庭成员、家庭来访者)、医院内获得性感染、在公共场所接触到感染源等。针对高危对象,应详细询问流行病学史。对每一位入院的新生儿要详细询问其母亲、家庭成员、照护者、曾经接触过的人员是否存在如下情况:

(1) 患者母亲、家庭成员、照护者或接触者中是新型冠状病毒感染确诊或疑似病例,但患者无相关感染表现。

(2) 近两周是否在新型冠状病毒感染病例报告或流行地区有居住史,尤其是到过武汉市及其周边地区。

(3) 近两周密切接触过有呼吸道感染症状或就诊的患者。

(4) 近两周是否近距离接触过野生动物。

如果符合上述任一条件,将患者采取单间安置,医学观察 14 天。

7. 转运患者流程

(1) 转运前医生详细询问患者病史,特别是有无新型冠状病毒感染确诊及疑似病例接触史,以及相关症状。

(2) 如有疑似新型冠状病毒感染的患者接触史,且症状、体征疑似,建议按照流程规定隔离处理。

8. 如果患者在院期间出现疑似新型冠状病毒感染症状,立即上报医务处(晚夜间及节假日上报分院"新冠防治应急协调小组"值班人员处),经专家组成员会诊。如果经会诊排除疑似,按常规进行诊疗并严密观察。如果疑似并如第一次检测结果为阳性,由医务处或"新冠防治应急协调小组"联系市卫生健康委医疗救治组,派专用救护车将患者转送至定点医院隔离、治疗。患者所在病房由感染管理办公室按规范指导消毒。该患者直接诊治医护人员由感染管理办公室按相关规范进行安排。

9. 加强病区人员出入病区管理:原则上每名患者最多 2 名家长陪护,相对固定且不随意更换。陪护人员必须服从病区管理,活动相对局限于病房内。不建议外来人员作为陪同家属,谢绝探视。新生儿病区及儿童重症监护病区实行无陪护理,在新型冠状病毒流行期间,暂停新生儿病房及儿童重症监护病区探视,如确有需要,需经医院统一监测排查方能进入。

二、环境管理

（一）物体表面及地面消毒

1. 物体表面消毒：选择 500 mg/L 含氯消毒剂擦拭，每日两次，消毒剂作用时间＞10 min。

2. 地面消毒：使用 500 mg/L 含氯消毒剂拖地，消毒剂作用时间＞10 min。

3. 护目镜、防护面罩、玻璃体温计等。使用 500 mg/L 含氯消毒剂浸泡消毒，时间＞30 min，消毒后干燥。额温枪每日使用消毒纸巾擦拭。

（二）空气消毒

按照《医院空气净化管理规范》要求进行空气消毒。可采用：

1. 病房、走廊开窗通风，保持空气流通，每日两次。

2. 通风条件受限时采用空气消毒机进行空气消毒，每天至少两次。

三、医疗器械复用

1. 尽量使用一次性无菌物品和医院供应室提供的消毒灭菌后物品。

2. 对于重复使用的医疗器械和用具，严格按照《医疗机构消毒技术规范》，做好医疗器械、污染物品的清洁与消毒。

3. 暖箱、辐射台终末消毒选择 500 mg/L 含氯消毒剂按规范执行拆卸最小化消毒原则；日常消毒暖箱内面使用清水、外面使用消毒纸巾擦拭；暖箱水槽每日使用 500 mg/L 含氯消毒剂浸泡消毒，时间大于 30 min，消毒后干燥。

4. 治疗车等物表无血迹污染时，诊疗结束后使用 500 mg/L 含氯消毒剂擦拭。

5. 呼吸机均使用一次性呼吸机管路。使用中的呼吸机表面，每日用 500 mg/L 含氯消毒剂擦拭；使用完毕的呼吸机放至统一位置，以最大化能拆卸原则进行终末消毒。其他医疗器械每日用 500 mg/L 含氯消毒剂擦拭,停用后按规范执行终末消毒。

6. 纤维支气管镜消毒、灭菌严格执行中华人民共和国卫生行业标准《软式内镜清洗消毒技术规范》(WS 507—2016)。内镜主机、治疗车等物体表面无血迹污染时,诊疗结束后使用 500 mg/L 含氯消毒剂擦拭。

7. 被患者血液、体液、分泌物等污染物污染的医疗器械、物体表面等,可使用 2 000～5 000 mg/L 含氯消毒剂消毒擦拭,消毒剂作用时间＞30 min 后擦拭干净。

四、医疗废物管理

将新型冠状病毒感染确诊或疑似患者产生的医疗废物,纳入感染性医疗废物管理,严格按照《医疗废物管理条例》《医疗卫生机构医疗废物管理办法》和《国家卫生健康委办公厅关于做好新型冠状病毒感染的肺炎疫情期间医疗机构医疗废物管理工作的通知》的有关规定,装入双层黄色医疗垃圾袋,由专人密封转运,进行规范处置。

五、注意事项

1. 病区内患者有体温异常者,及时追问相关病史,合理处理。

2. 医护人员工作过程中严格执行无菌技术操作制度,严防针刺伤、切割伤,避免直接接触患者的血液、体液、分泌物以及不完整的皮肤。

3. 医护人员做好自我防护,不要恐慌,守望相助、联防联治、同心协力,不造谣、不信谣、不传谣。

4. 冠状病毒感染流行期间,充分准备好各种防护设备及各种生命支持的仪器设备,合理调配医务人员,确保医疗质量与安全。

5. 本措施主要为预防,诊治措施详见有关规定。

妇女保健科

新型冠状病毒肺炎临床防控方案

新型冠状病毒肺炎疫情防控形势严峻,江苏省已经启动突发公共卫生事件一级应急响应。该病以发热、乏力、干咳为主要表现,少数患者伴有鼻塞、流涕、腹泻等症状,有的病例无明显发热。发病早期外周血白细胞总数正常或减低,淋巴细胞计数减少。胸部 CT 呈现肺炎影像学特征。该病人群普遍易发,孕产妇处于特殊免疫耐受状态,是该病毒易感人群,国内已有孕妇感染确诊病例,尤其在早孕期伴有妊娠呕吐等症状,抵抗力低下,产后比较疲劳,机体应激能力较低下,更需要注意防范。根据江苏省人民医院《新型冠状病毒肺炎医院感染防控方案(试行)》规定,结合妇女保健科学科诊疗和感控特点,特制定以下预防与控制措施。

一、人员管理

(一) 医务工作人员管理

1. 发热零报告制度:所有工作人员,包括医生、护士、工勤、进修学习人员做好发热零报告,每日在上班前和下班后测量 2 次体温(如有不适症状,随时测量),据实上报体温情况。如有异常体温,立即脱离工作环境,视情况予以医学干预,采取隔离措施。

2. 个人防护要求:工作人员门诊诊疗区域必须佩戴外科口罩,门诊诊疗和各项检查时严格执行一医一患一诊间;进行康复治疗时佩戴护目镜、戴乳胶手套,穿隔离衣(或一次性手术衣);在诊疗过程中,工作区域所有人员必须严格按照医院感控要求做好个人防护措施,诊疗期间严禁陪同人员在无防护状态下进入诊疗区(包括本院非本科室工作人员)。

3. 手卫生要求:严格执行手卫生,接触患者前后、诊疗前后均应及时洗手(戴手套不能替代洗手)。

4. 工作人员休息期间尽量以居家为主,接触武汉及周边地区人员及时报备并按规定要求予以隔离观察。

(二)患者及家属管理

1. 所有病人及其家属进入诊区前,统一由工作人员测量体温,额温初测超过 37.3 ℃,体温计复测仍高于 37.3 ℃,如排除乳腺炎所致发热外,需送至发热门诊排查。

2. 门诊医师及楼层分诊人员必须主动询问患者及家属是否有接触武汉及周边地区人员情况,有无干咳、咽部不适等呼吸道症状,也要询问有无如下呼吸系统以外的病毒血症表现,如存在这些情况,均需转专科进一步诊治。

(1)一般状况:乏力、精神差、四肢或腰背部肌肉酸痛等。

(2)消化系统:如轻度纳差(少食厌食)、恶心呕吐、腹泻等。

(3)神经系统:如头痛、头晕。

(4)心血管系统:如心慌、胸闷等。

(5)眼耳鼻喉方面:如结膜炎、咽痛、咽干等。

3. 所有患者及家属进入妇女保健科候诊区必须全程佩戴医用口罩(有条件者佩戴外科口罩和医用防护口罩)。建议病情较轻者不要家属陪同。

4. 无症状健康体检者或病情症状较轻患者,建议其等待疫情结束后择期就诊检查、治疗。

5. 临时取消康复治疗的患者,记录其联系方式,在疫情控制后另行电话通知预约安排治疗。

二、环境管理

(一)物体表面及地面消毒

1. 诊疗区、候诊区:使用高消毒水平的湿巾消毒擦拭物体表面,每天 2 次,或选择 500 mg/L 含氯消毒剂擦拭,消毒剂作用时间>10 min。

2. 被污染的地面用 2 000~5 000 mg/L 含氯消毒剂喷洒消毒,作用时间>30 min 后清洁干净。

（二）空气消毒

严格按照《医院空气净化管理规范》要求进行空气消毒。

1. 开窗通风,保持空气流通。每天上午、下午下班后,打开所有诊疗室、走廊窗户,保证妇女保健科诊疗区域的空气流通。

2. 治疗室在治疗过程中,打开新风系统,一旦被污染,用空气消毒机进行消毒。

三、医疗器械、物品管理

严格按照《医疗机构消毒技术规范》,做好医疗器械、污染物品的清洁与消毒。

1. 所有诊疗过程中使用的器械消毒、灭菌严格执行中华人民共和国卫生行业标准及江苏省人民医院的相关规定。

2. 被患者血液、体液、分泌物等污染的医疗器械、物体表面等使用 2 000~5 000 mg/L 含氯消毒剂消毒擦拭,消毒剂作用时间>30 min 后擦拭干净。

3. 诊桌及治疗车等物体表面无血迹污染时,诊疗结束后使用 500 mg/L 含氯消毒剂擦拭;如有污染,使用 2 000~5 000 mg/L 含氯消毒剂消毒擦拭,消毒剂作用时间>30 min 后擦拭干净。

四、医疗废物管理

将新型冠状病毒感染确诊或疑似患者产生的医疗废物,纳入感染性医疗废物管理,严格按照《医疗废物管理条例》《医疗卫生机构医疗废物管理办法》和《国家卫生健康委办公厅关于做好新型冠状病毒感染的肺炎疫情期间医疗机构医疗废物管理工作的通知》的有关规定,装入双层黄色医疗垃圾袋,由专人密封转运,进行规范处置。

五、预防措施

做好医务人员和患者及其家属的健康宣教,做好预防措施,防病

于未然,按照《健康中国行动(2019—2030 年)》和《中国居民膳食指南(2019)》建议如下:

1. 合理膳食,食不过量:食物多样,每天的膳食应包括谷薯类、蔬菜水果类、畜禽鱼蛋奶类、大豆坚果类等食物;成年人人均每日食盐摄入量不高于 5 g、食用油 25～30 g、蔬菜和水果不低于 500 g(水果不能代替蔬菜)、饮水 7～8 杯(1 500～1 700 mL);不漏餐,不暴饮暴食,平均每天摄入 12 种以上食物,每周 25 种以上;戒烟限酒,远离恶习。

2. 适量运动,健康体重:坚持日常身体活动和主动运动相结合,至少有 1 项运动爱好或掌握 1 项传统运动项目;量力选择中等强度身体活动,每周至少进行 3 次以上,每次 30 min 以上,或每周累计 150 min 以上;主动身体活动最好每天 6 000 步;减少久坐时间,每小时起来动一动;成年人体重指数(BMI)控制在 18.5～24 kg/m²。

3. 充足睡眠,规律生活:不熬夜,早睡早起,劳逸结合,生活规律;成人每日平均睡眠时间为 7～8 h。

4. 生活乐观,心态平和:多与朋友、家人或医生交流,及时发现心理异常的症状,积极解决;正确认识抑郁和焦虑症状,掌握基本的情绪管理、压力管理等自我心理调适方法,如运动、正念减压训练、培养兴趣爱好等缓解压力,调适心态;在医生的指导下规范服用精神类药物。

5. 特殊时期,学会健康的自我评定:"五快",即食得快、便得快、睡得快、说得快、走得快;"三良好",即良好的个性、良好的处事能力、良好的人际关系。

6. 主动预防,及时诊疗:充分认识疫苗对预防疾病的重要作用,孕产妇、慢病患者、老人等高危人群主动接种流感疫苗和肺炎球菌疫苗;咳嗽、打喷嚏时用胳膊或纸巾掩口鼻,正确、文明吐痰;发现异常情况,不能讳疾忌医,不能因为特殊时期延误早期诊疗,在做好防护前提下,有序就医;孕产妇孕前 3 个月至孕后 3 个月补充叶酸或复合维生素,孕期至少接受 5 次产前检查(孕早期 1 次,孕中期 2 次,孕晚期 2 次),产后3～7 天和 42 天主动接受社区医生访视或电话咨询,异常情况及时就诊。

六、注意事项

1. 近期从湖北来宁人员,如非必须,暂缓诊疗;如确需诊疗,需到指定门诊就诊。

2. 如有体温升高或其他不适随时上报,发热门诊筛查,走发热门诊流程。

3. 如接诊疑似患者后,诊疗及接触人员做好防护措施,医用防护口罩、护目镜、隔离衣(必要时穿一次性防护服),诊疗结束立即送至相关科室隔离治疗。诊间需进行终末消毒。如果未进行全面个人防护,接触疑似患者后,注意严密观察,必要时,接触人员需进行隔离。

4. 做好自我保护,不要恐慌,守望相助、联防联治、同心协力,不造谣、不信谣、不传谣。

5. 本措施主要为预防,诊治措施详见有关规定。

儿童保健科
新型冠状病毒肺炎临床防控方案

新型冠状病毒肺炎疫情防控形势严峻,儿童感染的病例报道逐渐增多,且儿童自身免疫功能低下,易出现呼吸道感染,尤其是婴幼儿,一旦发病,进展迅速。现根据江苏省人民医院《新型冠状病毒肺炎医院感染防控方案(试行)》规定,结合儿童保健科诊疗和感控特点,特制定以下预防与控制措施:

一、医务工作人员管理

1. 所有工作人员,包括医生、护士、技师、导医、进修学习人员、学生等做好发热零报告,每日在上班前和下班后测量 2 次体温(如有不适症状,随时测量),据实上报体温情况。如有体温异常,立即脱离工作环境,视情况予以医学干预,采取隔离措施。

2. 工作人员进入儿童保健科诊疗区域必须戴外科口罩;在诊疗过程中,工作区域所有人员必须严格按照医院感控要求做好个人防护措施(包括本院非儿童保健科工作人员)。

3. 严格执行手卫生,接触每一位患者前后、诊疗前后均应及时洗手或使用速干手消毒剂消毒(戴手套不能替代洗手)。

4. 工作人员休息期间尽量以居家为主,接触武汉及周边地区人员及时报备并予以隔离观察。

二、患者及家属管理

1. 患者及家属有义务主动告知医务人员,是否有接触武汉及周边地区人员情况,有无发热和/或呼吸道症状。有如下非呼吸系统症状:一般状况方面,如乏力、精神差等;消化系统方面,如轻度纳差(少食厌食）、恶心呕吐、腹泻等；神经系统方面，如头痛；心血管系统方面，如心慌、胸闷等；眼科方面，如结膜炎；其他方面，如仅有轻度四肢或腰背部肌肉酸痛等，也需主动告知。

2. 所有就诊患者及家属进入儿童保健科候诊区必须全程佩戴医用口罩（有条件者佩戴外科口罩或医用防护口罩），不建议外来人员作为陪同家属。

3. 儿保门诊：儿童及家长就诊前统一由工作人员测量体温，额温初测超过 37.3 ℃，体温计复测仍高于 37.3 ℃，需立即诊疗，送至发热门诊排查。

4. 眼科及耳鼻喉科门诊：患者进入诊室前，医生必须确认患者及家属是否量过体温，以及是否有疫情严重地区旅行居住史或接触此类地区人员的情况，如果未量过体温或者有疫情严重地区旅行居住史或接触此类地区人员的情况，请患者及家属先去预检分诊台。

三、环境卫生消毒和管理

1. 严格按照《医疗机构消毒技术规范》，做好物体表面、地面、医疗器械、污染物品的清洁与消毒。

（1）导医台、门诊及检查室：使用可达高水平消毒的湿巾消毒擦拭物体表面，每天 2 次，或选择 500 mg/L 含氯消毒剂擦拭，消毒剂作用时间＞10 min。

（2）被污染的地面用 2 000～5 000 mg/L 含氯消毒剂喷洒消毒，作用时间＞30 min 后清洁干净。

（3）所有消毒、灭菌严格执行中华人民共和国卫生行业标准《软式内镜清洗消毒技术规范》（WS 507—2016）。诊疗器械物体表面无血迹污染时，诊疗结束后使用 500 mg/L 含氯消毒剂擦拭；被患者血液、体液、分泌物等污染物污染的医疗器械、物体、内镜主机表面等，可使用2 000～5 000 mg/L 含氯消毒剂消毒擦拭，消毒剂作用时间＞30 min 后擦拭干净。

2. 按照《医院空气净化管理规范》要求进行空气消毒。可采用：

（1）开窗通风，保持空气流通；使用新风系统，保证门诊、检查室的空气流通。

（2）空气消毒机进行空气消毒。

四、医疗废物管理

将新型冠状病毒感染确诊或疑似患者产生的医疗废物,纳入感染性医疗废物管理,严格按照《医疗废物管理条例》《医疗卫生机构医疗废物管理办法》和《国家卫生健康委办公厅关于做好新型冠状病毒感染的肺炎疫情期间医疗机构医疗废物管理工作的通知》的有关规定,装入双层黄色医疗垃圾袋,由专人密封转运,进行规范处置。

五、注意事项

1. 近期从湖北来宁人员,如非必须,暂缓到儿童保健科就诊。

2. 如有体温升高或其他不适,随时上报,发热门诊筛查,走发热门诊流程。

3. 如必须对发热伴有结膜炎患者进行检查和治疗,诊疗及接触人员做好防护措施,戴医用防护口罩、护目镜。

4. 大家做好自我保护,不要恐慌,守望相助、联防联治、同心协力,不造谣、不信谣、不传谣。

5. 本措施主要为预防,诊治措施详见有关规定。

计划生育科

新型冠状病毒肺炎临床防控方案

新型冠状病毒肺炎疫情防控形势严峻,结合计划生育科门诊及门诊无痛手术特点,特制定以下预防与控制措施:

一、人员管理

（一）医务工作人员管理

1. 发热零报告制度:所有工作人员,包括医生、护士、工勤、进修学习人员做好发热零报告,每日测量 2 次体温(如有不适症状,随时测量),据实上报体温情况。如有异常体温,立即脱离工作环境,视情况予以医学干预,采取隔离措施。

2. 个人防护要求:工作人员进入手术区域必须戴外科口罩、帽子,穿手术衣,必要时佩戴护目镜,穿隔离衣;在手术过程中,工作区域所有人员必须严格按照医院感控要求做好个人防护措施。

3. 手卫生要求:医务人员严格执行手卫生制度,按要求进行洗手、外科洗手消毒或快速手消毒。

4. 如必须对疑似患者提供抢救性治疗,安排隔离手术间予以手术,接触人员做好防护措施,穿戴医用防护口罩、一次性手术帽、护目镜、隔离衣(必要时穿一次性防护服),手术结束做好病人及接触人员的隔离工作。

5. 工作人员休息期间尽量以居家为主,接触武汉及周边地区人员及时报备并予以隔离观察。

（二）患者及家属管理

1. 患者及家属来院后在分诊台测量体温,如体温正常则正常就诊,如体温升高则进入医院的发热筛查流程,同时做好宣传教育工作。

2. 医师及预约台人员必须主动询问患者及家属有无发热和/或呼吸道症状,尤其是否有接触武汉及周边地区人员情况。如存在以下呼吸系统以外的病毒血症表现,均应暂缓手术(急诊除外):

(1)一般状况:乏力、精神差、四肢或腰背部肌肉酸痛等。

(2)消化系统:如轻度纳差(少食厌食)、恶心呕吐、腹泻等。

(3)神经系统:如头痛。

(4)心血管系统:如心慌、胸闷等。

(5)眼耳鼻喉方面:如结膜炎、咽痛、咽干等。

3. 所有患者及家属进入候诊区必须全程佩戴口罩。

4. 患者入手术室前统一由工作人员测量体温,两次体温超过正常,需立即暂停手术,按医院流程排查。

5. 无症状或症状较轻者,建议其待疫情结束后择期预约手术。

二、环境管理

(一)物体表面及地面消毒

1. 严格执行手术室及诊间的常规清洁消毒制度。

2. 如接待患者疑似或被确诊为新型冠状病毒感染,根据医院感控要求进行处理。

(二)空气消毒

按照《医院空气净化管理规范》要求进行空气消毒。可采用:

1. 诊间、休息室开窗通风,一天两次,保持空气流通。

2. 手术区为空气层流系统,保证正常运转。

三、医疗器械复用

1. 严格按照《医疗机构消毒技术规范》,做好医疗器械、污染物品的清洁与消毒灭菌。

2. 如接待新型冠状病毒感染确诊或疑似患者,术后器械装入双层黄色医疗垃圾袋,详细标注后,由专人密封转运,进行规范处置。

四、医疗废物管理

将新型冠状病毒感染确诊或疑似患者产生的医疗废物,纳入感染性医疗废物管理,严格按照有关规定处理。

老年心血管科
新型冠状病毒肺炎临床防控方案

新型冠状病毒肺炎疫情防控形势严峻,部分感染者可能仅以恶心、食欲减退、腹胀、腹泻等消化道症状为首发表现,老年心血管科制定和落实相关防控措施刻不容缓。现根据江苏省人民医院《新型冠状病毒肺炎医院感染防控方案(试行)》规定,结合老年心血管科诊疗和感控特点,特制定以下预防与控制措施:

一、人员管理

(一)医务工作人员管理

1. 发热零报告制度:所有工作人员,包括医生、护士、工勤、进修学习人员做好发热零报告,每日在上班前和下班后测量 2 次体温(如有不适症状,随时测量),据实上报体温情况。如有体温异常,立即脱离工作环境,视情况予以医学干预,采取隔离措施。

2. 个人防护要求:工作人员进入老年心血管科诊疗区域必须戴外科口罩,必要时佩戴护目镜;在诊疗过程中,工作区域所有人员必须严格按照医院感控要求做好个人防护措施。

3. 手卫生要求:严格执行手卫生,接触患者前后、诊疗前后均应及时洗手。

4. 工作人员休息期间尽量以居家为主,接触武汉及周边地区人员及时报备并予以隔离观察。

(二)患者及家属管理

1. 加强住院病房人员出入管理。所有住院病房将实行严格的24 小时门禁管理;如需陪护,原则上每名患者配 1 名陪护,相对固定,不随意调换;陪护人员必须服从病区管理,患者在院期间暂谢绝其他人员来院探访。

2. 敦促并指导患者本人、家属及陪护人员做好个人防护;指导护工及家属将废弃口罩放至黄色医疗垃圾袋中。如家属有感冒或发烧者,一律不准陪伴患者。所有来院人员戴口罩并主动配合进行体温筛查及信息登记。

3. 患者住院治疗期间原则上不予离开病房,如因特殊情况离院时须向主管医护人员报备并做好登记,离院期间敦促做好个人防护。

4. 如有下列情形之一,不予收住入院,如有发烧等症状,敦促其到指定发热门诊就诊。

(1) 两周内有湖北旅行或居住史。

(2) 两周内曾接触过来自湖北的发热伴有呼吸道症状的患者。

(3) 家属里另外还有发热、咳嗽等症状的患者。

(4) 周围人群有集中发病。

二、环境管理

(一) 物体表面及地面消毒

1. 未被污染物体:使用可达高水平消毒水平的湿巾消毒擦拭物体表面,每天2次;或选择500 mg/L 含氯消毒剂擦拭,消毒剂作用时间>10 min。

2. 被污染物体:使用2 000~5 000 mg/L 含氯消毒剂喷洒消毒,作用时间>30 min 后清洁干净。

(二) 空气消毒

按照《医院空气净化管理规范》要求进行空气消毒。可采用:

1. 开窗通风,保持空气流通,保证病房空气流通。

2. 必要时,空气消毒机进行空气消毒,每天至少2次。

3. 治疗室、处置室等重点部门每天紫外线消毒。

三、医疗废物管理

将新型冠状病毒感染确诊或疑似患者产生的医疗废物,纳入感染性医疗废物管理,严格按照《医疗废物管理条例》《医疗卫生机构医疗废物管理办法》和《国家卫生健康委办公厅关于做好新型冠状病毒感染的肺炎疫情期间医疗机构医疗废物管理工作的通知》的有关规定,装入双层黄色垃圾袋,由专人密封转运,进行规范处置。

四、心导管室管理

1. 相关医护工勤人员进入老年心血管科心导管室必须佩戴外科口罩,穿鞋套,医护人员在诊疗过程中,必须严格按照医院感控要求做好个人防护措施。

2. 患者由其手术医生负责筛查其有无相关症状及接触史,疑似新型冠状病毒感染患者应暂缓诊疗。患者佩戴口罩,由工勤人员陪同,禁止任何家属进入心导管室。

3. 手卫生要求:严格执行手卫生,接触患者前后、无菌操作前、诊疗前后,均应及时洗手(戴手套不能替代洗手)。

4. 工作人员休息期间,尽量以居家为主,接触武汉及周边地区人员及时报备并予以隔离观察。

5. 心脏介入手术工作流程管理严格按照《江苏省人民医院急诊手术患者分诊流程》执行。

五、心功能室管理

1. 患者用品(检查床、床单、检查枕等)统一送洗并进行消毒剂或高温消毒。至少每天更换,人流量大时每天应更换 2 次,有污染立即更换,防止交叉感染。

2. 检查前:应首先询问患者有无发热、咳嗽等症状,近期有无去过疫情严重地区或疫情严重地区人员接触史,若发现可疑患者,应按医院上报流程立即上报,配合医院做好患者隔离就诊工作。

3. 严格实施手卫生,戴一次性医用乳胶手套。每位患者检查前与结束后进行手卫生,用 75% 乙醇或含氯消毒剂等消毒剂或湿巾纸对探头等进行消毒。

六、注意事项

1. 有体温升高或其他不适随时上报,发热门诊筛查,走发热门诊流程。

2. 大家要做好自我保护,不要恐慌,守望相助、联防联治、同心协力,不造谣、不信谣、不传谣。

3. 本措施主要为预防,诊治措施详见有关规定。

老年呼吸科
新型冠状病毒肺炎临床防控方案

新型冠状病毒肺炎疫情防控形势严峻,根据国家卫生健康委员会《新型冠状病毒肺炎防控方案(第五版)》和江苏省人民医院《新型冠状病毒肺炎医院感染防控方案(试行)》规定,结合老年呼吸科诊疗工作实际情况,特制定以下预防和控制措施:

一、人员管理

(一)医务工作人员管理

1. 发热零报告制度:所有工作人员,包括医生、护士、工勤、进修学习人员做好发热零报告,每日在上班前和下班后测量 2 次体温(如有不适症状,随时测量),据实上报体温情况。如有异常体温,视情况予以医学干预,必要时采取隔离措施。

2. 个人防护要求:工作人员进入诊疗区域必须佩戴医用外科口罩,在诊疗过程中,工作区域所有人员必须严格按照医院感控要求做好个人防护措施。可能受到患者血液、体液、分泌物喷溅时,戴医用防护口罩、护目镜,穿防渗隔离衣。医用外科口罩、医用防护口罩、护目镜、隔离衣等防护用品被患者血液、体液、分泌物等污染时应及时更换。为疑似患者或确诊患者实施可能产生气溶胶的操作(如气管插管、无创通气、气管切开、心肺复苏、插管前手动通气和支气管镜检查等)时,采取空气隔离,戴医用防护口罩(一定进行密闭性能检测)、护目镜或防护面屏、戴乳胶手套、穿防渗长袖隔离衣/一次性防护服,必要时佩戴呼吸头罩。应在通风良好的房间内进行,限制人员数量。

3. 手卫生要求:严格执行手卫生,接触患者前后、诊疗前后均应及时洗手(戴手套不能替代洗手)。

4. 工作人员休息期间尽量以居家为主,接触武汉及周边地区人员及时报备并予以隔离观察。

(二)患者及家属管理

1. 门诊医师及功能检查预约人员必须主动询问患者及家属有无发热、咳嗽、气促等呼吸道症状,尤其是否有接触武汉及周边地区人员情况,有无聚集性发病或与新型冠状病毒肺炎确诊或疑似病例的接触史。如存在上述情况,应联系发热门诊,发热门诊安排物业人员来接患者,陪同患者按既定路线至发热门诊排查。

2. 每位住院患者如需陪护,仅限一名家属陪护,陪护人员相对固定,不随意调换。注重患者及自身防护,不串病房,做好手卫生,开窗通风。如果出现咳嗽、发热等症状,立即报告主管医护人员。

3. 病区将实行严格的 24 小时门禁管理,为防交叉感染,患者在院期间暂谢绝其他人员来院探视。如特殊情况需进入病区,需做好登记,戴好口罩,做好手卫生。

4. 有以下情况之一的人员,不得来院探视、陪护:

(1) 发热(37.5 ℃及以上)。

(2) 两周内曾途经湖北或有武汉及其周边地区旅行、居住、短暂停留史。

(3) 两周内与上述人员有过接触史。

(4) 两周内曾经接触过新型冠状病毒肺炎疑似或确诊病例。

(5) 两周内有发热、干咳,身边有多名人员有类似症状。

(6) 明显乏力、腹泻等其他可疑不适症状。

5. 患者住院期间原则上不应离开病房,如因特殊情况离院时应向主管医护人员报备并做好登记,离院期间应做好个人防护。

二、可疑疑似患者的管理

1. 对于不明原因发热或咳嗽、气促等症状的病例,应注意询问发病前 14 天内有无武汉及其周边地区的旅行史、居住史,是否曾接触过以上地区的发热或有呼吸道症状的患者,有无聚集性发病或与新型冠状病毒肺炎确诊或疑似病例的接触史。如存在上述情况，主管医护人员应及时向病区主任及科主任汇报，科室根据情况联系应急协调办公室，协调医院专家组会诊，必要时转诊至隔离病区。

2. 诊治可疑疑似病例的医护人员，需做好防护措施，戴医用防护口罩(一定进行密闭性能检测)、护目镜或防护面屏，戴医用乳胶手套，穿防渗长袖隔离衣/一次性防护服，必要时佩戴呼吸头罩，并注意做好手卫生，必要时需隔离观察。

3. 可疑疑似病例的诊疗用品尽量专人专用，使用后及时进行清洁与消毒。可疑疑似病例转诊后，需对病区做终末消毒，并对密切接触者予以隔离观察。

三、疑似或确诊患者的管理

1. 经医院专家组会诊确定的疑似或确诊患者应安置在单人隔离房间，疑似或确诊患者原则上应尽快转诊至隔离病区进行治疗，转运过程中应注意医护人员及家属的防护，并对转运涉及的环境及物品进行消毒。

2. 加强疑似或确诊患者和家属宣教，限制患者活动范围，患者病情允许时建议佩戴医用外科口罩，外出检查时应戴医用外科口罩，并定期更换。控制探访者，患者之间、患者与探访者之间距离应＞1 m，探访者应戴医用外科口罩。

3. 对于不能及时转诊的疑似或确诊患者，应根据病情确定治疗场所，危重型病例应尽早收入 ICU 治疗。

4. 一般病例治疗包括加强支持治疗，保证充足热量；保持内环境稳定，加强基础病治疗及器官功能保护；密切监测病情，根据氧饱和度变化，及时给予有效氧疗措施，包括鼻导管、面罩给氧，必要时经鼻高流量氧疗、无创或有创机械通气；抗病毒治疗可试用 α-干扰素雾化吸入、洛匹那韦/利托那韦口服及利巴韦林口服/静脉治疗；加强细菌学监测，继发细菌感染时及时应用抗菌药物。

5. 重型、危重型病例应在一般对症治疗的基础上，积极防治并发症，预防继发感染，及时进行器官功能支持。呼吸支持包括无创机械通气,有创机械通气,必要时采取俯卧位通气、肺复张或体外膜肺氧合(ECMO)等。循环支持包括在充分液体复苏的基础上,改善微循环,使用血管活性药物,必要时进行血流动力学监测。可根据患者呼吸困难程度及胸部影像学进展情况,短期内(3～5 天)使用糖皮质激素,剂量不超过相当于甲泼尼龙 1～2 mg/(kg·d),有条件情况下可考虑恢复期血浆治疗。

6. 解除隔离标准:体温恢复正常 3 天以上,呼吸道症状明显好转,连续两次呼吸道病原核酸检测阴性(采样时间间隔至少 1 天),可解除隔离。

四、环境管理

(一) 物体表面及地面消毒

1. 诊疗区域:使用可达高水平消毒的湿巾消毒擦拭物体表面,每天 2 次,或选择 500 mg/L 含氯消毒剂擦拭,消毒剂作用时间>10 min。

2. 诊疗物品:监护仪、输液泵、心电图机等,尤其是频繁接触的物体表面,如仪器的按钮、操作面板,每天用 75％酒精擦拭消毒;如有血液或体液污染时,应先用可吸湿材料去除可见污染物,再用 75％酒精擦拭消毒。

3. 被污染的地面用 2 000～5 000 mg/L 含氯消毒剂喷洒消毒,作用时间>30 min 后清洁干净。

(二) 空气消毒

按照《医院空气净化管理规范》要求进行空气消毒。可采用:

1. 开窗通风,保持空气流通。打开机械送风和排风,保证病区的空气流通。

2. 空气消毒机进行空气消毒,每天至少两次。

五、医疗废物管理

将新型冠状病毒感染确诊或疑似患者产生的医疗废物,纳入感染性医疗废物管理,严格按照《医疗废物管理条例》《医疗卫生机构医疗废物管理办法》和《国家卫生健康委办公厅关于做好新型冠状病毒感

染的肺炎疫情期间医疗机构医疗废物管理工作的通知》的有关规定，装入双层黄色医疗垃圾袋，由专人密封转运，进行规范处置。

六、注意事项

1. 从湖北返回人员，如非必须，暂缓住院治疗及进行肺功能、睡眠监测等检查。

2. 如有体温升高或其他不适，随时上报，发热门诊筛查，走发热门诊流程。

3. 大家做好自我保护，不要恐慌，守望相助、联防联治、同心协力，不造谣、不信谣、不传谣，对患者及家属做好健康教育。

4. 本防控方案主要为预防，详细诊治措施详见有关规定。

老年神经科

新型冠状病毒肺炎临床防控方案

新型冠状病毒肺炎疫情防控形势严峻,老年神经科制定和落实相关防控措施刻不容缓。现根据江苏省人民医院《新型冠状病毒肺炎医院感染防控方案(试行)》规定,结合老年神经科诊疗和感控特点,特制定以下预防与控制措施:

一、人员管理

(一)医务工作人员管理

1. 发热零报告制度:所有工作人员,包括医生、护士、工勤、进修学习人员做好发热零报告,每日在上班前和下班后测量 2 次体温(如有不适症状,随时测量),据实上报体温情况。如有异常体温,立即脱离工作环境,视情况予以医学干预,采取隔离措施。

2. 个人防护要求:工作人员上班戴医用或外科口罩,必要时佩戴护目镜。

3. 手卫生要求:严格执行手卫生(戴手套不能替代洗手)。

4. 工作人员休息期间尽量以居家为主,接触武汉及周边地区人员及时报备并予以隔离观察。

5. 其他:根据单位具体要求执行。

(二)患者及家属管理

1. 患者及家属有义务主动告知医务人员,是否有接触武汉及周边地区人员情况,有无发热、咳嗽等症状。有其他非呼吸系统症状:① 一般状况,如乏力、精神差等;② 消化系统方面,如轻度纳差(少食厌食)、恶心呕吐、腹泻等;③ 神经系统方面,如头痛;④ 心血管系统方面,如心慌、胸闷等;⑤ 眼科方面,如结膜炎;⑥ 其他方面,如仅有轻度四肢或腰背部肌肉酸痛等,也需主动告知。

2. 所有患者及家属进入病区必须全程佩戴医用口罩(有条件者佩戴外科口罩和医用防护口罩),每位患者限 1 人陪护,不建议外来人员作为陪同家属;咳嗽或者打喷嚏时用纸巾遮掩口鼻,来不及者或实在没有纸巾时可喷向自己肘关节部位的衣服上,然后处理。勤用肥皂和流动水洗手,用过的纸巾和口罩需放置在医疗废物专用袋中。

3. 患者入室前统一由工作人员测量体温,体温超过 37.3 ℃,体温计复测仍超过 37.3 ℃,需至发热门诊排查。

4. 住院择期治疗者可待疫情控制后择期入院。

二、环境管理

1. 严格按照《医疗机构消毒技术规范》,做好医疗器械、污染物品、物体表面、地面等的清洁与消毒。清洁与消毒方法为:

(1) 护士站、预诊台:使用可达高水平消毒的湿巾消毒擦拭物体表面,每天 2 次,或选择 500 mg/L 含氯消毒剂擦拭,消毒剂作用时间＞10 min。

(2) 治疗车、监护仪等物表无血迹污染时,使用结束后均使用 500 mg/L 含氯消毒剂擦拭。

(3) 被患者血液、体液、分泌物等污染物污染的医疗器械、物体表面等,可使用 2 000～5 000 mg/L 含氯消毒剂消毒擦拭,消毒剂作用时间＞30 min 后擦拭干净。被污染的地面,用 2 000～5 000 mg/L 含氯消毒剂喷洒消毒,作用时间＞30 min 后清洁干净。

2. 按照《医院空气净化管理规范》要求进行空气消毒。宜采用:

(1) 定时开窗通风,保持空气流通。

(2) 空气消毒机进行空气消毒。

三、医疗废物管理

将新型冠状病毒感染确诊或疑似患者产生的医疗废物,纳入感染性医疗废物管理,严格按照《医疗废物管理条例》《医疗卫生机构医疗废物管理办法》和《国家卫生健康委办公厅关于做好新型冠状病毒感

染的肺炎疫情期间医疗机构医疗废物管理工作的通知》的有关规定，装入双层黄色医疗垃圾袋，由专人密封转运，进行规范处置。

四、注意事项

1. 近期从湖北返回人员，如非必须，暂缓入院。

2. 有体温升高或其他不适随时上报，发热门诊筛查，走发热门诊流程。

3. 如必须对疑似患者提供抢救性治疗，单独安排隔离间予以诊疗，诊疗及接触人员做好防护措施，穿戴医用防护口罩、护目镜、隔离衣（必要时穿一次性防护服），诊疗结束立即送患者至相关科室隔离治疗。诊疗间终末消毒。

4. 大家做好自我保护，不要恐慌，守望相助、联防联治、同心协力，不造谣、不信谣、不传谣。

5. 本措施主要为预防，诊治措施详见有关规定。

老年消化科
新型冠状病毒肺炎临床防控方案

新型冠状病毒肺炎疫情防控形势严峻,部分感染者可能仅以恶心、食欲减退、腹胀、腹泻等消化道症状为首发表现,制定和落实相关防控措施刻不容缓。现根据江苏省人民医院《新型冠状病毒肺炎医院感染防控方案(试行)》规定,结合老年消化科诊疗和感控特点,特制定以下预防与控制措施:

一、人员管理

(一)医务工作人员管理

1. 发热零报告制度:所有工作人员,包括医生、护士、工勤、研究生、进修学习人员做好发热零报告,每日在上班前和下班后测量 2 次体温(如有不适症状,随时测量),据实上报体温情况。如有异常体温,立即脱离工作环境,视情况予以医学干预,采取隔离措施。

2. 个人防护要求:积极提倡"四戴"(帽子、口罩、手套、护目镜),其中口罩是必须戴的,必要时穿隔离衣。工作人员进入老年消化科病房区域必须带外科口罩,必要时佩戴护目镜;外出会诊期间诊疗人员务必佩戴外科口罩,必要时佩戴护目镜。会诊疑似病例必须戴帽子、外科口罩、手套、穿隔离衣;在诊疗过程中,工作区域所有人员必须严格按照医院感控要求做好个人防护措施。诊疗期间减少陪护(据患者病情决定),严禁陪同人员在无防护状态下进入病房诊疗及休息区域(包括本院其他科室工作人员)。

3. 严格遵守探视制度(时间 15:00~17:30),建立门禁门卫制度,限制探视及陪护,确需陪护只安排一名固定陪护,做好个人信息登记和有效防护。探视人员需测量体温正常且必须戴口罩方可进入病房。

4. 合理控制内镜诊疗手术数量,预约择期住院患者可待疫情控制后再入院治疗,并做好解释工作。

我科工作人员前往内镜中心参与诊疗者,严格按要求执行自我防护!

门诊医师及预约台人员必须主动询问患者及家属,严格把关!

所有内镜诊疗患者及家属必须全程佩戴医用口罩(推荐有条件者佩戴 N95 口罩),不建议外来人员作为陪同家属;患者检查前需检测体温,如有发热,立即暂停内镜诊疗,送至发热门诊排查;无症状或症状较轻的胃肠镜体检者,建议其待疫情结束后择期预约检查;临时取消诊查的患者,记录其联系方式,在疫情控制后另行预约安排。

5. 手卫生要求:严格执行手卫生,接触患者前后、诊疗前后均应及时洗手(戴手套不能替代洗手)。

6. 工作人员注意劳逸结合,休息期间尽量以居家为主,接触武汉及周边地区人员及时报备并予以隔离观察。

(二)患者及家属管理

1. 每日管床医师、值班医师及护士必须主动询问本科室各病区患者及家属有无发热和/或呼吸道症状,尤其是否有接触武汉及周边地区人员情况。如存在以下非呼吸系统症状的病毒血症迹象,均应及时上报医院进行紧急隔离措施。

(1)一般状况:乏力、精神差、四肢或腰背部肌肉酸痛等。

(2)消化系统:如轻度纳差(少食厌食)、恶心呕吐、腹泻等。

(3)神经系统:如头痛。

(4)心血管系统:如心慌、胸闷等。

(5)眼耳鼻喉方面:如结膜炎、咽痛、咽干等。

此外,如有患者已经请假离开医院,则通过医院短信平台或者电话告知相关注意事项,存在上述情况不宜来院(紧急情况除外)。

2. 所有患者及家属进入病区必须全程佩戴医用口罩(有条件者佩戴外科口罩和医用防护口罩),不建议外来人员作为陪同家属。

3. 患者及家属进入病区前统一由工作人员测量体温,额温初测超过 37.3 ℃,体温计复测仍超过 37.3 ℃,需立即送至发热门诊排查。

4. 预约住院患者可待疫情控制后择期再入院治疗。

二、环境管理

(一)物体表面及地面消毒

1. 病房区域、医生及护士工作区域:使用可达高水平消毒的湿巾消毒擦拭物体表面,每天 2 次,或选择 500 mg/L 含氯消毒剂擦拭,消毒剂作用时间>10 min。

2. 被污染的地面用 2 000～5 000 mg/L 含氯消毒剂喷洒消毒,作用时间>30 min 后清洁干净。

(二)空气消毒

按照《医院空气净化管理规范》要求进行空气消毒。可采用:

1. 开窗通风,保持空气流通。打开机械送风和排风,保证病房及门诊内镜室医务人员工作场所空气流通。

2. 空气消毒机进行空气消毒,每天至少两次。

三、医疗器械复用

严格按照《医疗机构消毒技术规范》,做好医疗器械、污染物品的清洁与消毒。

1. 所有医疗设施消毒、灭菌严格执行中华人民共和国卫生行业标准《软式内镜清洗消毒技术规范》(WS 507—2016)。

2. 被患者血液、体液、分泌物等污染物污染的医疗器械、物体等,可使用 2 000～5 000 mg/L 含氯消毒剂消毒擦拭,消毒剂作用时间>30 min 后擦拭干净。

四、医疗废物管理

将新型冠状病毒感染确诊或疑似患者产生的医疗废物,纳入感染性医疗废物管理,严格按照《医疗废物管理条例》《医疗卫生机构医疗废物管理办法》和《国家卫生健康委办公厅关于做好新型冠状病毒感染的肺炎疫情期间医疗机构医疗废物管理工作的通知》《新型冠状病毒感染相关医疗废物收集贮存运输处置技术指南》等的有关规定,装入双层黄色垃圾袋,由专人密封转运,进行规范处置。

五、注意事项

1. 近期从湖北、浙江温州等疫情高发地区来宁人员,如非必须,暂缓入院。

2. 有体温升高或其他不适,随时上报,发热门诊筛查,走发热门诊流程。

3. 如必须对疑似患者提供抢救性治疗,单独安排隔离间予以诊疗,诊疗及接触人员做好防护措施,穿戴医用防护口罩、护目镜、隔离衣(必要时穿一次性防护服),诊疗结束立即送患者至相关科室隔离治疗。诊疗间终末消毒。

4. 大家要做好自我保护,不要恐慌,守望相助、联防联治、同心协力,不造谣、不信谣、不传谣。

5. 本措施主要为预防,诊治措施详见有关规定。

老年内分泌科
新型冠状病毒肺炎临床防控方案

　　根据省政府启动重大突发公共卫生事件一级响应要求,为做好新型冠状病毒肺炎防控工作,保护新型冠状病毒易感人群,切实保障全体科室医护人员及患者的身体健康和生命安全,结合目前防控及老年内分泌科实际情况,特制定以下预防和控制措施:

一、人员管理

（一）医务工作人员管理

　　1. 发热零报告制度:所有工作人员,包括医生、护士、进修学习人员做好体温报告,每日在上班前和下班后测量 2 次体温(如有不适症状,随时测量),据实上报体温情况。如有异常体温,立即脱离工作环境,视情况予以医学干预,采取隔离措施。

　　2. 个人防护要求:工作人员进入病区必须正确戴外科口罩,必要时戴护目镜和穿隔离衣;在诊疗过程中,工作区域所有人员必须严格按照医院感控要求做好个人防护措施。

　　3. 手卫生要求:严格执行手卫生,接触患者前后、诊疗前后均应及时洗手(戴手套不能替代洗手)。

　　4. 工作人员休息期间尽量以居家为主,接触武汉及周边地区人员及时报备并予以隔离观察。

（二）患者管理

　　1. 门诊患者

　　（1）所有患者进入诊室前测量体温。

　　（2）要求患者及陪同人员戴口罩;若患者能自理,陪同人员尽量避免进入诊疗区。

（3）询问患者及家属有无发热、咳嗽等症状，是否有接触武汉及周边地区人员情况。发热病人立即转至发热门诊就诊；非发热病人，需严格排除其是否有可疑症状、是否有武汉及周边地区人员接触史。

2. 新入院患者

（1）门诊医生收治患者入院时详细询问病史。

（2）患者入病室时责任护士第一时间测体温。

（3）接诊医生再次对新入院患者仔细询问前两周的活动史，询问患者及家属是否有武汉及周边地区人员接触史。

（4）除导致此次住院的主诉外，所有新入院患者均需问诊以下情况：

① 体温：此次发病以来的体温情况，是否有畏寒、发热；

② 一般状况：乏力、精神差、四肢或腰背部肌肉酸痛等；

③ 呼吸系统：鼻塞、流涕、咳嗽，尤其是干咳，胸闷、呼吸困难；

④ 消化系统：轻度纳差（少食厌食）、恶心呕吐、腹泻等；

⑤ 神经系统：头痛；

⑥ 心血管系统：心慌、胸闷等；

⑦ 眼耳鼻喉方面：结膜炎、咽痛、咽干等；

无论有无发热，若有武汉及周边地区人员接触史，并出现以上情况，转至发热门诊诊治；若有发热、无武汉及周边地区人员接触史，有以上情况，根据患者原发病，先在病室相对隔离。

3. 在院患者管理

（1）对所有在院患者及家属进行排查。

（2）患者原则上不可以离开房间，若因为进行特殊检查必须离开，需洗手、戴口罩后方可离开病房（包括陪护）。

（3）减少并固定陪护人员：每位患者尽量固定一位家属或护工陪护；家属和陪护不可以进出其他病房。

（三）护工及陪护管理

1. 原则上一名患者至多一名护工或陪护，要求陪护人员固定，不得随意调换。陪护期间尽可能减少在病室外、病区外流动。

2. 监测体温管理:病区所有陪护人员必须进行 8:00 和 18:00 的体温监测。

3. 个人防护管理:照顾病人时需做好自身防护工作,具体要求如下。

(1)手卫生管理:严格做好手卫生,接触患者前后洗手。

(2)佩戴口罩:护工或者陪护必须佩戴医用口罩,按照科室规定,定时更换。

(3)做好病室通风:实行每日上午和下午进行开窗通风,每次 30 min,通风期间注意患者及自身保暖。

4. 如出现下列情形之一,请及时汇报医护人员。

(1)呼吸系统:耳温 37.3 ℃,体温计复测仍超过 37.3 ℃,咳嗽等。

(2)一般状况:乏力、精神差、四肢或腰背部肌肉酸痛等。

(3)消化系统:如轻度纳差(少食厌食)、恶心呕吐、腹泻等。

(4)神经系统:如头痛。

(5)心血管系统方面:如心慌、胸闷等。

(6)眼耳鼻喉方面:如结膜炎、咽痛、咽干等。

(四)家属探视管理

1. 出入病区管理:病房将实行严格的 24 小时门禁管理。

2. 患者家属凭陪护证出入病房,谢绝其他人员来科室访视;要求家属固定探视者,减少探视人数(1 人左右),尽量减少探视次数、缩短探视时间。

3. 探视者入病区前主动配合体温筛查及信息登记,体温正常,无发热和/或呼吸道症状,无接触武汉及周边地区人员者方可进入病区。

4. 探视者应佩戴口罩入病区,仅在本患者病室内活动,杜绝在病区内不必要的流动。

5. 病员家属有以下情形之一,暂缓来我科室探视:

(1)两周内有湖北旅行或居住史。

(2)两周内曾接触过来自湖北的发热和/或呼吸道症状的患者。

（3）家属里另外还有发热、咳嗽等症状的患者。

（4）周围人群有集中发病。

（5）家属存在发热、咳嗽呼吸道症状。

（6）存在如下非呼吸道症状的病毒血症迹象：乏力、精神差、四肢或腰背部肌肉酸痛等；轻度纳差(少食厌食)、恶心呕吐、腹泻；头痛、心慌、胸闷；结膜炎、咽痛、咽干等。

（五）门诊医生管理

1. 门诊医师必须戴外科口罩，诊疗过程中，必须严格按照医院感控要求做好个人防护措施。

2. 诊疗期间严格执行手卫生，接触患者前后、诊疗前后均应及时洗手。

3. 要求患者及陪同人员戴口罩。

4. 若患者能自理，严禁陪同人员进入诊疗区。

5. 询问患者及家属有无发热和/或呼吸道症状，是否有接触武汉及周边地区人员情况。

6. 所有患者进入诊室时测量体温。

7. 发热病人立即将其转至发热门诊就诊。

二、功能室操作要求

1. 医务工作人员管理

（1）个人防护要求：工作人员进入功能诊疗区域必须戴口罩，必要时佩戴护目镜；外出行床边超声诊疗期间诊疗人员务必佩戴外科口罩，穿隔离衣；在诊疗过程中，工作区域所有人员必须严格按照医院感控要求做好个人防护措施。诊疗期间严禁陪同人员在无防护状态下进入诊疗区(包括本院非超声工作人员)。

（2）手卫生要求：严格执行手卫生，接触患者前后、诊疗前后均应及时洗手(戴手套不能替代洗手)。

（3）工作人员休息期间尽量以居家为主，接触武汉及周边地区人员及时报备并予以隔离观察。

（4）如必须对疑似患者提供检查，单独安排隔离间予以检查，诊疗及接触人员做好防护措施,穿戴医用防护口罩、护目镜、隔离衣(必要时穿一次性防护服),检查结束立即送患者至定点医院隔离治疗。诊疗间终末消毒。

2. 患者及家属管理

(1) 统一打印"检查须知"。

(2) 为减少不必要的人员流动,暂停门诊患者预约检查申请。

(3) 如有武汉及周边地区人员接触史,请过了观察期再来就诊。

(4) 近期从湖北返回人员,如非必须,暂缓超声诊疗。

(5) 患者及陪同人员入室前统一由工作人员测量体温。

(6) 所有患者请自备床单或一次性床单。

(7) 病房及干部诊疗中心来源检查者的预约单连同"检查须知"一同送回。

(8) 所有诊疗患者及陪同人员进入候诊区必须全程佩戴医用口罩(有条件者佩戴外科口罩和医用防护口罩)。

(9) 对临时取消诊查的患者,记录其联系方式,在疫情控制后另行预约安排。

三、环境管理

(一) 物体表面及地面消毒

1. 诊疗区:使用可达高水平消毒的湿巾消毒擦拭物体表面,每天2次,或选择500 mg/L含氯消毒剂擦拭,消毒剂作用时间>10 min。

2. 被污染的地面用2 000~5 000 mg/L含氯消毒剂喷洒消毒,作用时间>30 min后清洁干净。

(二) 空气消毒

按照《医院空气净化管理规范》要求进行空气消毒。可采用:

1. 开窗通风,保持空气流通;打开机械送风和排风,保证空气流通;

2. 空气消毒机进行空气消毒,每天至少两次。

四、器械消毒

1. 检查仪器、治疗车等物表无血迹污染时，诊疗结束后使用 500 mg/L 含氯消毒剂擦拭；

2. 被患者血液、体液、分泌物等污染物污染的医疗器械、物体、探头表面等，可使用 2 000～5 000 mg/L 含氯消毒剂消毒擦拭，消毒剂作用时间＞30 min 后擦拭干净。

五、医疗废物管理

将新型冠状病毒感染确诊或疑似患者产生的医疗废物，纳入感染性医疗废物管理，严格按照《医疗废物管理条例》《医疗卫生机构医疗废物管理办法》和《国家卫生健康委办公厅关于做好新型冠状病毒感染的肺炎疫情期间医疗机构医疗废物管理工作的通知》的有关规定，装入双层黄色医疗垃圾袋，由专人密封转运，进行规范处置。

老年 ICU
新型冠状病毒肺炎临床防控方案

新型冠状病毒肺炎疫情防控形势严峻,老年 ICU 制定和落实相关防控措施刻不容缓。现根据《新型冠状病毒肺炎医院感染防控方案(试行)》规定,结合老年 ICU 诊疗和感控特点,特制定以下感控措施:

一、人员管理

(一)医务工作人员管理

1. 发热零报告制度:所有工作人员,包括医生、护士、护理员、工勤、规培轮转及进修、实习人员做好发热零报告,每日在上班前和下班后测量 2 次体温(如有不适症状,随时测量),据实上报体温情况。如有异常体温,立即脱离工作环境,视情况予以医学干预,采取隔离措施。

2. 个人防护要求:工作人员进入老年 ICU 诊疗区域必须戴外科口罩,必要时佩戴护目镜;外出行会诊期间诊疗人员务必佩戴外科口罩;在诊疗过程中,工作区域所有人员必须严格按照医院感控要求做好个人防护措施。

3. 老年科心导管室防护要求

(1)相关医护工勤人员进入老年 ICU 及老年科心导管室必须戴外科口罩,穿鞋套;医护人员在诊疗过程中,必须严格按照医院感控要求做好个人防护措施。

(2)患者由其手术医生负责筛查其有无相关症状及接触史,疑似新型冠状病毒感染患者应暂缓诊疗。患者佩戴口罩,由工勤人员陪同,禁止任何家属进入老年 ICU 病区及老年科心导管室。

4. 手卫生要求:严格执行手卫生,接触患者前后、无菌操作前、诊疗前后均应及时洗手(戴手套不能替代洗手)。

5. 工作人员休息期间尽量以居家为主,接触武汉及周边地区人员及时报备并予以隔离观察。

（二）患者及家属管理

1. 收治患者均已排除了新型冠状病毒感染。

2. 每日探视时间规定为 15:00～16:00,每次限定一位家属,中途不得更换人员,非探视时间禁止家属进入病区。

3. 办公护士必须主动询问探视家属有无发热和/或呼吸道症状,尤其是否有接触武汉及周边地区人员情况,不建议外来人员作为陪同家属,探视前及探视离开时测量体温并记录,家属探视期间必须全程佩戴口罩、帽子、穿隔离衣及鞋套,并手卫生消毒。

4. 有下列情况之一家属,暂缓来院探视:

（1）两周内有湖北旅行或居住史。

（2）两周内曾接触过来自湖北的发热伴有呼吸道症状的患者。

（3）家属里另外还有发热、咳嗽等症状的患者。

（4）周围人群有集中发病。

二、环境管理

（一）医疗器械、物体表面及地面消毒

1. 医疗器械、物体表面:使用可达高水平消毒的消毒湿巾擦拭,每天 2 次,或选择 500 mg/L 含氯消毒剂擦拭,消毒剂作用时间＞10 min;被患者血液、体液、分泌物等污染的医疗器械、物体表面等使用 2 000～5 000 mg/L 含氯消毒剂消毒擦拭,消毒剂作用时间＞30 min 后擦拭干净。

2. 地面消毒:使用 500 mg/L 含氯消毒剂擦拖地,消毒剂作用时间＞10 min;被污染的地面,用 2 000～5 000 mg/L 含氯消毒剂喷洒消毒,作用时间＞30 min 后清洁干净。

（二）空气消毒

按照《医院空气净化管理规范》要求进行空气消毒。可采用：

1. 开窗通风，保持空气流通。打开机械送风和排风，保证空气流通。

2. 使用床边及治疗室的空气消毒机进行空气消毒，每天至少两次。

三、纤维支气管镜消毒

纤维支气管镜的消毒、灭菌严格执行中华人民共和国卫生行业标准《软式内镜清洗消毒技术规范》(WS 507—2016)。

四、医疗废物管理

将新型冠状病毒感染确诊或疑似患者产生的医疗废物，纳入感染性医疗废物管理，严格按照《医疗废物管理条例》《医疗卫生机构医疗废物管理办法》和《国家卫生健康委办公厅关于做好新型冠状病毒感染的肺炎疫情期间医疗机构医疗废物管理工作的通知》的有关规定，装入双层黄色医疗垃圾袋，由专人密封转运，进行规范处置。

五、注意事项

1. 如有体温升高或其他不适，随时上报，发热门诊筛查，走发热门诊流程。

2. 大家要做好自我保护，不要恐慌，守望相助、联防联治、同心协力，不造谣、不信谣、不传谣。

3. 本措施主要为预防，诊治措施详见有关规定。

老年血液科

新型冠状病毒肺炎临床防控方案

新型冠状病毒肺炎疫情防控形势严峻,老年血液科制定和落实相关防控措施刻不容缓。现根据《新型冠状病毒肺炎医院感染防控方案(试行)》规定,结合老年血液科诊疗和感控特点,特制定以下预防和控制措施:

一、人员管理

(一)医务工作人员管理

1. 发热零报告制度:所有工作人员,包括医生、护士、护理员、工勤、规培、轮转及进修、实习人员做好发热零报告,每日在上班前和下班后测量 2 次体温(如有不适症状,随时测量),据实上报体温情况。如有异常体温,立即脱离工作环境,视情况予以医学干预,采取隔离措施。

2. 个人防护要求:工作人员进入老年血液科诊疗区域必须戴外科口罩,必要时佩戴护目镜;外出行会诊期间诊疗人务必佩戴外科口罩;在诊疗过程中,工作区域所有人员必须严格按照医院感控要求做好个人防护措施。

3. 老年血液科病房管理要求:

(1)相关医护工勤人员进入老年血液科必须佩戴外科口罩、帽子,医护人员在诊疗过程中,必须严格按照医院感控要求做好个人防护措施。

(2)患者由其管床医生负责筛查其有无相关症状及接触史,疑似新型冠状病毒感染患者应暂缓诊疗。患者佩戴口罩,由工勤人员陪同,禁止任何家属进入老年血液科。

4. 手卫生要求:严格执行手卫生,接触患者前后、无菌操作前、诊疗前后均应及时洗手(戴手套不能替代洗手)。

5. 工作人员休息期间尽量以居家为主,接触武汉及周边地区人员及时报备并予以隔离观察。

(二)患者及家属管理

1. 收治患者必须均已排除了新型冠状病毒感染。

2. 每个病床只能有一个家属陪护,陪护家属必须没有发热、咳嗽症状和疫情严重地区接触史,不得随意更换陪同人员。

3. 办公护士必须主动询问探视家属有无发热和/或呼吸道症状,尤其是否有接触武汉及周边地区人员情况,不建议外来人员作为陪同家属,探视前及探视离开时测量体温并记录,家属探视期间必须全程佩戴口罩、帽子、穿隔离衣及鞋套,并手卫生消毒。

4. 有下列情况之一的家属,暂缓来院探视:

(1)两周内有湖北旅行或居住史。

(2)两周内曾接触过来自湖北的发热伴有呼吸道症状的患者。

(3)家属里另外还有发热、咳嗽等症状的患者。

(4)周围人群有集中发病。

二、环境管理

(一)医疗器械、物体表面及地面消毒

1. 医疗器械、物体表面:使用可达高水平消毒的消毒湿巾擦拭,每天 2 次,或选择 500 mg/L 含氯消毒剂擦拭,消毒剂作用时间>10 min;被患者血液、体液、分泌物等污染的医疗器械、物体表面等使用 2 000~5 000 mg/L 含氯消毒剂消毒擦拭,消毒剂作用时间>30 min 后擦拭干净。

2. 地面消毒:使用 500 mg/L 含氯消毒剂擦拖地,消毒剂作用时间>10 min;被污染的地面,用 2 000~5 000 mg/L 含氯消毒剂喷洒消毒,作用时间>30 min 后清洁干净。

（二）空气消毒

按照《医院空气净化管理规范》要求进行空气消毒。可采用：

1. 开窗通风，保持空气流通。

2. 使用床边及治疗室的空气消毒机进行空气消毒，每天至少两次。

三、医疗废物管理

将新型冠状病毒感染确诊或疑似患者产生的医疗废物，纳入感染性医疗废物管理，严格按照《医疗废物管理条例》《医疗卫生机构医疗废物管理办法》和《国家卫生健康委办公厅关于做好新型冠状病毒感染的肺炎疫情期间医疗机构医疗废物管理工作的通知》的有关规定，装入双层黄色医疗垃圾袋，由专人密封转运，进行规范处置。

四、注意事项

1. 如有体温升高或其他不适，随时上报，发热门诊筛查，走发热门诊流程。

2. 大家做好自我保护，不要恐慌，守望相助、联防联治、同心协力，不造谣、不信谣、不传谣。

3. 本措施主要为预防，诊治措施详见有关规定。

老年肿瘤科

新型冠状病毒肺炎临床防控方案

新型冠状病毒肺炎疫情防控形势严峻,老年肿瘤科制定和落实相关防控措施势在必行。现根据江苏省人民医院《新型冠状病毒肺炎医院感染防控方案(试行)》规定,结合老年肿瘤科的诊疗和感控特点,特制定以下预防和控制措施:

一、人员管理

(一)医务工作人员管理

1. 发热零报告制度:所有工作人员,包括医生、护士、工勤、进修学习人员做好发热零报告,每日在上班前和下班后测量 2 次体温(如有不适症状,随时测量),据实上报体温情况。如有异常体温,立即脱离工作环境,视情况予以医学干预,采取隔离措施。

2. 个人防护要求:工作区域内所有人员必须严格按照医院感控要求做好个人防护措施,诊疗期间严禁陪同人员在无防护状态下进入诊疗区(包括本院其他工作人员)。

3. 手卫生要求:严格执行手卫生,接触患者前后、诊疗前后均应及时洗手(戴手套不能替代洗手)。

4. 工作人员休息期间尽量以居家为主,接触武汉及周边地区人员及时报备并予以隔离观察。

(二)患者及家属管理

1. 门诊医师及病区医护人员必须主动询问患者及家属有无发热和/或呼吸道症状,尤其是否有接触武汉及周边地区人员情况。如存在以下非呼吸系统症状的病毒血症迹象,均应暂缓抗肿瘤诊疗。

（1）一般状况：乏力、精神差、四肢或腰背部肌肉酸痛等。

（2）消化系统：如轻度纳差（少食厌食）、恶心呕吐、腹泻等。

（3）神经系统：如头痛。

（4）心血管系统方面：如心慌、胸闷等。

（5）眼耳鼻喉方面：如结膜炎、咽痛、咽干等。

通过医院短信平台发送相关注意事项，存在上述情况不宜来院诊疗（紧急情况除外）。

2. 所有诊疗患者及家属进入病区必须全程佩戴医用口罩（有条件者佩戴外科口罩和医用防护口罩），不建议外来人员作为陪同家属。

3. 患者进入病区前统一由工作人员测量体温，额温初测超过 37.3 ℃，体温计复测仍超过 37.3 ℃，需送至发热门诊排查。

4. 肿瘤病情定期随访者建议就近随访观察。

5. 住院择期治疗者可排队等待择期入院。

二、环境管理

（一）物体表面及地面消毒

1. 工作台：使用可达高水平消毒的湿巾消毒擦拭物体表面，每天 2 次，或选择 500 mg/L 含氯消毒剂擦拭，消毒剂作用时间＞10 min。

2. 被污染的地面用 2 000～5 000 mg/L 含氯消毒剂喷洒消毒，作用时间＞30 min 后清洁干净。

（二）空气消毒

按照《医院空气净化管理规范》要求进行空气消毒。可采用：

1. 开窗通风，保持空气流通。打开机械送风和排风，保证内镜中心的空气流通。

2. 空气消毒机进行空气消毒，每天至少两次。

三、医疗器械复用

严格按照《医疗机构消毒技术规范》，做好医疗器械、污染物品的清洁与消毒：被患者血液、体液、分泌物等污染物污染的医疗器械、物体、内镜主机表面等可使用 2 000～5 000 mg/L 含氯消毒剂消毒擦拭，消毒剂作用时间＞30 min后擦拭干净。

四、医疗废物管理

将新型冠状病毒感染确诊或疑似患者产生的医疗废物,纳入感染性医疗废物管理,严格按照《医疗废物管理条例》《医疗卫生机构医疗废物管理办法》和《国家卫生健康委办公厅关于做好新型冠状病毒感染的肺炎疫情期间医疗机构医疗废物管理工作的通知》的有关规定,装入双层黄色医疗垃圾袋,由专人密封转运,进行规范处置。

五、注意事项

1. 近期从湖北返回人员,如非紧急,暂缓抗肿瘤诊疗。

2. 如有体温升高或其他不适,随时上报,发热门诊筛查,走发热门诊流程。

3. 如必须对疑似患者提供抢救性治疗,单独安排隔离间予以诊疗,诊疗及接触人员做好防护措施,穿戴医用防护口罩、护目镜、隔离衣(必要时穿一次性防护服),诊疗结束立即送患者至相关科室隔离治疗。诊疗间终末消毒。

4. 大家做好自我保护,不要恐慌,守望相助、联防联治、同心协力,不造谣、不信谣、不传谣。

5. 本措施主要为预防,诊治措施详见有关规定。

急诊抢救室

新型冠状病毒肺炎临床防控方案

新型冠状病毒感染疫情防控形势严峻,大部分感染者以发热、乏力、干咳为主要表现,之后出现呼吸困难,严重者出现急性呼吸窘迫综合征、脓毒症休克等。急诊抢救室是收治急危重症患者的集中地,制定和落实相关防控措施刻不容缓。现根据《新型冠状病毒肺炎医院感染防控方案(试行)》规定,结合急诊抢救室诊疗和感控特点,特制定以下预防和控制措施:

一、医务工作人员管理

1. 发热零报告制度:所有工作人员,包括医生、护士、工勤、进修学习等人员做好发热零报告,每日 8:00 和 20:00 测量体温。如有异常体温或不适症状,立即脱离工作环境,视情况予以医学干预,采取隔离措施。

2. 个人防护要求

(1) 承担发热分诊、预诊分诊工作的人员必须佩戴医用外科口罩、护目镜或防护面屏、帽子,穿隔离衣。

(2) 诊间医护人员必须佩戴医用外科口罩、帽子,穿隔离衣;采集咽拭子等操作时,必须佩戴帽子、医用外科口罩(必要时戴 N95 口罩)、护目镜或防护面屏,穿隔离衣,戴医用乳胶手套。

(3) 负压室医护人员必须佩戴医用外科口罩、护目镜、帽子,穿隔离衣;有高度疑似新型冠状病毒感染的患者,必须穿防护服,戴帽子、护目镜、防护面屏、N95 口罩及双层医用乳胶手套。

3. 手卫生要求:急诊各区域配备足够的手卫生设施和产品。严格执行手卫生,接触患者前后、诊疗前后均应及时洗手,严格按照医院规定的"七步洗手法"执行。接触同一患者不同部位,采用床边快速手消毒液进行手卫生(戴手套不能替代洗手)。

4. 护理实习生及进修生按医院要求暂停临床学习,工作人员休息期间尽量以居家为主,接触武汉及周边地区人员及时报备并予以隔离观察。进修生要求离院的必须有原单位的离院函;自愿坚持继续进修人员,防护措施同本院医务人员,并至护理部培训科备案。

二、患者及家属管理

1. 患者就诊时,预诊护士必须测量体温,并记录于分诊系统,详细询问有无流行病学史。

2. 急诊抢救室及黄区的留观患者,管床医师必须加强询问患者及家属有无发热和/或呼吸道症状,尤其是否有两周内接触武汉及周边地区人员情况,查看患者的实验室检查、胸片或胸部 CT 等。如存在流行病学史和临床表现,应按照医院要求进行诊疗汇报和转诊;每日严密监测患者的体温(黄区患者早、中、晚各监测一次,抢救室患者每 4 小时测一次体温),有异常及时汇报。

3. 抢救室实行 24 小时门禁系统管理,不得探视。特殊需求进入抢救室的家属,必须测量体温,体温超过 37.3 ℃,严禁进入抢救室;进入抢救室的家属需严格询问有无流行病学史,并指导家属做好手卫生。黄区留观患者原则上每床固定一名家属,多余家属尽量劝离,并了解家属的流行病学史。

4. 患者及家属进入急诊所有诊区必须全程佩戴口罩(有条件佩戴外科口罩和医用防护口罩)。

5. 有以下情况之一的人员,不允许来院探视、陪护,就诊患者由专人送至发热门诊就诊:

(1)有感冒或发热(体温 37.3 ℃以上)。

(2)两周内有湖北或其他有本地病例持续传播地区的旅行或居住史。

(3)两周内曾接触过来自湖北或其他有本地病例持续传播地区

的发热或有呼吸道症状的患者。

（4）周围人群有聚集性发病，或与新型冠状病毒感染者有流行病学关联。

（5）其他可疑不适症状者。

三、环境管理

（一）物体表面及地面消毒

1. 床单元、治疗仪器：使用可达高水平消毒的湿巾消毒擦拭物体表面，每天2次；或选择500 mg/L含氯消毒剂擦拭，消毒剂作用时间＞10 min。

2. 地面每天用500 mg/L含氯消毒剂进行湿拖地，1次/班（每天3次）；黄区诊间2次/班（每日6次）。

3. 被可疑患者血液、体液等污染的地面用2 000～5 000 mg/L含氯消毒剂湿拖地，作用时间＞30 min后清洁干净。

4. 各区域电脑，每班用75％乙醇擦拭1次。

（二）空气消毒

按照《医院空气净化管理规范》要求进行空气消毒。可采用：

1. 开窗通风，保持空气流通。保证科室新风系统的运行正常，加强新风系统滤网的更换督查，保证急诊抢救室环境的空气流通，黄区增加空气净化器4台，加强监测区域内的温、湿度的监测。

2. 空气消毒机进行空气消毒，每天至少两次，消毒时间至少2小时。

四、医疗器械复用

严格按照《医疗机构消毒技术规范》，做好医疗器械、污染物品的清洁与消毒：

1. 临床诊疗用品采用一次性用物的，随用随处理，严禁重复使用。

2. 被可疑患者血液、体液、分泌物等污染物污染的医疗器械、物体、机器表面等可使用2 000～5 000 mg/L含氯消毒剂消毒擦拭，消毒剂作用时间＞30 min 后擦拭干净。

五、医疗废物管理

将新型冠状病毒感染确诊或疑似患者产生的医疗废物,纳入感染性医疗废物管理,严格按照《医疗废物管理条例》《医疗卫生机构医疗废物管理办法》和《国家卫生健康委办公厅关于做好新型冠状病毒感染的肺炎疫情期间医疗机构医疗废物管理工作的通知》的有关规定,装入双层黄色医疗垃圾袋,由专人密封转运,进行规范处置。

六、注意事项

1. 工作人员如有体温升高或其他不适,随时上报,发热门诊筛查,走发热门诊流程。

2. 对留观治疗患者严格执行监测、筛查、汇报制度。

3. 对疑似患者提供抢救性治疗,汇报并安排至负压室隔离诊疗,诊疗及接触人员按规定做好相应防护措施。

4. 做好自我防护,守望相助,不造谣、不信谣、不传谣,同心协力,抗击疫情。

5. 本措施主要为预防,诊治措施详见有关规定。

急诊病区
新型冠状病毒肺炎临床防控方案

为做好新型冠状病毒感染防控工作,根据江苏省突发公共卫生事件一级应急响应要求,严格落实国家卫健委制定的各项防控措施,以保证医务人员及人民群众健康。现根据江苏省人民医院《新型冠状病毒肺炎医院感染防控方案》规定,结合急诊病区诊疗和感控特点,制定以下预防和控制方案:

一、防控原则

对于新型冠状病毒感染患者需做好早发现、早诊断、早报告、早隔离、早治疗。医务人员严格执行标准预防,做好个人防护、病区人员管理、环境管理等,降低医院感染的发生。

二、防控要求

(一) 医务工作人员管理

1. 发热零报告制度:所有工作人员,包括医生、护士、工勤、进修学习等人员做好发热零报告,每日在上班前和下班后测量 2 次体温(如有不适症状,随时测量),据实上报体温情况。如有异常体温,立即脱离工作环境,视情况予以医学干预,采取相应的措施。

2. 个人防护要求:工作人员进入病区必须佩戴医用外科口罩/医用防护口罩;在诊疗操作过程中,医务人员必须严格按照医院感控要求,对每一位患者执行标准预防,根据感染风险采取相应的防护措施。

3. 手卫生要求:病区配备足够的手卫生设施和产品。严格执行手卫生,接触患者前后、诊疗前后均应及时洗手,严格按照医院规定的"七步洗手法"执行。

（二）探视、陪护管理

1. 实行严格的 24 小时门禁管理。特殊时期暂停患者门禁出入权限。

2. 患者入院：接诊护士需要查看该住院患者的门诊病历上"现病史"中的"体温及有无湖北地区人员接触史"，并再次与患者及家属确认。同时所有患者入院时签署"告住院患者及家属书"，签字后留存于患者病历中归档处理。

3. 陪护管理：住院患者遵守"一人一陪"规定，即每位患者只可配一名固定的陪护人员，固定人员不随意调换。要求陪护人员要佩戴陪护腕带，与患者信息对应，不串门，不擅自外出。

4. 加强病区人员出入管理，谢绝一切人员来院探访。病区门口设检查处，安排专人对进入病区患者、家属、陪护人员进行体温筛查，仔细询问相关流行病史，并做好信息登记。如有家人送物品，由固定陪护人员到病区门外进行交接。

5. 患者及陪护人员做好个人防护，所有来院人员均按要求戴好口罩，未佩戴口罩者不允许进入病房区域。

6. 有以下情况之一的人员，不允许来院探视、陪护：

（1）有感冒或发热（体温 37.3 ℃以上）。

（2）两周内有武汉及周边地区，或其他有病例报告社区的旅行或居住史。

（3）两周内曾接触来自武汉及周边地区，或其他有病例报告社区的发热或伴有呼吸道症状的患者。

（4）聚集性发病。

（5）2 周内与新型冠状病毒感染者有接触史。

三、环境管理

1. 开窗通风，保持空气流通。每天 2 次，每次 30 min。

2. 通风条件受限房间采用空气消毒机进行空气消毒，每天 2 次，每次 30 min。

3. 严格按照《医疗机构消毒技术规范》做好医疗器械、污染物品、物体表面、地面等的清洁与消毒。

（1）桌面、台面、洗手盆等日常接触使用的物品表面，用 500 mg/L 含氯消毒剂擦拭消毒。

（2）地面每天用 500 mg/L 含氯消毒剂进行湿式拖地。

（3）使用后的医疗器械使用卫生湿巾进行擦拭消毒。

四、医疗器械管理

1. 严格按照《医疗机构消毒技术规范》，做好医疗器械、污染物品的清洁与消毒。临床诊疗用品采用一次性用物的，随用随处理，严禁重复使用。

2. 被患者血液、体液、分泌物等污染物污染的医疗器械、物体、机器表面等，可使用 2 000～5 000 mg/L 含氯消毒剂消毒擦拭，消毒剂作用时间＞30 min 后擦拭干净。

五、医疗废物管理

在诊疗过程中产生的医疗废物，根据《医疗废物管理条例》《医疗卫生机构医疗废物管理办法》和《国家卫生健康委办公厅关于做好新型冠状病毒感染的肺炎疫情期间医疗机构医疗废物管理工作的通知》的相关规定进行处置和管理。

六、注意事项

1. 近期从湖北返回人员，严禁进入科室区域。

2. 工作人员有体温升高或其他不适，随时上报，发热门诊筛查，走发热门诊流程。

3. 在院治疗患者严格执行监测、筛查、汇报制度。

4. 如必须对疑似患者提供抢救性治疗，安排单间予以隔离诊疗，诊疗及接触人员做好防护措施，穿戴医用防护口罩、护目镜、隔离衣（必要时穿一次性防护服）。

5. 做好自我防护，守望相助，不造谣、不信谣、不传谣，同心协力，抗击疫情。

6. 本措施主要为预防，诊治措施详见有关规定。

急诊 ICU

新型冠状病毒肺炎临床防控方案

　　新型冠状病毒肺炎疫情防控形势严峻,大部分感染者以发热、乏力、干咳为主要表现,之后出现呼吸困难,严重者出现急性呼吸窘迫综合征、脓毒症休克等。急诊 ICU 是收治急危重症患者的集中地,制定和落实相关防控措施刻不容缓。现根据《新型冠状病毒肺炎医院感染防控方案(试行)》规定,结合急诊 ICU 诊疗和感控特点,特制定以下预防和控制措施:

一、医务工作人员管理

　　1. 发热零报告制度:所有工作人员,包括医生、护士、工勤、进修生、实习生做好发热零报告,每日 8:00 和 20:00 测量体温(如体温超过 37.3 ℃,有不适症状,随时据实上报)。如有异常体温或不适症状,立即脱离工作环境,视情况予以医学干预,采取隔离措施。

　　2. 个人防护要求:工作人员进入急诊 ICU 区域必须穿工作服或单元隔离衣,佩戴医用口罩;外出陪同检查的医护人员必须佩戴外科口罩,穿外出衣;在诊疗过程中,工作区域所有人员必须严格按照医院感控要求做好个人防护措施,诊疗期间严禁任何人员在无防护状态下进入诊疗区域(包括本院非急诊 ICU 工作人员)。

　　3. 手卫生要求:病区配备足够的手卫生设施和产品。严格执行手卫生,接触患者前后、诊疗前后均应及时洗手,严格按照医院规定的"七步洗手法"执行。接触同一患者不同部位采用床边快速手消毒液进行手卫生(戴手套不能替代洗手)。

　　4. 护理实习生及进修生按医院要求暂停临床学习。工作人员休息期间尽量以居家为主,接触武汉及周边地区人员及时报备并予以隔离观察。

二、患者及家属管理

1. 待收治入急诊 ICU 的患者,收治医师必须加强询问患者及家属有无发热和/或呼吸道症状,尤其是否有 2 周内接触武汉及周边地区人员情况,查看患者的实验室检查及胸片等。如存在流行病学和临床表现,应按照医院要求收治指定单元进行治疗。

2. 患者入院要求:接诊医护人员需要查看该入院患者的门诊病历上"现病史"中的"体温及有无湖北地区接触史",并再次与患者及家属确认。同时所有患者入院时签署"告住院患者及家属书",签字后留存于患者病历中归档处理。

3. 已经收治入急诊 ICU 的患者,每日严密监测患者的体温(常规每 4 小时监测),每日对在科内治疗患者进行发热、疑似病例、确诊病例数的筛查及统计,严格执行上报制度。

4. 病区实行 24 小时门禁系统管理,门口设置检查处,家属入室前统一由工作人员测量体温,额温初测 37.3 ℃ 及以上,体温计复测仍超过 37.3 ℃,有流行病学史,需立即暂停探视,送至发热门诊排查。每日填写"体温监测异常人员信息汇总登记表"后报送医院应急协调办。

5. 急诊 ICU 疫情防控阶段暂取消探视(若病情允许,采用手机视频探视)。

6. 急诊 ICU 门外通道管理:除在院患者病情交待、入院病史采集等需要家属短暂滞留外,家属不得在急诊 ICU 门外及通道内滞留。

三、环境管理

(一) 物体表面及地面消毒

1. 床单元、治疗仪器:使用可达高水平消毒的湿巾消毒擦拭物体表面,每天 2 次,或选择 500 mg/L 含氯消毒剂擦拭,消毒剂作用时间＞10 min。

2. 地面每天用 500 mg/L 含氯消毒剂进行湿拖地，每班 1 次（每天 3 次）。

3. 被污染的地面用 1 000 mg/L 含氯消毒剂湿拖地，作用时间＞30 min 后清洁干净。

（二）空气消毒

按照《医院空气净化管理规范》要求进行空气消毒。可采用：

1. 开窗通风，每天 2 次，每次 30 min。保证科室新风系统的运行正常，加强新风系统滤网的更换督查，保证急诊 ICU 环境的空气流通，加强监测病室内的温、湿度的监测。

2. 空气消毒机进行空气消毒，每天两次，每次 30 min（使用时关闭门窗）。

四、医疗器械复用

严格按照《医疗机构消毒技术规范》，做好医疗器械、污染物品的清洁与消毒。

1. 科室的内镜消毒送呼吸科纤支镜室消毒、灭菌，严格执行中华人民共和国卫生行业标准《软式内镜清洗消毒技术规范》（WS 507—2016）。

2. 临床诊疗用品采用一次性用物的，随用随处理，严禁重复使用。

3. 被患者血液、体液、分泌物等污染物污染的医疗器械、物体、机器表面等，可使用 1 000 mg/L 含氯消毒剂消毒擦拭，消毒剂作用时间＞30 min 后擦拭干净。

五、医疗废物管理

将新型冠状病毒感染确诊或疑似患者产生的医疗废物，纳入感染性医疗废物管理，严格按照《医疗废物管理条例》《医疗卫生机构医疗废物管理办法》和《国家卫生健康委办公厅关于做好新型冠状病毒感染的肺炎疫情期间医疗机构医疗废物管理工作的通知》的有关规定，装入双层黄色医疗垃圾袋，表面粘贴红色的"高度感染性废物"的识别标志,由专人密封转运,进行规范处置。

六、注意事项

1. 近期从湖北返回人员,如非必须,严禁入科诊疗或探视。

2. 工作人员有体温升高或其他不适,随时上报,发热门诊筛查,走发热门诊流程。

3. 在院治疗患者严格执行监测、筛查、汇报制度。

4. 如必须对疑似患者提供抢救性治疗,安排单间予以隔离诊疗。诊疗及接触人员做好防护措施,穿戴医用防护口罩、护目镜、隔离衣(必要时穿一次性防护服)。

5. 做好自我防护,守望相助,不造谣、不信谣、不传谣,同心协力,抗击疫情。

6. 本措施主要为预防,诊治措施详见有关规定。

急诊输液单元和观察病区
新型冠状病毒肺炎临床防控方案

为做好新型冠状病毒肺炎医院感染防控工作,根据江苏省突发公共卫生事件一级响应要求,严格落实国家卫健委制定的各项防控措施,以保证医务人员及人民群众健康,现根据《新型冠状病毒肺炎医院感染防控方案(试行)》规定,结合输液观察室诊疗和感控特点,制定以下预防与控制措施:

一、防控原则

对于新型冠状病毒感染患者需做好早发现、早诊断、早报告、早隔离、早治疗。医务人员严格执行标准预防,做好个人防护和病区人员、环境、物品管理等,降低医院感染的发生风险。

二、防控要求

(一)医务人员管理

1. 发热零报告制度:输液观察室所有工作人员,包括医生、护士、实习、进修学习等人员做好发热零报告,每日在上班前和下班后测量2次体温(如有不适症状,随时测量),据实上报体温情况。如有异常体温,立即脱离工作环境,视情况予以医学干预,采取相应的措施。

2. 个人防护要求:工作人员进入病区必须佩戴医用外科口罩或医用防护口罩;在诊疗操作过程中,医务人员必须严格按照医院感控要求,对每一位患者执行标准预防,根据感染风险采取相应的防护措施。

3. 输液室所有在岗护士佩戴工作帽、外科口罩、手套、隔离衣;输液接待及穿刺岗还需佩戴护目镜/防护面屏。

4. 观察室医护人员对高危患者进行诊疗时佩戴工作帽、外科口罩、手套、隔离衣、护目镜。

5. 手卫生要求:输液室、观察室配备足量的手卫生设施和产品,严格执行手卫生。

（二）输液室管理

1. 人员出入管理:进入输液室区域的所有患者及家属进行体温测量,对于发热患者及家属做好信息登记,并督促指导发热的患者家属按流程就诊。

2. 陪护管理:限制输液室陪护人员数,与保安共同管理,原则上每名患者至多允许 1 名家属陪护。

3. 所有进入输液区域人员均按要求戴好口罩,对没有口罩的人员适当提供口罩。

4. 督促物业按规范进行输液椅、输液架、茶几以及隔断、地面等的清洁与消毒。

5. 严格按照《医疗机构消毒技术规范》,做好医疗器械、污染物品、物体表面、地面等的清洁与消毒。

6. 将近期医疗机构发布的有关新型冠状病毒感染的防控措施制成 PPT,在输液室区域内的电子显示屏不间断滚动播放,对患者进行健康宣教。

7. 空气净化消毒机由原来每次开放 4 小时、每天 2 次,更改为 24 小时不间断进行空气消毒。

8. 在诊疗过程中产生的医疗废物,根据《医疗废物管理条例》和《医疗卫生机构医疗废物管理办法》的相关规定进行处置和管理。

（三）观察室管理

1. 陪护管理

（1）加强观察室人员出入管理:对进入观察室的患者、家属、陪护人员进行体温筛查,仔细询问相关流行病史,并做好信息登记。

（2）原则上每名患者至多允许 1 名家属陪护,暂谢绝其他人员来院探访。

（3）所有进入观察室人员均按要求戴好口罩，未佩戴口罩者不允许进入观察室区域，对没有口罩者适当提供口罩。

（4）有以下情况之一的人员，不允许来院探视、陪护：

① 有感冒或发热（37.3 ℃以上）症状；

② 两周内有武汉地区或其他有本地病例持续传播地区的旅行或居住史；

③ 两周内曾接触过来自武汉市或其他有本地病例持续传播地区的发热或有呼吸道症状的患者；

④ 身边有聚集性发病者，或与新型冠状病毒感染者有流行病学关联；

⑤ 有其他可疑不适症状者。

2. 环境管理

（1）开窗通风，保持空气流通。

（2）严格按照《医疗机构消毒技术规范》，做好医疗器械、污染物品、物体表面、地面等的清洁与消毒。

（3）督促物业按规范进行床单元、地面的等清洁与消毒。

（4）将近期医疗机构发布的有关新型冠状病毒感染的防控措施制成 PPT，在观察室区域内的电子显示屏不间断滚动播放，对患者进行健康宣教。

（5）医疗废物管理：在诊疗过程中产生的医疗废物，根据《医疗废物管理条例》和《医疗卫生机构医疗废物管理办法》的相关规定进行处置和管理。

急诊抢救负压室
新型冠状病毒肺炎临床防控方案

为了保证疑似新型冠状病毒感染的急危重症患者能得到及时有效的救治,同时保障医护人员的安全,本着生命第一和争取时间的原则,急诊医学中心特制定以下预防和控制措施:

1. 对心跳呼吸骤停、急性心肌梗死、一级创伤等疑似新型冠状病毒感染的急危重症患者,必须实行 24 小时接诊及首诊负责制,实施快速、有序、安全有效的急救处理。

2. 外院转入疑似复苏/重症患者:经由负压室外专用通道直接进入负压室复苏。

3. 医护人员实施三级防护,按 4 人团队(2 医 2 护)紧急实施抢救。

4. 同时汇报科主任、二值班(晚夜间)及院应急协调办公室备案。此类患者需特殊治疗(如急诊手术、PCI 等),由应急管理办公室协调。

5. 病情允许的情况下,所有患者必须完成血常规、降钙素原、胸部 CT 等项目的筛查。

6. 外出检查时,给患者佩戴外科口罩(插管患者除外),用一次性被套,将患者从头到脚全部遮挡,从外通道到 4 号楼专用 CT 室检查。

7. 抢救结束后,留专职医护人员管理患者。

8. 物品管理:

(1) 负压室备气管插管物品(7.0 号和 7.5 号插管各 2 个、可视喉镜1 个、气管插管固定物品 2 套、一次性视喉镜片 2 个)、吸痰物品(一次性碗 2 个、吸痰管 50 根);有创呼吸机及管道 1 套、缝合包 1 个、无菌纱布若干、绷带 4 卷、无菌手套各 4 副(7.0/7.5 号)、NS 500 mL 2 袋、乳酸钠林格 500 mL 2 袋等。

(2) 传递物品,经由传递窗传递,传递窗两个窗户不得同时打开。

(3) 所有垃圾和物品表面消毒及处理,按医院感控要求进行。

中医科和方便门诊
新型冠状病毒肺炎临床防控方案

新型冠状病毒肺炎疫情防控形势严峻,部分感染者以非呼吸道感染为首发症状,可能表现为消化系统、神经系统、心血管系统等症状,而我们中医科病种繁杂,又以老年患者居多,且与方便门诊合在一起,门诊量在全院居前(春节假日每天门诊量都在 400 号左右,平时在 1 000 号以上),制定和落实相关防控措施刻不容缓。现根据《新型冠状病毒肺炎医院感染防控方案(试行)》规定,结合中医科和方便门诊诊疗和感控特点,特制定以下预防和控制措施:

一、人员管理

(一) 医务工作人员管理

1. 发热零报告制度:所有工作人员,包括医生、实习生、进修学习人员做好发热零报告,每日在上班前和下班后测量 2 次体温(如有不适症状,随时测量),据实上报体温情况。如有异常体温,立即脱离工作环境,视情况予以医学干预,采取隔离措施。

2. 个人防护要求:中医患者需要脉诊和看舌苔,医务人员进入诊间必须戴口罩(外科口罩或医用防护口罩)、帽子,必要时佩戴护目镜;在诊疗过程中,所有人员必须严格按照医院感控要求做好个人防护措施。

3. 手卫生要求:严格执行手卫生,接触患者前后、诊疗前后均应及时洗手(用专用消毒液消毒洗手,戴手套不能替代洗手)。

4. 工作人员休息期间尽量以居家为主,接触武汉及周边地区人员及时报备并予以隔离观察。

（二）患者及家属管理

1. 门诊医师必须主动询问患者及家属有无发热和/或呼吸道症状，尤其是否有接触武汉及周边地区人员情况。如有以下情况，联系相关部门。

（1）发病前两周内有湖北省旅行史或居住史；或发病前14天内曾经接触过来自湖北省的发热伴有呼吸系统症状的患者或有聚集性发病者。

（2）有发热（体温超过37.3 ℃）、乏力、干咳等症状。

2. 所有患者及家属进入诊间都必须全程佩戴医用口罩（有条件者佩戴外科口罩或医用防护口罩），不建议外来人员作为陪同家属。

二、环境管理

（一）物体表面及地面消毒

1. 诊疗区域：每天使用可达高水平消毒的湿巾擦拭治疗车、仪器设备等物体表面，每天1～2次，或选择500 mg/L含氯消毒剂擦拭，消毒剂作用时间＞10 min。

2. 办公区域：保持办公区环境清洁，电话座机每日用消毒湿巾擦拭2次，如果使用频繁可增加次数。减少集中开会，控制会议时间，进入会议室前洗手消毒，会议结束后场地、家具须进行消毒。

3. 公共区域：每日使用500 mg/L含氯消毒剂拖地，消毒剂作用时间＞10 min；每个区域使用的保洁用具要分开，避免混用。

4. 被患者血液、体液、分泌物等污染的医疗器械、物体表面等，可使用2 000～5 000 mg/L含氯消毒剂擦拭，消毒剂作用时间＞30 min后擦拭干净。被污染的地面用2 000～5 000 mg/L含氯消毒剂消毒，消毒剂作用时间＞30 min后清洁干净。

（二）空气消毒

按照《医院空气净化管理规范》要求进行空气消毒。

1. 首选开窗通风，保持空气流通。必要时安装通风设备，打开机械送风和排风，加强通风。

2. 使用空气消毒机进行空气消毒，每日 2 次，每次 30 min/房间。

三、医疗器械

严格按照《医疗机构消毒技术规范》，做好医疗器械、污染物品的清洁与消毒；脉枕每天消毒。

四、医疗废物管理

将新型冠状病毒感染确诊或疑似患者产生的医疗废物，纳入感染性医疗废物管理，严格按照《医疗废物管理条例》《医疗卫生机构医疗废物管理办法》《国家卫生健康委办公厅关于做好新型冠状病毒感染的肺炎疫情期间医疗机构医疗废物管理工作的通知》的有关规定，装入双层黄色垃圾袋，由专人密封转运，进行规范处置。

五、注意事项

1. 近期从湖北返回人员，如非必须，建议暂缓诊疗。

2. 如有体温升高或其他不适症状，随时上报，至发热门诊筛查，走发热门诊流程。

3. 大家做好自我保护，不要恐慌，守望相助、联防联治、同心协力，不造谣、不信谣、不传谣。

4. 本措施主要为预防，诊治措施详见有关规定。

针灸科

新型冠状病毒肺炎临床防控方案

　　新型冠状病毒肺炎疫情防控形势严峻,针灸科制定和落实相关防控措施刻不容缓。现根据《新型冠状病毒肺炎医院感染防控方案(试行)》规定,结合针灸科诊疗和感控特点,特制定以下预防和控制措施:

一、人员管理

（一）医务工作人员管理

　　1. 发热零报告制度:所有工作人员,包括医生、护士、工勤、进修学习人员做好发热零报告,每日在上班前和下班后测量 2 次体温(如有不适症状,随时测量),据实上报体温情况。如有异常体温,立即脱离工作环境,视情况予以医学干预,采取隔离措施。

　　2. 个人防护要求:工作人员进入针灸科诊疗区域必须戴口罩及帽子,必要时佩戴护目镜;在诊疗过程中,工作区域所有人员必须严格按照医院感控要求做好个人防护措施。普通会诊病区行床边诊疗期间,诊疗人员务必佩戴外科口罩,必要时戴一次性帽子;特殊会诊病区(发热、呼吸、感染及重症监护)床边治疗,必须按相关病区要求穿隔离衣等加强防护。

　　3. 手卫生要求:严格执行手卫生消毒,接触患者前后、诊疗前后均应及时洗手。

　　4. 工作人员休息期间尽量以居家为主,接触武汉及周边地区人员应及时报备并予以隔离观察。

（二）患者及家属管理

　　1. 门诊医师及预约台人员必须主动询问患者及家属有无发热

和/或呼吸道症状,尤其是否有接触武汉及周边地区人员情况。首诊如存在以下非呼吸系统症状的病毒血症迹象,均应暂缓针灸诊疗,提高警惕,及时报告:

(1) 一般状况:乏力、精神差、四肢或腰背部肌肉酸痛等;

(2) 消化系统:如轻度纳差(少食厌食)、恶心呕吐、腹泻等;

(3) 神经系统:如头痛;

(4) 心血管系统:如心慌、胸闷等;

(5) 眼耳鼻喉方面:如结膜炎、咽痛、咽干等。

2. 所有针灸诊疗患者与陪同人员必须全程佩戴口罩。患者按秩序进入诊间,如非特殊需要,陪同人员在针灸科候诊区等候,候诊区必须保持空气流通。患者在治疗过程中必须全程佩戴口罩(有条件者佩戴外科口罩或医用防护口罩)。

3. 患者入诊室前统一由工作人员测量体温,若额温初测超过37.3 ℃,体温计复测仍超过 37.3 ℃,需立即暂停针灸诊疗,送至发热门诊排查。

二、环境管理

(一) 物体表面及地面消毒

1. 诊室:使用可达高水平消毒的湿巾消毒擦拭物体表面,每天 2 次,或选择 500 mg/L 含氯消毒剂擦拭,消毒剂作用时间>10 min。

2. 被污染的地面用 2 000~5 000 mg/L 含氯消毒剂喷洒消毒,消毒剂作用时间>30 min 后清洁干净。

(二) 空气消毒

按照《医院空气净化管理规范》要求进行空气消毒。可采用:

1. 开窗通风,保持空气流通。打开机械送风和排风,保证针灸科的空气流通。

2. 用空气消毒机进行空气消毒,每天至少两次。

3. 发挥针灸传统特色,可以适量使用艾灸烟熏杀毒。

（三）医疗器械消毒

若一次性针灸针具未使用完，暴露在空气中不得超过半小时。对其他非一次性针具须严格按医院消毒规程及时进行消毒。

（四）治疗床消毒

必须使用一次性医疗床单和枕套。

三、医疗废物管理

将新型冠状病毒感染确诊或疑似患者产生的医疗废物，纳入感染性医疗废物管理，严格按照《医疗废物管理条例》《医疗卫生机构医疗废物管理办法》《国家卫生健康委办公厅关于做好新型冠状病毒感染的肺炎疫情期间医疗机构医疗废物管理工作的通知》的有关规定，装入双层黄色垃圾袋，由专人密封转运，进行规范处置。

四、注意事项

1. 近期从湖北返回人员，或与疫情严重地区人员有接触史的本地人员如非必须，暂缓针灸诊疗。

2. 若有体温升高或其他不适症状，随时上报，至发热门诊筛查，走发热门诊流程。

3. 如必须对疑似患者提供抢救性治疗，应单独安排隔离间予以诊疗。诊疗及接触人员须做好防护措施，穿戴医用防护口罩、护目镜、隔离衣（必要时穿一次性防护服），诊疗结束立即送患者至相关科室隔离治疗。诊疗间终末消毒。

4. 大家做好自我保护，不要恐慌，守望相助、联防联治、同心协力，不造谣、不信谣、不传谣。

5. 本措施主要为预防，诊治措施详见有关规定。

临床心理科

新型冠状病毒肺炎临床防控方案

新型冠状病毒肺炎疫情防控形势严峻,尚未发病的部分感染者也有可能因恐惧、焦虑、失眠等症状来临床心理科就诊,临床心理科制定和落实相关防控措施也非常有必要。现根据江苏省人民医院《新型冠状病毒肺炎医院感染防控方案(试行)》规定,结合临床心理科诊疗和感控特点,特制定以下预防和控制措施:

一、人员管理

(一)医务工作人员管理

1. 发热零报告制度:所有工作人员,包括医生、护士做好体温日报告,每日在上午 8 点和下午 5 点测量 2 次体温(如有不适症状,随时测量),据实上报体温情况。如有异常体温,立即脱离工作环境,视情况予以医学干预,采取隔离措施。

2. 个人防护要求:工作人员进入临床心理科诊疗区域必须戴口罩和隔离帽,必要时佩戴护目镜;在诊疗过程中,工作区域所有人员必须严格按照医院感控要求做好个人防护措施,诊疗期间严禁陪同人员在无防护状态下进入诊疗区(包括本院非临床心理科工作人员)。

3. 手卫生要求:严格执行手卫生,接触患者前后、诊疗前后均应及时洗手。

4. 工作人员休息期间尽量以居家为主,每天自测体温,如发现体温异常随时转告体温检测负责人和科主任;接触武汉及周边地区人员应及时报备并予以隔离观察。

（二）患者及家属管理

1. 门诊医师及预约台人员必须主动询问患者及家属有无发热和/或呼吸道症状，尤其是否有接触武汉及周边地区人员情况。如存在以下非呼吸系统症状的病毒血症迹象，均应暂缓门诊诊疗。

（1）一般状况：乏力、精神差、四肢或腰背部肌肉酸痛等；

（2）消化系统：如轻度纳差（少食厌食）、恶心呕吐、腹泻等；

（3）神经系统：如头痛；

（4）心血管系统：如心慌、胸闷等；

（5）眼耳鼻喉方面：如结膜炎、咽痛、咽干等。

通过医院短信平台发送相关注意事项，存在上述情况不宜来院诊疗。

2. 所有患者及家属进入临床心理科候诊区必须全程佩戴医用口罩（有条件者佩戴外科口罩或医用防护口罩），不建议外来人员作为陪同家属。

二、环境管理

（一）物体表面及地面消毒

诊室、预约前台、候诊座椅：使用可达高水平消毒的湿巾消毒擦拭物体表面，每天 2 次，或选择 500 mg/L 含氯消毒剂擦拭，消毒剂作用时间 >10 min。

（二）空气消毒

按照《医院空气净化管理规范》要求进行空气消毒。采用：开窗通风，保持空气流通。打开机械送风和排风，保证临床心理科的空气流通。

三、医疗废物管理

将新型冠状病毒感染确诊或疑似患者产生的医疗废物，纳入感染性医疗废物管理，严格按照《医疗废物管理条例》《医疗卫生机构医疗废物管理办法》《国家卫生健康委办公厅关于做好新型冠状病毒感染的肺炎疫情期间医疗机构医疗废物管理工作的通知》的有关规定，装入双层黄色垃圾袋，由专人密封转运，进行规范处置。

四、注意事项

1. 近期从湖北来宁人员，如非必须，暂缓临床心理门诊诊疗。

2. 如有体温升高或其他不适症状，随时上报，至发热门诊筛查，走发热门诊流程。

3. 大家做好自我保护，不要恐慌，守望相助、联防联治、同心协力，不造谣、不信谣、不传谣。

4. 本措施主要为预防，诊治措施详见有关规定。

放射科
新型冠状病毒肺炎临床防控方案

新型冠状病毒肺炎疫情防控形势严峻,制定和落实相关防控措施刻不容缓。现根据江苏省人民医院《新型冠状病毒肺炎医院感染防控方案(试行)》规定,结合放射科诊疗和感控特点,特制定以下预防与控制措施:

一、人员管理

（一）医务工作人员管理

1. 感控培训:所有工作人员,包括医生、技师、护士、工勤、研究生、规培生、进修生、实习生等所有人员都应经过院感控培训。

2. 发热零报告制度:所有工作人员,包括医生、技师、护士、工勤、研究生、规培生、进修生、实习生等所有人员做好体温报告,每日在上班前和下班后测量 2 次体温(如有不适症状,随时测量),据实上报体温情况。如有异常体温,立即脱离工作环境,视情况予以医学干预,采取隔离措施。

3. 个人防护要求:工作人员进入工作区域必须戴口罩,工作区域所有人员必须严格按照医院感控要求做好个人防护措施。

4. 手卫生要求:严格执行手卫生。

5. 工作人员休息期间尽量以居家为主,接触武汉及周边地区人员应及时报备并予以隔离观察。

（二）患者及家属管理

1. 所有患者及家属须接受预约台人员的询问,如实告知有无接触武汉及周边地区人员情况,有无发热和/或呼吸道症状。

2. 所有患者及家属进入候诊区必须全程佩戴口罩。

3. 所有患者及家属不得进入工作人员操作间。

二、环境管理

（一）物体表面及地面消毒

1. 预约前台及医疗设备：使用可达高水平消毒的湿巾消毒擦拭物体表面，每天 2 次；或选择有效含氯消毒剂擦拭，消毒剂作用时间＞10 min。

2. 被污染的地面用有效含氯消毒剂喷洒消毒，消毒剂作用时间＞30 min 后清洁干净。

（二）空气消毒

按照《医院空气净化管理规范》要求进行空气消毒。打开机械送风和排风，保证空气流通。

三、发热门诊专用 CT/专用 DR 管理

1. 固定工作人员（必须经院感控培训），固定专用 CT/专用 DR 以及独立工作区域。专用工作区域应与其他区域（影像中心读片、报告等）分开，并停用中央空调设备，控制室配备必要的消毒用品、工具。图像通过 PACS 传至报告室，及时出诊断报告。

2. 进入机房直接接触患者的医技人员及清洁消毒人员，应参照隔离病区工作人员及医学观察场所工作人员要求，建议穿戴工作服、一次性工作帽、一次性手套、医用一次性防护服、医用防护口罩（N95 及以上）、防护面屏或护目镜、工作鞋或胶靴、防水靴套等。检查时尽量减少与患者接触。尽可能使受检者自行上、下床，务必注意避免意外伤害。技师接触患者的手套应及时更换，注意不要污染了操作台。

3. 医技人员的手卫生：明显污染时，可选用 70%～75%乙醇，或含 70%～75%乙醇的免洗手消毒凝胶，或其他有效的含醇速干手消毒剂；有肉眼可见污染物时，应使用洗手液在流动水下洗手，纸巾擦干后消毒。

4. 医技人员脱卸防护衣时尽量少接触污染面。脱下的防护眼

罩、长筒胶靴等非一次性使用的物品应直接放入盛有消毒液的容器内浸泡;其余一次性使用的物品应放入黄色医疗废物收集袋中,作为医疗废物集中处置。医技人员脱卸防护装备的每一步均应进行手消毒,所有防护装备全部脱完后再次洗手、手消毒。医技人员皮肤被污染物污染时,应立即清除污染物,再用一次性吸水材料沾取碘伏或过氧化氢消毒剂擦拭消毒 3 min 以上,使用清水清洗干净;黏膜被污染时,应用大量生理盐水冲洗或碘伏冲洗消毒。

5. 每日应做地面、墙壁、设备表面、相关诊疗用品以及室内空气消毒 2 次。没有可见污染物污染的状况下,按照《医疗机构消毒技术规范》,对物体表面(非贵重仪器表面)、地面使用有效含氯消毒剂擦拭,作用 30 min 后,用清水擦拭。对 CT 或 DR 设备表面使用 75%乙醇擦拭消毒。有可见污染物污染时,对少量污染物可用一次性吸水材料(如纱布、抹布等)沾取有效含氯消毒剂(或能达到高水平消毒的消毒湿巾或干巾)小心移除。去除污染物后,再用有效含氯消毒剂擦拭消毒,作用 30 min 后用清水擦拭。无人状态下,根据房间大小,可以使用紫外线空气消毒机(注意避免紫外线对设备直射),对机房和候诊区等患者较长时间逗留的区域消毒 60 min。

6. 对在检查过程中患者的呕吐物或其他大量的污染物,应及时清理消毒。使用含吸水成分的消毒粉或漂白粉完全覆盖,或用一次性吸水材料完全覆盖后用足量的有效含氯消毒液浇在吸水材料上,作用 30 min 以上(或能达到高水平消毒的消毒干巾),小心清除干净。清除过程中避免接触污染物,清理的污染物按医疗废物集中处置。

7. 患者由发热门诊沿规定路线由专人护送。患者接受检查须戴口罩。检查床须使用一次性床单铺设,一人一换。个人辐射防护用品(铅围脖、铅围裙等)应及时使用 75%乙醇擦拭消毒后方可继续使用。患者检查完毕后不可以随意走动,应立即回到发热门诊诊区。陪检及无关人员不要进入操作室,以降低控制室环境污染风险。

四、医疗废物管理

将新型冠状病毒感染确诊或疑似患者产生的医疗废物,纳入感染

性医疗废物管理,严格按照《医疗废物管理条例》《医疗卫生机构医疗废物管理办法》《国家卫生健康委办公厅关于做好新型冠状病毒感染的肺炎疫情期间医疗机构医疗废物管理工作的通知》的有关规定,装入双层黄色垃圾袋,由专人密封转运,进行规范处置。

五、注意事项

1. 医务人员如发现可疑疑似患者,例如:检查后图像符合新型冠状病毒肺炎征象,须立即向相关部门报告,并及时对相关场所进行消毒。

2. 尽量暂缓常规影像检查。

3. 如必须对可疑疑似患者提供急诊治疗(如 CT 引导下的穿刺治疗),应单独安排隔离间予以诊疗,诊疗及接触人员须做好防护措施,穿戴医用防护口罩、护目镜、隔离衣(必要时穿一次性防护服),诊疗结束立即送患者至相关科室隔离治疗,及时对诊疗间进行消毒。

4. 大家做好自我防护,不要恐慌,守望相助、联防联治、同心协力,不造谣、不信谣、不传谣。

核医学科

新型冠状病毒肺炎临床防控方案

新型冠状病毒肺炎疫情防控形势严峻,部分感染者可能仅以恶心、食欲减退、腹胀、腹泻等消化道症状为首发表现,核医学科制定和落实相关防控措施刻不容缓。现根据江苏省人民医院《新型冠状病毒肺炎医院感染防控方案(试行)》规定,结合核医学科诊疗和感控特点,特制定以下预防和控制措施:

一、人员管理

(一)工作人员管理

1. 发热零报告制度:所有工作人员,包括医生、护士、技师、工勤、进修、研究生等各类人员做好发热零报告,每日在上班前和下班后测量2次体温(如有不适症状,随时测量),据实上报体温情况。如有异常体温,立即脱离工作环境,视情况予以医学干预,采取隔离措施。

2. 个人防护要求:工作人员进入核医学科诊疗区域必须戴口罩,必要时佩戴护目镜;在诊疗过程中,工作区域所有人员必须严格按照医院感控要求做好个人防护措施。诊疗期间严禁陪同人员在无防护状态下进入诊疗区。

3. 手卫生要求:严格执行手卫生,接触患者前后、诊疗前后均应及时洗手(戴手套不能替代洗手)。

4. 工作人员休息期间尽量以居家为主,接触武汉及周边地区人员应及时报备并予以隔离观察。

(二)患者及家属管理

1. 门诊医师及预约台人员必须主动询问患者及家属有无发热

和/或呼吸道症状,尤其是否有接触武汉及周边地区人员情况。如存在以下非呼吸系统症状的病毒血症迹象,均应暂缓进行相关检查和诊疗(包括 ECT、PET/CT、骨密度、摄[131]碘试验、[14]碳呼气试验检查和甲状腺疾病的[131]碘治疗等)。

(1) 一般状况:乏力、精神差、四肢或腰背部肌肉酸痛等;

(2) 消化系统:如轻度纳差(少食厌食)、恶心呕吐、腹泻等;

(3) 神经系统:如头痛;

(4) 心血管系统:如心慌、胸闷等;

(5) 眼耳鼻喉方面:如结膜炎、咽痛、咽干等。

2. 所有核医学科(包括 PET/CT)诊疗患者及家属进入候诊区必须全程佩戴医用口罩(有条件者可佩戴外科口罩或医用防护口罩)。不建议外来人员作为陪同家属。

3. 患者入室前统一由工作人员测量体温,若体温初测超过 37.3 ℃,体温计复测仍超过 37.3 ℃,需立即暂停检查或治疗,送至发热门诊排查。

4. 对临时取消诊查的患者,记录其联系方式,在疫情控制后另行预约安排。

二、环境管理

(一) 物体表面及地面消毒

(1) 预约前台、候诊室、机房等区域:使用可达高水平消毒的湿巾消毒擦拭物体表面,每天 2 次,或选择 500 mg/L 含氯消毒剂擦拭,消毒剂作用时间>10 min。

(2) 被患者血液、体液、分泌物等污染物污染的物体表面、地面等,用 2 000~5 000 mg/L 含氯消毒剂擦拭和喷洒消毒,消毒剂作用时间>30 min 后清洁干净。

(二) 空气消毒

按照《医院空气净化管理规范》要求进行空气消毒。采用:开窗通风,保持空气流通。

三、医疗废物管理

将新型冠状病毒感染确诊或疑似患者产生的医疗废物，纳入感染性医疗废物管理，严格按照《医疗废物管理条例》《医疗卫生机构医疗废物管理办法》《国家卫生健康委办公厅关于做好新型冠状病毒感染的肺炎疫情期间医疗机构医疗废物管理工作的通知》的有关规定，装入双层黄色垃圾袋，由专人密封转运，进行规范处置。

四、注意事项

1. 近期从湖北来宁人员，如非必须，暂缓核医学检查和治疗。

2. 如有体温升高或其他不适症状，随时上报，至发热门诊筛查，走发热门诊流程。

3. 如必须对疑似患者提供抢救性治疗，应单独安排隔离间予以诊疗。诊疗及接触人员须做好防护措施，穿戴医用防护口罩、护目镜、隔离衣（必要时穿一次性防护服）。诊疗结束立即送患者至相关科室隔离治疗。诊疗间终末消毒。

4. 大家做好自我保护，不要恐慌，守望相助、联防联治、同心协力，不造谣、不信谣、不传谣。

5. 本措施主要为预防，诊治措施详见有关规定。

超声诊断科
新型冠状病毒肺炎临床防控方案

　　近期新型冠状病毒肺炎疫情防控形势严峻,全国上下齐心协力、众志成诚,有力有序有效地开展防控工作。根据中国疾病预防控制中心分析,新型冠状病毒主要以飞沫传播和接触传播为主,飞沫传播距离通常来说不会超 2 m,直径大于 5 μm 的飞沫会很快沉降,如果距离太近,飞沫会通过咳嗽、说话等动作掉落在对方的黏膜上,产生感染。超声诊断科超声检查为近距离接触患者,急诊超声接诊呼吸道疾病患者的机会较多,加之来诊患者及陪同家属人员复杂,流动性大,患者病情不明,给疫情的防控带来困难。为做好患者、所有从事超声工作的医生及相关辅助人员的防护工作,根据《中华人民共和国传染病防治法》甲类传染病防治规定和江苏省人民医院《新型冠状病毒肺炎医院感染防控方案(试行)》规定,结合超声诊断工作和感控要求,提出以下预防和控制建议:

一、人员管理

(一) 医务工作人员管理

　　1. 发热零报告制度:所有来科人员,包括医生、护士、工勤和在科的研究生、实习生、进修学习人员每日在上班前和下班后测量 2 次体温(如有不适症状,随时测量),据实上报体温情况。如有异常体温,立即脱离工作环境,视情况予以医学干预,采取隔离措施。

　　2. 诊室管理制度:明确划分污染区和清洁区,工作人员刷卡后可进入清洁区。

　　3. 个人防护要求:应保持良好的个人卫生习惯,咳嗽或打喷嚏时用纸巾掩住口鼻。所有人员进入超声诊断科诊疗区域和在诊疗过程中，必须佩戴口罩；前台预约登记处和急诊中心超声工作人员还必须穿隔离衣，佩戴护目镜。工作人员诊疗期间严禁患者及陪同人员在无防护状态下进入诊疗区（包括本院非超声科工作人员）。建议自备衣物、鞋子等在清洁区更换，供在科室工作专用。

外出床边超声出诊期间，必须严格按照医院感控要求做好个人防护措施，诊疗人员务必佩戴外科口罩，必要时穿隔离衣，戴护目镜。出诊顺序：在非紧急情况下，先出诊非感染科室，后出诊感染科室，防止交叉感染。

4. 手卫生要求：严格执行手卫生，接触患者前后、诊疗前后均应及时用肥皂和清水或含酒精洗手液清洗双手（戴手套不能替代洗手），不用脏手触摸眼睛、鼻或口。

5. 科室检诊安排：实行弹性排班，每天根据当日和前一日患者来诊情况，及时调整当天下午和第二日的上班人员。所有科室工作人员休息期间，尽量以居家为主，如有接触疑似新型冠状病毒肺炎患者或确诊患者或来自疫情严重地区人员情况，请及时报备并予以隔离观察。

6. 科室管理小组及时通过"科室工作人员群"发布工作安排、国家和医院的防控要求等信息。

（二）患者及家属管理

1. 所有来诊患者务必实名就诊，挂号时请出示身份证、医保卡等相关证件，告知准确的联系手机、家庭地址等信息，并请如实告知医护人员：患者和家属有无两周内途经湖北或湖北旅行、居住史，或两周内曾经接触过新型冠状病毒感染疑似或确诊患者，或有发热、咳嗽等其他可疑不适症状。如有，请遵循医护人员的建议回家隔离两周，或至发热门诊就诊。

2. 所有患者及家属进入候诊大厅前在门口统一由工作人员测量体温，若额温初测超过 37.3 ℃，体温计复测仍超过 37.3 ℃，需立即暂停超声检查，送至发热门诊排查。疑似者应立即报告！

3. 所有来诊患者及陪同家属进入超声诊断科候诊区必须全程佩戴医用口罩(有条件者佩戴外科口罩或医用防护口罩)。起居活动无障碍的患者不建议家属陪同,尤其是外地来宁人员不建议作为陪同家属。

4. 通过医院短信平台向患者发送相关注意事项,对于非急诊患者和定期复查的患者,建议短期内尽量不要来诊,建议其待疫情结束后再择期预约,然后按照指引时间段有序就诊。

5. 对于临时取消诊查的患者,记录其联系方式,在疫情控制后另行预约安排。

二、环境管理

(一)物体表面及地面消毒

1. 诊间设备、预约前台:使用 75% 乙醇或可达高水平消毒的湿巾消毒擦拭物体表面,每天 2 次;或选择 500 mg/L 含氯消毒剂擦拭,消毒剂作用时间 > 10 min。

2. 科室候诊大厅及诊室、外走廊等地面:用 2 000～5 000 mg/L 含氯消毒剂喷洒消毒,消毒剂作用时间 > 30 min 后清洁干净;或者使用"84"消毒液(或"健之素"溶液)喷洒并用拖把清洁地面。

(二)空气消毒

按照《医院空气净化管理规范》要求对诊间进行空气消毒:

1. 保持空气流通。打开新风系统,机械送风和排风,保证超声诊断科内的空气流通。

2. 用空气紫外线消毒机进行空气消毒,每天至少 1 次。

三、医疗器械感控

严格按照《医疗机构消毒技术规范》,做好医疗器械、污染物品的清洁与消毒。

1. 所有超声接触患者的探头等,可采用塑料薄膜手套或无菌套包裹的方式,将探头与受检者隔离,检诊后采用符合探头消毒要求的高效能消毒擦片消毒。

2. 介入超声使用的器械,尽可能采用一次性用具,对于像活检枪等复用型器械,可用75%乙醇浸泡消毒,或严格使用含氯消毒剂进行消毒擦拭,消毒剂作用时间>30 min后擦拭干净。

四、医疗废物管理

将近期在超声诊断科的诊疗工作中产生的医疗废物,纳入感染性医疗废物管理,严格按照《医疗废物管理条例》《医疗卫生机构医疗废物管理办法》《国家卫生健康委办公厅关于做好新型冠状病毒感染的肺炎疫情期间医疗机构医疗废物管理工作的通知》的有关规定,装入双层黄色垃圾袋,由专人密封转运,进行规范处置。

五、注意事项

1. 近期从湖北返回人员,如非必须,暂缓超声诊疗。

2. 有体温升高或其他不适症状随时上报,至发热门诊筛查,走发热门诊流程。

3. 如必须对急诊或住院疑似患者提供抢救性检诊,应单独安排隔离间予以检诊,检诊及接触人员须做好防护措施,穿戴医用防护口罩、护目镜、隔离衣(必要时穿一次性防护服),诊疗结束立即送患者至相关科室隔离治疗。诊疗间终末消毒。

4. 科室所有工作人员做好自我保护,不要恐慌,守望相助、联防联治、同心协力,不造谣、不信谣、不传谣。

5. 本措施主要为预防,涉及相关治疗的措施详见有关规定。

检验学部
新型冠状病毒肺炎临床防控方案

新型冠状病毒肺炎疫情防控形势严峻,根据《新型冠状病毒实验室生物安全指南(第二版)》(国卫办科教函〔2020〕70号,2020.1.23)、中华医学会检验分会《2019新型冠状病毒肺炎临床实验室检测的生物安全防护指南(试行第一版)》以及《新型冠状病毒感染相关医疗废物收集贮存运输处置技术指南规定》(苏环办〔2020〕32号)的规定,结合《新型冠状病毒感染的肺炎医院感染防控方案(试行)》,特制定江苏省人民医院检验学部生物安全规范及感控措施:

一、工作人员管理

1. 发热零报告制度:所有工作人员,包括检验学部所有职工、护工、进修以及实习人员做好体温每日监测,每日在上班前和下班后至少各测量1次体温(如有不适症状随时测量)。据实每日18:00前完成医务人员每日体温上报,如有异常体温立即脱离工作环境,视情况予以医学干预,采取隔离措施;

2. 个人防护要求:工作人员必须佩戴口罩,必要时戴护目镜及穿隔离衣;工作期间个人防护要求参见下述规范。

二、疑似或确诊新型冠状病毒感染患者标本检测生物安全规范

(一)标本接收

1. 带红色标识的疑似患者的标本接收

(1)血液标本:接收带红色标识的疑似患者血液标本,工作人员需佩戴医用外科口罩,双层手套及工作服外加隔离衣。从气动传输筒或密封袋取出标本,如无泄漏,用1 000 mg/L有效氯喷雾消毒。如有

泄漏,立即关闭传输筒或密封袋,按下文"三、1.（4）"处理记录,并报备专业组长。

（2）排泄物（尿液、粪便等）及分泌物标本:接收带红色标识的疑似患者排泄物（尿液、粪便等）及分泌物标本,工作人员需佩戴医用外科口罩、护目镜、双层乳胶手套及工作服外加隔离衣。从气动传输筒或密封袋取出标本,如无泄漏,用 1 000 mg/L 有效氯喷雾消毒,置于新的黄色垃圾袋,封死袋口,放入生物安全柜内待处理;如有泄漏,立即关闭传输筒或密封袋,按"三、1.（4）"处理记录,并报备专业组长。

（3）呼吸道采集标本（咽拭子、痰液及肺泡灌洗液等）:接收带红色标识的疑似患者呼吸道采集标本（咽拭子、痰液及肺泡灌洗液等）,需佩戴医用 N95 口罩、双层乳胶手套、护目镜、工作服外加隔离衣、医用防护帽。从密封袋取出标本,如无泄漏,用 1 000 mg/L 有效氯喷雾消毒,立即置于新的黄色垃圾袋,封死袋口,放入生物安全柜内待处理。如有泄漏,立即关闭传输筒或密封袋,按下文"三、1.（4）"处理记录,并报备专业组长。

2. 确诊患者标本的接收

由临床医生按规范样本采集后,打应急办电话,由经过专门培训的人员运送到指定标本接收点。检验学部指派专人接收样本,检查样本盒是否完整、内部样本是否有泄漏、信息是否完整,做好交接登记。对于此类样本已要求临床各科室将其分为两类:① 病毒及微生物类标本:护送到 1 号楼的 8 楼标本接收岗;② 血常规生化类标本:运送到 12 号楼 4 楼门急诊检验组。接收确诊患者的所有类型样本时均需佩戴医用 N95 口罩、双层乳胶手套、护目镜（必要时佩戴防护面屏）、工作服外加隔离衣、双层医用防护帽。

（二）标本检测

1. 带红色标识的疑似患者的标本检测

（1）血液标本

① 流水线检测标本:带红色标识的疑似患者的血液标本上流水线检测时,工作人员需佩戴医用口罩、双层手套（内层为一次性 PE 手

套)、工作服外加隔离衣,按照规范小心操作。

② 非流水线检测标本:带红色标识的疑似患者的血液标本不上流水线检测时,如果操作过程中不必开盖,则佩戴医用口罩、双层手套(内层为一次性 PE 手套)、工作服外加隔离衣;如果操作过程中需开盖,则必须在生物安全柜内操作,工作人员需佩戴医用外科口罩、护目镜、双层乳胶手套、工作服外加隔离衣,开盖需轻柔缓慢,尽可能缩短打开的持续时间。

标本离心时,操作者不能离开离心机。如果疑似意外,比如离心过程中有异常声响,则停止离心。佩戴双层乳胶手套,停止离心 30 min 以上,打开离心机面盖,用 1 000 mg/L 有效氯喷雾消毒后进行处理。尽可能在生物安全柜中将离心管放入和取出转子。若标本离心无意外,则停止离心 10 min 以上,打开离心机面盖、安全柜内开盖检测。

(2)排泄物(尿液、粪便等)及分泌物标本

检测带红色标识的疑似患者的排泄物(尿液、粪便等)及分泌物标本时,必须在生物安全柜内操作,工作人员需佩戴医用防护帽、医用外科口罩、护目镜、双层乳胶手套及工作服外加隔离衣,按照规范小心操作,尽可能避免泼洒及泄漏。

(3)呼吸道来源标本(咽拭子、痰液及肺泡灌洗液等):检测带红色标识的疑似患者的呼吸道来源标本(咽拭子、痰液及肺泡灌洗液等)时,必须在生物安全柜内操作,工作人员需佩戴医用 N95 口罩、双层乳胶手套、护目镜(必要时佩戴防护面屏)、工作服外加防护服。

核酸检测样本时,先灭活病毒后提取核酸,分子组当前根据规范采用 60~65 ℃孵育 30 min 的灭活方法,灭活后的标本也应视为高风险标本,各操作环节应小心谨慎。

呼吸道标本涂片时,应在生物安全柜内涂片,烤片机 60 ℃烤片 30 min 以上(时间允许时可同时紫外线照射 30 min,双重灭活)。

呼吸道标本接种培养时,必须在生物安全柜内完成,接种后的培养皿置于黄色垃圾袋内密封后置于独立孵箱孵育,平板观察及相关后续操作在生物安全柜内完成。

2. 确诊患者标本的检测

人工检测确诊患者的所有类型标本时均需佩戴医用 N95 口罩、双层乳胶手套、护目镜（必要时佩戴防护面屏）、工作服外加隔离衣（操作呼吸道来源标本时须穿防护服）、不穿防护服时戴医用防护帽，相关操作尽可能在生物安全柜内完成，小心谨慎操作，尽可能避免泼洒及泄漏。

（三）废弃物处理

1. 防护用品的废弃处理

（1）接收及检测带红色标识的疑似患者的标本时所使用的个人防护用品如无泼洒，则在接收及检测结束后立即更换，按照感染性废物处理；如有泼洒则用双层黄色垃圾袋密封，按照高致病性废物单独放置，高压灭菌后粘贴红色的"高度感染性废物"的标识，按照感染性废物处理。

（2）接收及检测确诊患者的标本时所使用的个人防护用品用双层黄色垃圾袋密封，按照高致病性废物单独放置，高压灭菌后粘贴红色的"高度感染性废物"的标识，按照感染性废物处理。

2. 检测中的耗材废弃物

检测带红色标识的疑似患者或确诊患者标本所产生的耗材废弃物（如枪头、试管、接种环等）用双层黄色垃圾袋密封，按照高致病性废物单独放置，高压灭菌后粘贴红色的"高度感染性废物"的标识，按照感染性废物处理。废弃的锋利锐器等必须装入利器盒，避免造成包装物破损，利器盒密闭后外套黄色垃圾袋，粘贴红色的"高度感染性废物"的标识。

3. 检测后的标本及培养物

保证密封，如有开盖则在生物安全柜内完成密封，用双层黄色垃圾袋密封，高压灭菌后在包装物上粘贴红色的"高度感染性废物"的标识，按照感染性废物处理。

高压灭菌工作人员需佩戴医用外科口罩、双层手套、医用防护帽及工作服外加隔离衣。

三、消毒与灭菌

1. 污染区半污染区

（1）物体表面及地面消毒

① 每天实验前后使用 1 000 mg/L 有效氯的消毒液进行桌面、台面及地面消毒；消毒液新鲜配置，24 小时内使用。核酸检测区的消毒，使用 2 000 mg/L 有效氯的消毒液。

② 电话、显微镜、冰箱以及门把手等仪器设备表面使用后用 1 000 mg/L 有效氯的消毒液擦拭消毒；护目镜每日使用后放置在 1 000 mg/L 有效氯的消毒液中消毒 30 min。

（2）空气消毒

按照《医院空气净化管理规范》要求进行空气消毒。采用：

① 开窗通风，保证空气流通；如是检测疑似或确诊患者的核心区域，先紫外线消毒 30 min 后再开窗通风。

② 紫外线消毒：符合行业标准的紫外线杀菌灯每日工作结束后消毒时间不少于 30 min；重点区域可用移动消毒车加强消毒；PCR 实验室的二区每批次样本检测之间需增加紫外线消毒 30 min。

（3）生物安全柜每日工作前紫外线消毒 30 min，使用后用 75％乙醇擦拭消毒后紫外线消毒 30 min。

（4）实验室生物安全操作失误或意外时的消毒

① 普通标本泼洒溢出造成局限污染：使用有效氯含量为 2 000 mg/L 的消毒液，消毒 30 min 以上；消毒液需要现用现配，24 小时内使用。

② 疑似患者的标本污染生物安全柜的操作台造成局限污染：使用有效氯含量为 5 500 mg/L 的消毒液，消毒 30 min 以上；消毒液需要现用现配，24 小时内使用。

③ 疑似患者的标本造成实验室污染：保持实验室空间密闭，避免不相关人员出入，避免污染物扩散。使用沾有 2 000～5 000 mg/L 有效氯的消毒液的毛巾覆盖污染区，消毒 30 min 以上。必要时（比如大量溢洒时）用过氧乙酸加热熏蒸实验室，熏蒸过夜。

2. 清洁区

（1）桌面、地面以及物体表面消毒：每日一次使用 500 mg/L 有效氯的消毒液进行桌面和门把手的消毒、1 000 mg/L 有效氯的消毒液进行地面的消毒；消毒液新鲜配置，24 小时内使用；消毒工具严禁与污染区半污染区混用。

（2）空气消毒：

① 每日开窗通风至少两次，每次一小时以上，保证空气流通；

② 局部区域可酌情使用移动消毒车每日一次紫外线消毒，消毒时间不少于 30 min。

四、注意事项

1. 一旦发现疑似新型冠状病毒肺炎感染者，应立即上报，依据规定进行隔离。

2. 大家要做好自我保护，不要恐慌，守望相助、联防联治、同心协力，不造谣、不信谣、不传谣，携手渡过此次疫情。

附件：2019 新型冠状病毒肺炎标本接收、检测及废弃流程

一、带红色标识疑似患者标本

1. 流水线操作血液标本

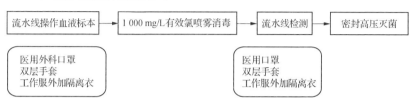

2. 非流水线操作血液标本

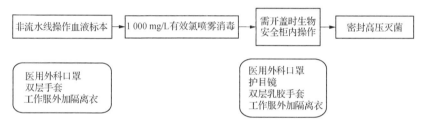

3. 排泄物和分泌物标本

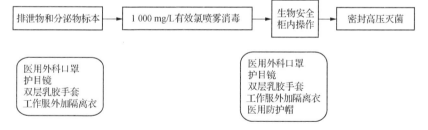

4. 呼吸道来源标本核酸检测

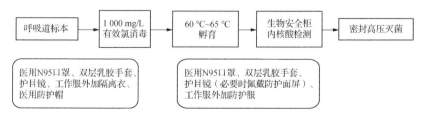

5. 呼吸道来源标本微生物检测

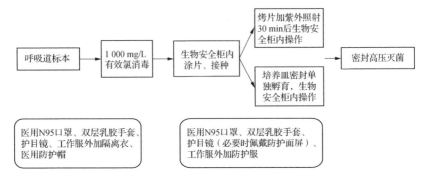

二、确诊患者标本

确诊患者标本的接收检测及废弃流程同疑似患者,个人防护同呼吸道来源标本配备。

参考文献

1. 中华人民共和国卫生健康委员会.关于印发新型冠状病毒感染的肺炎诊疗方案(试行第五版)的通知(国卫办医函〔2020〕103号)

2. 中华人民共和国卫生健康委员会.国家卫生健康委办公厅关于印发新型冠状病毒实验室生物安全指南(第二版)的通知(国卫办科教函〔2020〕70号)

3. 中华医学会检验医学分会.2019新型冠状病毒肺炎临床实验室生物安全防护专家共识.中华检验医学杂志.2020.

病理学部

新型冠状病毒肺炎临床防控方案

鉴于目前新型冠状病毒疫情发展态势，病理科需要接触各种类型离体标本，依据该病毒的生物学特征（56 ℃、30 min 死亡；乙醚、75％的乙醇、含氯的消毒剂如有效氯含量为 5％的"84"消毒液，都可以有效灭活病毒），特制定病理科预防和控制工作要点及流程。

请医院职能科室和临床科室予以积极支持并配合，做好全员防控工作，也希望病理科全体同仁加强自身防护，严格执行操作流程。

一、临床科室部分

1. 请临床科室对所有拟需病理检查的患者先完成体温测量及填写流行病学接触史表单或新型冠状病毒 DNA 检测结果表单后再行送检，并请务必在病理申请单上标注。未填写此项内容的病理检测申请单和样本不予接收。

2. 请临床科室对所有拟送检的病理样本（痰液、胸腹水、尿液、血液等体液样本，细胞学刷片、活检样本、手术切除样本等），务必严格按照以下方式处理后送检：

（1）痰液标本：用带盖盛痰容器收集痰液后直接加入 10％的中性福尔马林 10 mL，拧紧容器盖后送检。

（2）支气管刷片、宫颈刷片、细针穿刺细胞学涂片：在完成涂片后应即刻放入盛有 95％乙醇固定液中淹没固定后送检。

（3）活检小组织样本：放入可封口的标本袋/瓶内及时加入足量体积（4～10 倍）10％的中性甲醛（福尔马林）固定后送检。

（4）手术室标本：离体后，应放入专用可封口的标本袋/瓶内，若为术中快速冰冻病理检查的标本,立刻送病理科;若为常规病理检查的标本,手术室相关人员立刻固定后送病理科或立刻送病理科固定,需要加入足量体积(4~10倍)10%的中性福尔马林固定。

(5)体液标本(胸腹水、尿液、血液样本):应放入带盖容器后拧紧盖后送检。

(6)术中冰冻快速标本:属于新鲜暴露标本,特别强调的是务必在纸质或电子申请单或预约单上提供体温及流行病学接触史表单或新型冠状病毒DNA检测结果表单情况,未填写此项内容的样本不予接收。

(7)临床送检及运输标本:容器应当密封,确保盖好后无泄漏。申请单与标本分开放置,分别放在防水的袋子里。

二、病理科室部分

1. 全员培训"新型冠状病毒肺炎医院感染预防与控制指南"的诊疗方案、感控方案、防护方案等。

2. 完善各级各类人员岗位职责,所有人员应积极主动记录自身和家庭成员健康状态,汇报每日体温情况,如有疑似或确诊感染,及时上报。有密切接触史的,应暂时隔离休息,避免造成工作人员交叉感染。

3. 全员培训掌握各种防护用品(口罩、手套、帽子、隔离服、防护眼镜、防护面罩等)的使用方法和掌握标准洗手法(七步法)。

4. 病理科工作人员应规范佩戴口罩、手套、帽子和工作服,做好自我防护,尤其窗口接待人员,应规范佩戴口罩、手套、帽子、防护面罩,必要时佩戴护目镜。做好接待窗口会诊及查询报告人员的疏导工作,尽量使用自助打印,减少窗口人员的滞留时间。未经病理科同意,严格禁止非本科室人员进入病理科工作场所。

5. 在岗技术人员:接触痰液、痰涂片和胸、腹水标本时戴口罩、手套、护目镜和隔离服,使用标本专门通道接收标本并进行固定。及时用肥皂洗手,在洗手前不要用手接触口、鼻、眼,并及时更换防护用品。

6. 痰液标本一律做细胞蜡块,收到后及时确认,加入10%的中性福尔马林固定 4～6 h 后取材。方法:在盛痰杯内直接加入 10% 的中性福尔马林 10 mL,固定 4～6 h,将凝固的痰全部倒入组织盒内进入组织处理流程(按照本科室细胞蜡块制备流程制备)。

7. 胸、腹水等体液:为防止气溶胶吸入,所有标本开盖操作在生物安全柜内完成,离心管一定加盖密封,严格按离心机生物安全操作(离心机放到生物安全柜里)。当班人员加强对液基工作人员和工人的生物安全指导和管理,严格进行室内、台面、离心机消毒,黄色垃圾桶内每天两次喷洒消毒水(5% 的"84"消毒液按 1:99 配比成含氯溶液,有效氯含量 2 000 mg/L)。

8. 收到的刷检玻片保持在 95% 乙醇固定缸内淹没固定。

9. 新鲜标本和细胞学标本,尤其是胸水和痰液都可能有极强的传染性。需要用消毒液灭活后排放。胸水排放前需用 10% 中性福尔马林浸泡 30 min!

10. 将所有非电子申请单均放入 80 ℃ 烤箱内 20 min 后取出才拿入诊室(每天两次:如 10 点及 16 点,根据工作实际情况确定时间。理论上 56 ℃ 30 min 能杀灭病毒)。

11. 活检小标本固定 4～6 h 后取材,手术切除大标本至少固定 12 小时后取材。

12. 冰冻切片完成后及时固定,其剩余样本完成取材后立刻放入 10% 的中性福尔马林固定,及时清理冰冻切片机内组织碎屑,并打开紫外灯消毒或用 75% 乙醇擦拭消毒。当天冰冻取材完成后及时清洗取材台面和器械,进行台面、器械消毒。

13. 把制备好(完成染色封片)的细胞学片子放入烤箱内烘烤消毒(推荐 56 ℃ 30 min)后再阅片。

14. 进入取材室、冰冻切片室、细胞室应穿隔离衣。勤洗手,多通风。冰冻切片时,特别要做好个人防护。冰冻切片机、离心机每日定时消毒!

15. 督促指导当班取材的工作人员做好地面、台面氯消毒工作。对键盘、鼠标、门把手都用 75% 乙醇擦拭消毒。器械溶液需淹没器械,并做好每天更换。

16. 分子实验室：做好糖链蛋白项目、DNA 和 RNA 等项目工作人员的生物安全指导工作，包括个人防护、申请单消毒、工作台面、使用丢弃物品、垃圾桶的消毒工作。一定注意气溶胶！

17. 将使用过的口罩、防护衣服、鞋套放入医用垃圾桶后可使用 5% 的"84"消毒液按 1 ∶ 99 配比或含氯消毒剂 1 000 mg/L，撒至废弃物品上进行消毒。

18. 所有人员在接触各类样本、工作间歇或结束后应立即进行手卫生消毒，也可用含酒精或含氯的手消毒用品进行清洗，或者用 0.3%～0.5% 碘伏消毒液或其他快速消毒剂（洗必泰、新洁尔灭、75% 乙醇等）揉搓 1～3 min。切忌用未清洗的手触碰口、眼、鼻及身体其他部位。

19. 重点防护工作区域（包括标本接收室、冰冻切片室、细胞技术室等）除地面、桌面及仪器消毒外，应进行至少每日两次空气消毒（推荐紫外线消毒每次至少 30 min）。

输血科
新型冠状病毒肺炎临床防控方案

新型冠状病毒肺炎疫情防控形势严峻,现根据《新型冠状病毒肺炎医院感染防控方案(试行)》规定,结合本科感控特点,特制定以下预防和控制措施:

一、疫情培训

本科所有人员,包括医生、技师、工勤、进修、实习人员上岗前都应培训,学习新型冠状病毒肺炎预防相关内容。

二、医务工作人员管理

1. 发热零报告制度:所有工作人员,包括医生、技师、工勤、进修、实习人员做好体温报告,每日在上班前和下班后测量 2 次体温(如有不适症状,随时测量),据实上报体温情况。如有异常体温,立即脱离工作环境,安排居家休息。视情况予以医学干预,采取隔离措施。

2. 个人防护要求:所有工作人员进入工作区域必须戴外科口罩,必要时佩戴护目镜。

3. 手卫生要求:严格执行手卫生,工作时必须戴乳胶手套,离开操作间必须洗手;接触患者前后、诊疗前后均应及时洗手(戴手套不能替代洗手)。

4. 工作人员休息期间尽量以居家为主,接触武汉及周边地区人员应及时报备并予以隔离观察。

三、环境管理

（一）物体表面及地面消毒

1. 诊间、操作间、发血室台面:用 500 mg/L 含氯消毒剂擦拭,消毒剂作用时间＞10 min。

2. 电话机、电脑键盘、鼠标、门把手、水龙头开关、常用设备等物体表面:用500 mg/L含氯消毒剂擦拭,不耐腐蚀的物体表面可使用75％乙醇擦拭。

3. 离心机内壁:用2 000～5 000 mg/L含氯消毒剂喷洒消毒,作用时间＞30 min后清洁干净;标本全密封的离心机内壁,可使用500 mg/L含氯消毒剂擦拭。

4. 被污染的地面:用2 000～5 000 mg/L含氯消毒剂喷洒消毒,作用时间＞30 min后清洁干净。

（二）空气消毒

按照《医院空气净化管理规范》要求进行空气消毒。可采用:

1. 开窗通风,保持空气流通;

2. 空气消毒机进行空气消毒,每天至少一次,做好记录。

四、储血室管理

1. 所有进入储血室人员必须戴口罩,包括血站送血工作人员,并监测体温。

2. 储血室为二类洁净环境,工作人员严禁戴被污染的手套进入并触碰冰箱和血小板振荡箱门把手。

3. 每周一次清洁冰箱和血小板振荡箱,用500 mg/L含氯消毒剂擦拭;每月一次进行冰箱的空气培养;每季度进行一次储血室环境的空气监测。

4. 待发血液禁止进入污染区,可使用粘贴标签的血辫将血样转移至检测室进行核对及检测。

五、实验过程管理

1. 实验过程中如离心、拔帽、加样、全自动仪器设备工作等,均可产生气溶胶,可污染实验室的空气,因此样本的离心工作必须在开放实验室内进行。无自动脱盖机时,真空采血管应在生物安全柜中打开或在离心机中静置至少15 min后再打开。卡式离心机离心停止

15 min 以上再取卡。所用离心机、孵育器每日使用 500 mg/L 含氯消毒剂擦拭,消毒剂作用时间>10 min。

2. 如离心机正在运行时发生破裂或怀疑发生破裂,应关闭电源,密闭 30 min 以上,小心开盖。若离心机停止后发现破裂,应立即盖上盖子密闭 30 min。随后戴双层乳胶手套及医用防护口罩进行清理。

3. 检测完毕后的标本和凝胶卡都应盖帽和封口,按要求保存规定时间后,按医疗废物处理。

六、医疗废物管理

严格按照《医疗废物管理条例》《医疗卫生机构医疗废物管理办法》《国家卫生健康委办公厅关于做好新型冠状病毒感染的肺炎疫情期间医疗机构医疗废物管理工作的通知》的有关规定,装入双层黄色垃圾袋,进行规范处置。

七、注意事项

1. 每天测量体温并及时登记。

2. 输血科门诊医生做好自我防护,对就诊病人及时测量体温,了解流行病学接触史,如发现异常立即上报。

3. 大家做好自我保护,不要恐慌,守望相助、联防联治、同心协力,不造谣、不信谣、不传谣。

4. 本措施主要为预防,诊治措施详见有关规定。

临床营养科
新型冠状病毒肺炎临床防控方案

目前新型冠状病毒肺炎疫情防控形势严峻，为了做好疫情防控工作，切实保护医护人员及患者身体健康和生命安全，现根据《新型冠状病毒肺炎医院感染防控方案（试行）》规定，结合临床营养科诊疗和感控特点，特制定如下预防与控制措施：

一、院内感染控制管理

（一）医务工作人员管理

1. 发热零报告制度：所有工作人员，包括医师、技师、护士、工勤、进修、实习人员以及厨师、配餐员和管理人员应做好发热零报告，每日在上班前和下班后测量体温各一次（如有不适症状，随时测量），据实上报体温情况。如有异常体温立即上报并脱离工作岗位，视情况予以医学干预，采取隔离措施。

2. 个人防护要求：医疗人员进入门诊或病区会诊和查房时必须戴口罩，必要时佩戴好帽子、护目镜及隔离衣；进入肠内肠外营养配制室和治疗膳食配制区应按规定戴好口罩、帽子，更换衣物。在诊疗过程中，工作区域所有人员必须严格按照医院感控要求做好个人防护措施，诊疗期间严禁无防护状态下进入诊疗区。

3. 手卫生要求：严格执行《医务人员手卫生规范》要求，医疗人员接触患者前后、诊疗前后、穿脱防护用品前后均应及时正确洗手。其他如进入办公场所、肠内肠外营养配制室和治疗膳食配制区以前，工作期间去卫生间、接触过不洁表面、更换工作内容等情况发生后，均需规范进行手卫生，防控污染；配餐员完成手卫生后，戴好手套后才可开始分餐。

4. 工作人员休息期间:尽量以居家为主,接触武汉及周边地区人员或身体不适有流行病学史的及时报备并予以隔离观察。

（二）患者及家属管理

1. 患者入室前统一由门诊预约台工作人员测量体温,若额温初测超过 37.3 ℃,体温计复测仍超过 37.3 ℃,不允许进入临床营养科诊室,送至发热门诊排查。

2. 门诊预约台人员、门诊医师、病区会诊医师和查房营养师必须主动询问患者及家属有无发热和/或呼吸道症状,尤其是近期有无接触武汉及周边地区人员情况;询问并观察其是否存在以下呼吸系统之外的病毒血症表现:

（1）一般状况:乏力、精神差、四肢或腰背部肌肉酸痛等;

（2）消化系统:如轻度纳差（少食厌食）、恶心呕吐、腹泻等;

（3）神经系统:如头痛;

（4）心血管系统:如心慌、胸闷等;

（5）眼耳鼻喉方面:如结膜炎、咽痛、咽干等。

如有以上任一情况,应暂停营养诊疗工作,给予指导后及时转诊,必要时上报。

3. 所有患者及家属进入临床营养科候诊区必须全程佩戴口罩（有条件者可佩戴外科口罩和医用防护口罩）,一位患者最多由一位家属陪伴入室诊疗。

4. 肠内营养配制室应进一步加强人员管理,减少不必要的人员流动,非相关工作人员不得进入,配制区人员不得超过 2 人。

（三）环境管理

1. 空气消毒,按照《医院空气净化管理规范》要求进行空气消毒:

（1）门诊临床营养科诊疗室:

① 开窗通风,保持空气流通。尽可能不用中央空调,使用分体机空调打开空调机械送风和排风,保证空气流通。

② 必要时用空气消毒机进行空气消毒,每天至少两次。

（2）肠内营养配制室及治疗膳食区：每天注意观察空调系统的温、湿度，做好紫外线消毒工作。

2. 物体表面及地面消毒

（1）工作台和操作台：每天用高消毒水平的消毒湿巾或选择500 mg/L含氯消毒剂或75％乙醇擦试物体表面2次，保持10 min以上。

（2）地面：每天彻底清洗地面后，用500 mg/L含氯消毒剂喷洒或拖洗地面墙角等地方，保持15 min以上进行冲洗；对被污染的地面可用2 000～5 000 mg/L含氯消毒剂喷洒消毒，保持30 min后冲洗清洁干净。

（3）肠内营养配制室：按上述消毒方法，每天操作前及结束全天配制工作后各消毒1次。

（4）送餐电梯：在出餐前后用75％乙醇对电梯按钮进行擦拭消毒；如果有条件的区域可以在电梯外面增设免洗手部消毒液，督促员工使用完电梯后进行手消毒。

（5）垃圾存放区：每天及时清运垃圾并进行清洗和消毒；对于口罩等防护用品按照医疗废物进行处理（设立专用垃圾桶，由专人每天清理到医院医疗废物回收处）。

（四）医疗器械及配餐用具管理

严格按照《医疗机构消毒技术规范》，做好医疗器械及其污染物品的清洁与消毒：

1. 临床营养科门诊诊疗室的仪器：除按常规要求清洁操作外，仪器表面应在诊疗结束前、后使用500 mg/L含氯消毒剂或75％乙醇擦试，保持10 min以上擦拭干净。

2. 肠内营养配制室

（1）治疗车、运送车等运输工具：每天使用前、后使用500 mg/L含氯消毒剂或75％乙醇擦试，保持10 min以上擦拭干净。

（2）每餐配制工具及物品：使用500 mg/L含氯消毒剂或75％乙醇擦试后清洁冲洗干净，再放入消毒柜集中消毒处理。

3. 治疗膳食配制区：

（1）配制工器具（桶、勺、丝漏等）和工作台：生熟食品加工器具要分开，每天使用 500 mg/L 含氯消毒液浸泡、擦洗消毒 2 次。

（2）配餐分餐餐具应按照规范清洗流程彻底清洗后，用蒸汽或洗碗机进行消毒。

（3）病房送餐餐具回收后应先立即使用 500 mg/L 含氯消毒液浸泡消毒，再按照规范清洗流程清洗后，用蒸汽进行高温灭菌后方可使用。

4. 清洁用具：应分区使用不同的清洁用具（包括抹布、扫帚、拖布等），使用后立即使用 500 mg/L 含氯消毒液浸泡消毒，再清洁干净待用。

（五）医疗废物管理

将新型冠状病毒感染确诊或疑似患者产生的医疗废物，纳入感染性医疗废物管理，严格按照《医疗废物管理条例》《医疗卫生机构医疗废物管理办法》《国家卫生健康委办公厅关于做好新型冠状病毒感染的肺炎疫情期间医疗机构医疗废物管理工作的通知》的有关规定，装入双层黄色垃圾袋，由专人密封转运，进行规范处置。

（六）注意事项

1. 近期从湖北来宁人员，如非必须，暂缓一般营养诊疗。

2. 有体温升高或其他不适症状随时上报，至发热门诊筛查，走发热门诊流程。

3. 对其他科室进行会诊、查房的营养科医务人员，请严格执行标准预防，做好手卫生及个人防护，服从各病区管理。

4. 如必须对疑似或已感染患者提供抢救性营养支持诊疗的接触人员，做好防护措施，正确穿戴医用防护口罩、护目镜、隔离衣（必要时穿一次性防护服），诊疗结束立即送至相关科室进行隔离观察。

5. 以上措施主要为预防，须服从医院及感控科有关规定。

二、膳食管理与营养建议

除了个人预防和医疗药物外，合理营养膳食是患者改善个体营养状况、增强抵抗力并可能改善疾病预后的重要环节。现推荐中国营养学会临床营养分会的《新型冠状病毒感染的肺炎防治营养膳食指导》如下:

（一）普通型或康复期患者的膳食管理

坚持合理膳食，通过均衡营养提高自身抵抗力。参照中国营养学会发布的《中国居民膳食指南（2019）》，提出营养"处方"。在目前的特殊情况下，一般人群也适用以下条目:

1. 谷薯类食物要保证，每天应摄入 250～400 g，包括大米、小麦、玉米、荞麦、红薯、马铃薯等。

2. 优质蛋白质类食物要充足，包括瘦肉类、鱼、虾、蛋等，每日 150～200 g 蛋白质食物，奶类、大豆类食物要多选，坚持每天一个鸡蛋。

3. 多吃新鲜蔬菜和水果，每天超过 5 种，最好 500 g 以上。其中一半为深色蔬果类。

4. 适量增加优质脂肪摄入，包括烹调用富含 n-9 脂肪酸的植物油和硬果类多油性食品如花生、核桃等，总脂肪供能比达到膳食总能量 25%～30%。

5. 保证充足饮水量，每天 1 500～2 000 mL，多次少量、有效饮水，可以饮温开水或淡茶水。饭前饭后菜汤、鱼汤、鸡汤等也是不错选择。

6. 不要接触、购买和食用野生动物；注意厨房食物处理生熟分开，动物类食物要烧熟、煮透；家庭用餐，实行分餐制或使用公勺、公筷等措施，避免与家人相互传染。禁烟酒，避免辛辣刺激性食物。

7. 新鲜蔬菜、水果以及坚果等植物作物中富含 B 族维生素、维生素 C、维生素 E 等，具有较强的抗氧化、调节免疫力作用，应注意补充；也可适量添加营养素补充剂。

8. 大豆及制品、蘑菇类食物、枸杞、黄芪等食物中含有黄酮、甜菜碱等抗氧化物质，瘦牛、羊肉中含有丰富的蛋白质、左旋肉碱，都有助于增强抵抗力。

9. 食欲较差进食不足者，应注意补充 B 族维生素和维生素 C、维生素 A、维生素 D 等微量营养素。

10. 保持适量户外活动(不参加集体活动),增加光照时间。

(二)重症型患者的营养治疗建议

重症型患者常伴有食欲下降、进食不足等症状,使原本较弱的抵抗力更加"雪上加霜",为此提出五条营养治疗原则:

1. 流质食物更利于吞咽和消化。

2. 少量多餐,每日6~7次的流质食物,以蛋、豆腐、奶制品、果汁、蔬菜汁、米粉等食材为主。

3. 如未能达到营养需求,可借助肠内营养制剂(特殊医学用途配方食品)来补充不足。

4. 对于危重症型患者无法正常经口进食,可放置鼻胃管或鼻空肠管,应用重力滴注或肠内营养输注泵泵入营养液。对于有严重胃肠道功能障碍的患者,需采用肠外营养以保持基本营养需求。在早期阶段推荐允许性低热卡方案,达到营养摄入量的60%~80%,病情减轻后再逐步补充能量及营养素达到全量。

5. 病情逐渐缓解的过程中,可摄入半流质状态、易于咀嚼和消化的食物。少量多餐,每日5~6餐,补充足量优质蛋白质。随病情好转逐步向普通饮食过渡。

以上膳食与营养管理建议采纳了中国营养学会临床营养分会专家组意见,可根据实际情况酌情调整。

药学部

新型冠状病毒肺炎临床防控方案

近来,湖北省武汉市发现了多例新型冠状病毒感染的肺炎患者,随着疫情的蔓延,我国其他地区及境外也发现了此类病例。目前国家卫健委已将该病纳入《中华人民共和国传染病防治法》规定的乙类传染病,并采取甲类传染病的预防、控制措施。为做好医院药学岗位,特别是发热门诊药房岗位工作人员的防护,更好地配合医院开展新型冠状病毒肺炎的救治工作,特制定出我院各药学岗位工作人员在新型冠状病毒感控背景下的防护策略,供各药学部各小组实施,也为基层医院药学部门防控提供参考。

一、药学岗位工作人员从居家到上班岗位间的防护

1. 出门前按照规定佩戴好医用外科口罩;乘坐临时交通工具时尽量不要与无关人员聊天,避免路途中与环境直接接触。

2. 到岗后洗手,更换与岗位对应的口罩,更换工作服。

二、药学岗位工作状态下的药师与工作人员防护

1. 发热门诊药房药师的防护:因全部工作时间持续接触发热患者,参照一级防护适用岗位的工作人员,实施一级防护。

(1)一级防护穿脱

清洁区穿防护用品顺序:手卫生→N95医用防护口罩(做密合性检测)→一次性圆帽→戴护目镜、防护面罩→穿一体式防护服→穿鞋套→戴手套。

潜在污染区脱防护用品顺序:脱鞋套→摘掉手套→手卫生→脱一体式防护服→手卫生→摘下护目镜、防护面罩→手卫生→摘一次性圆帽→手卫生→摘 N95 医用防护口罩→手卫生→更换个人衣物。

（2）按照包装规定的使用时限更换口罩与隔离衣，如无标示，建议不超过 4 小时。口罩潮湿或遇患者飞沫、血液、体液污染后随时更换。

（3）值班期间如需外出，如进食、去洗手间，需要按照"一级防护穿脱"流程的要求重新脱、穿防护。

（4）药师下班前按"一级防护穿脱"流程脱防护用品，下班途中全程佩戴全新医用外科口罩直至到家。

（5）发热门诊药师产生的废弃物按照感染性废物处理，采用双层黄色垃圾袋密闭运送，袋上标注"特殊感染"后，立即电话联系运送至医疗废物暂存间。

2. 普通门诊药房、急诊药房以及草药房药师、物流人员的防护：因工作环境属低风险区域，实施一般防护，即上班穿工作服，戴外科口罩，认真执行手卫生。

3. 住院药房药师与物流人员的防护：因住院药房药师与物流人员接触医院的大量人流与可能污染的环境，所以其防护措施参照普通门诊药房药师实施。

4. 静脉药物集中调配中心药师与物流人员的防护

（1）静脉药物集中调配中心各区域通道门保持关闭状态，进出随手关门。

（2）药师均按照日常工作状态防护，物流人员参照普通门诊药房物流人员防护标准防护。清洁区为控制区，潜在污染区域为成品外送区。

（3）潜在污染区以黄线与缓冲区进行分区隔离，在黄线以外物流人员按"一级防护穿脱"顺序脱去在外使用的防护用具，手卫生处理，换鞋；进入缓冲区内更换集中调配中心内部日常防护用具，方可进入集中调配中心控制区域。

5. 不参与临床、不接触患者的药师按戴医用外科口罩方式防护，在办公区域工作。

6. 临床药师若去临床参与工作,则按照一级防护措施进行防护。

三、药师与物流人员回家后的防护

进门前按规范脱下口罩,放置在门外预备的可封闭的塑料袋或者垃圾桶中,进门后手卫生处理,将衣物悬挂至通风处。建议洗头洗澡后再与家人沟通交流。

四、消毒

1. 工作场所房间空气消毒

(1) 卸载门帘,通风换气。有门窗的房间每天上班前、中午、下班后通风对流 20 min。如前一工作日下班后使用空气消毒剂密闭一夜,则适度延长通风换气时间。

(2) 因喷洒消毒可能引起药品包装浸染与褪色,如有条件,尽量使用空气消毒机 24 h 持续运行。

(3) 如无法配置空气消毒机,则每天下班后,采用 3% 过氧化氢或 5 000 mg/L 过氧乙酸或 500 mg 二氧化氯超低容量喷雾器喷洒消毒,20~30 mL/m³。需要马上使用的房间消毒时间不少于 1 h,不需要马上使用的房间可第二天一早通风,其中过氧乙酸消毒时间 2 h。消毒时关闭门窗,并严格按照使用浓度、使用剂量、消毒作用时间及操作方法进行消毒,消毒完毕充分通风后方可使用(至少 1 h)。

2. 物体表面和地面消毒

每天下班前做完基础清洁后,对房间内的物体表面和地面采用含过氧乙酸的清洁工具处理,彻底擦拭消毒。

3. 可重复使用的防护用具的消毒

对于可重复使用的护目眼镜、防溅面罩等防护工具,先用棉球蘸取 75% 乙醇溶液清洁,再参照“物体表面和地面消毒”流程进行消毒。

4. 药品物流容器与运输工具的消毒

(1) 静配中心的周转箱:每天每批次清洁、消毒、干燥后使用。

(2) 住院药房周转箱:每天下班前,防护齐全的药师与物流人员在室外使用水管、水桶与抹布先行清洁污渍明显的药品周转箱;转移至储存场地后,再对所有物品按照“物体表面和地面消毒”流程消毒处理。

（3）运输工具：每天清洁、消毒处理。

5. 工作服与纺织物的消毒

（1）建议洗衣房增加工作服清洗频次，每周 2 次。

（2）如科室员工出现疑似新型冠状病毒感染病例，将其接触过的纺织物用黄色袋子密封装后，袋子上注明病毒名称和物品名称、数量，送洗衣房。

6. 以上清洗、消毒工作每天由操作者做好记录。

五、其他有关防护的通则

1. 药学部工作人员每天上岗前检测体温，根据国家卫健委公布的新修订的《新型冠状病毒感染的肺炎诊疗方案（第五版）》，每天自我评估是否符合疑似症状。发现问题及时向组长汇报，按照"发热处理预案"处理。

2. 午餐时间各小组安排人员分批、分时段进行，不要集中到生活区就餐。

3. 特殊时期暂停退药，如遇到非退不可的情况，详细记录退药原因，并向医务处与科室主任反馈。除满足退药要求外，所退药品必须具备未开封外包装，方便再次消毒。

4. 临床回收的麻醉药品空瓶和废贴，也可能携带病毒，须严格消毒处理。

5. 由于是非常时期，实际很可能无法完全配置齐全本方案所涉及的防护设备与物料，但仍需要坚持实施力所能及的防护。

HLA 实验检测中心
新型冠状病毒肺炎临床防控方案

2019 年 12 月以来，湖北省武汉市陆续发现新型冠状病毒感染患者并呈快速上升之势。随着疫情的蔓延，我国其他地区及境外也相继发现了此类病例。目前新型冠状病毒已纳入《中华人民共和国传染病防治法》规定的乙类传染病，并采取甲类传染病的预防、控制措施。

随着对疾病认识的深入和检验医学、微生物学经验的积累，参考国家相关文件（见后附录），我们制定了《HLA 实验检测中心新型冠状病毒肺炎预防与控制方案（试行）》，指导我科实验室在进行常规检验时，开展行之有效的生物安全防护。

一、微生物学

新型冠状病毒属于 β 属的冠状病毒，有包膜，颗粒呈圆形或椭圆形，常为多形性，直径 60～140 nm。其基因特征与 SARSr-CoV 和 MERSr-CoV 有明显区别。目前研究显示与蝙蝠 SARS 样冠状病毒（bat-SL-CoVZC45）同源性达 85％以上。体外分离培养时，该病毒 96 个小时左右即可在人呼吸道上皮细胞内发现，而在 Vero E6 和 Huh-7 细胞系中分离培养需约 6 天。

对冠状病毒理化特性的认识多来自对 SARS-CoV 和 MERS-CoV 的研究。病毒对紫外线和热敏感，56 ℃ 30 分钟、乙醚、75％乙醇、含氯消毒剂、过氧乙酸和氯仿等脂溶剂均可有效灭活病毒，氯己定不能有效灭活病毒。

二、流行病学

传染源：目前所见传染源主要是新型冠状病毒肺炎患者。潜伏期

3～7 天,一般不超过 14 天(目前隔离期限按 14 天执行)。推测潜伏期和携带者有传染性。

呼吸道标本(鼻咽拭子、咳痰、抽吸痰、BALF、PSB、组织等)含有病毒,有传染性。部分患者,尤其是危重型患者,会有病毒血症。病毒血症时的血液标本有传染性。部分患者有腹泻症状,粪便标本已证实有病毒分离,按有传染性处理。胸腔积液少见,尚未证实胸腔积液标本的传染性,建议按有传染性处理。

尚无病毒载量信息的标本,尿液、胸腔积液之外的其他正常无菌体液(脑脊液、心包积液、腹腔积液、后穹隆穿刺液、关节液)、腹膜透出液、精液、女性生殖道分泌物等,建议目前按有传染性处理。

传播途径:目前明确的途径包括呼吸道飞沫传播、气溶胶传播、接触传播。粪便已有病毒分离,不除外其他传播途径。

易感人群:人群普遍易感。老年人及有基础疾病者感染后病情较重,儿童及婴幼儿也有发病。

三、病例确定

按《新型冠状病毒感染的肺炎诊疗方案(第五版)》,患者分为疑似病例、确诊病例。确诊病例分普通型、重型、危重型。

疑似病例、确诊病例之外的其他患者,本指南称为一般患者。疑似病例、确诊病例可能并发或继发其他病毒、细菌或真菌性感染。

四、安全原则

按《新型冠状病毒实验室生物安全指南(第二版)》,确定如下原则:

1. 新型冠状病毒暂按照病原微生物危害程度分类中第二类病原微生物进行管理。

2. 病毒分离培养、动物实验等活动应在生物安全三级实验室开展。开展前应由省级卫生行政部门审核后报国家卫生健康委批准。

3. 未经培养的感染性材料,如果不能可靠灭活,进行病毒抗原检测、血清学检测、核酸检测(建议 56 ℃ 30 min 灭活后检测)、生化分析等操作时,应在生物安全二级实验室开展,尽可能在生物安全柜中进行,个人采用三级生物安全防护。

五、个人生物安全

参见《新型冠状病毒肺炎防控中常见医用防护用品使用范围指引（试行）》(2020.1.26)。

防护用品:医用外科口罩（YY0469—2011）、医用防护口罩(GB19083—2010)、N95（美国 NIOSH42CF R84—1995）(下文行文包括 KN95〔GB2626—2019〕)、全面型呼吸防护器、防护服、隔离衣、工作服、乳胶手套、医用防护帽、护目镜、防护面具或防护面屏、鞋套和防水高靴。

一级生物安全防护:医用外科口罩、乳胶手套、工作服,加手卫生,可戴医用防护帽。

二级生物安全防护:医用防护口罩或 N95 口罩、乳胶手套、工作服外加隔离衣、医用防护帽,加手卫生。酌情（比如有喷溅风险）可加护目镜。

三级生物安全防护:医用防护口罩或 N95 口罩、单或双层乳胶手套（条件许可的话,可以不同颜色）、防护面屏、护目镜、工作服外加防护服、单或双层医用防护帽,加手卫生。必要时双层口罩（外医用防护口罩、内 N95 口罩）。

特殊防护:比如患者剧烈咳嗽且没有呼吸道屏障时,在三级防护的基础上,可以双层防护服、双层口罩（外医用防护口罩、内 N95 口罩）、全面型呼吸防护器、三层乳胶手套、双层医用防护帽等。

防护底线:必须要有口罩、工作服、手套,无论任何材质、标准都可以。

目前结合科内现有的医疗耗材,推荐的防护为:双层口罩（内层外科口罩,外层一次性医用口罩）、双层手套（内层 PE 手套,外层乳胶手套）、自制面屏、工作服外加隔离衣、双层医用防护帽（需将头发盘起并将碎发收入帽内）、一次性鞋套、手卫生。

佩戴注意事项:外科口罩佩戴时,双手沿鼻沿压紧贴合。所有口罩戴上后确认密封;摘下时不要触碰正面。脱防护服之前,全身喷雾消毒(比如有效氯浓度 500 g/L 消毒剂),按标准流程依次脱个人生物安全防护装备,污染面切勿接触内部衣物。

紫外线:符合行业标准(紫外线杀菌灯 GB 19258—2012)。定期检测性能、完整记录、累积使用不超过规定时限。消毒时间不少于 30 min。

消毒液:每天试验前后使用 500 mg/L 有效氯的消毒液("84"消毒液 100 倍稀释)或 75% 乙醇进行桌面、台面及地面消毒。消毒液新鲜配置,不超过 24 小时。

环境:实验区符合二级或三级生物安全实验室规范。核酸操作(如 PCR)有资质、环境符合要求。处理气溶胶的良好方式是开窗通风。按规范进行物表消毒、空气消毒等。清洁区严格管理。除仪器维修、本院公事(如管理、保洁)相关人员外,严格禁止闲杂人等进入。清洁区保持通风,消毒到位;内务良好,整齐有序;相关物品分区放置,洁污分离,按时更换,洗消到位。

个人能力:具备相应工作资质、岗位能力认可。接受专业培训,掌握相应技术规范、操作规程、生物安全防护知识和实际操作技能,并考核合格。

个人行为:正确行手卫生(七步洗手法);掌握正确的洗手时机。不随意触摸面部皮肤、眼睛、鼻孔等黏膜相关部位。建议剪短头发。禁止饰物。在生活区内,遵守纪律,注意防护,避免聚集(比如聚餐),不要有懈怠情绪,时刻保持防护意识。

个人心理:正确面对困难,相信危机很快就会胜利渡过。医疗机构应该提供相应心理疏导,避免焦虑和抑郁状。

六、标本采集

不建议检验人员进入隔离区采集标本,以尽量减少患者、人的流动为基本原则。进行核酸检测必须三级生物安全防护。

实验室接收和处理标本应进行三级生物安全防护。

如果相应医疗机构同时处理一般患者,则疑似或确诊患者的标本要有特殊标识(我院发热门诊标本有红色标记)。

七、标本装箱、交接、转运、接收

我科不进行带有红色标识的标本检测,遇到该类标本,直接联系转运者送走。

实验室接收人员:穿戴工作服、医用帽、外科口罩或 N95 口罩、塑胶手套。接收时,确认转运者标识,确认转运箱特殊标识。可用乙醇喷雾消毒标本管。

八、标本分拣、离心、送抵

接收、分拣、离心疑似或确诊患者标本时,操作者须二级生物安全防护。特殊情况(如疑洒漏)时,升级为三级生物安全防护。

从密封袋取出标本后,须紫外线消毒,或用 75% 乙醇喷雾消毒。

标本离心时,操作者不能离开离心机。如果疑似意外,比如离心过程中有异常声响,则停止离心。改为三级生物安全防护后,停止离心 30 min 以上,小心开盖,用 75% 乙醇喷雾消毒后进行处理。尽可能在生物安全柜中放入离心管和取出转子。

若标本离心无意外,离心停止 10 min 以上,开离心机盖,喷雾消毒。按检测项目和工作分工,将标本送抵相应实验区操作台"未检标本处"。

九、标本检验

操作过程中需打开试管塞,或可能产生气溶胶,或可能接触标本本身,则须三级生物安全防护。

尽可能避免打开试管塞,必须打开时则动作应轻柔缓慢,和操作者面部保持距离。尽可能缩短打开的持续时间。尽可能避免产生气溶胶。如果可以,喷雾消毒。操作尽可能在生物安全柜内进行。如果是打开试管塞、或有可能产生气溶胶的操作,则必须在生物安全柜内进行。

核酸检测实验室符合《关于医疗机构开展新型冠状病毒核酸检测有关要求的通知》(国卫办医函〔2020〕53 号)的要求。核酸扩增前,可以对标本先行消毒,包括 56 ℃孵育 30 min、加蛋白酶 K。保持环境有效负压(如果具备条件),及时稀释、排除气溶胶。

十、检验后标本密封

血液等标本应在生物安全柜中重新加盖塞子(新的),按规定保存。

如果标本需要的保存时间较长,须喷洒消毒液后保存。

标本出科应符合生物安全原则、符合感染管理规范。废弃物管理见《新型冠状病毒实验室生物安全指南(第二版)》。

十一、实验室生物安全操作失误或意外的处理

1. 标本污染生物安全柜的操作台造成局限污染:使用有效氯含量为 5 500 g/L 消毒液,消毒 30 min 以上;消毒液需要现用现配,在 24 小时内使用。

2. 清理污染物严格遵循活病毒生物安全操作要求,采用压力蒸汽灭菌处理,并进行实验室换气等,防止次生危害。

附:参见的国家相关文件

1.《新型冠状病毒实验室生物安全指南(第二版)》

2.《新型冠状病毒感染的肺炎诊疗方案(试行第五版)》(国卫办医函〔2020〕103 号,2020.2.5)

3.《新型冠状病毒感染的肺炎防控方案(第三版)》(国卫办疾控函〔2020〕80 号,2020.1.28)

4.《新型冠状病毒肺炎实验室检测技术指南(第三版)》(2020.1.28)

5.《关于医疗机构开展新型冠状病毒核酸检测有关要求的通知》(国卫办医函〔2020〕53 号)

6.《新型冠状病毒感染的肺炎防控中常见医用防护用品使用范围指引(试行)》(国卫办医函〔2020〕75 号)

7.《病原微生物实验室生物安全管理条例》(国务院令第 424 号)

健康管理中心

新型冠状病毒肺炎临床防控方案

新型冠状病毒肺炎疫情防控形势严峻,由于新型冠状病毒感染早期症状不典型、隐匿性强,潜伏期也具有传染性,因此健康管理中心也应加强针对疫情的防控。根据《新型冠状病毒肺炎医院感染防控方案(试行)》规定,结合健康管理中心检诊和感控特点,特制定以下预防与控制措施:

一、人员管理

(一)医务及相关工作人员管理

1. 基线调查制度:正式开检前全面、动态掌握中心全体工作人员外出去向、回宁时间、接触史及健康状况,对于有发热、咽痛、咳嗽等症状或近期(尤其是 14 天内)到过武汉市及周边地区或其他有病例报告的社区,或有疑似及确诊人员接触史的人员进行居家隔离。

2. 发热零报告制度:所有工作人员,包括医生、护士、工勤、经警、合作单位人员做好发热零报告,每日统一区域进出,在上班前和下班后测量 2 次体温(如有不适症状,随时测量),据实上报体温情况。如有异常体温,立即脱离工作环境,视情况予以医学干预,采取隔离措施。

3. 个人防护要求:认真学习相关防治知识,工作人员进入健康管理中心必须佩戴医用口罩;在发热预诊台的工作人员需佩戴护目镜、外科口罩、医用乳胶手套,穿隔离衣;在体检过程中,工作区域所有人员必须严格按照医院感控要求做好个人防护措施。

4. 手卫生要求:严格执行手卫生,接触受检者前后、检查前后均应及时洗手(戴手套不能替代洗手)。

5. 工作人员休息期间以居家为主,尽量不外出及串门、聚会,勤洗手、戴口罩,保重好身体,随时待命上岗,做好自己和家人的防护并做好自我管理工作。接触武汉及周边地区人员应及时报备并予以隔离观察。

6. 其他:根据单位具体要求执行。

(二) 受检者及陪同人员管理

1. 正式开检前,中心在发热预检台每日安排值班人员,做好对受检者的解释和分流引导工作。

2. 所有受检者及陪同人员进入中心必须全程佩戴医用口罩(有条件者佩戴外科口罩和医用防护口罩)。

3. 发热者需做相应的检查和鉴别诊断。

按照门诊的标准流程和标识,中心设立发热预检分诊台,切实做好体温检测、问询和分诊引导工作;发热预检分诊台工作人员的具体排班根据大家报名情况由科室统一安排,党员率先。

分诊台无论是前期未开检值班期间抑或开检时间内,必须为每一位前来的受检者及陪同人员测量体温(测量 2 次,以最高温度为准),并问询流行病学史和临床症状。具体问询内容包括:(1) 自己或家属 14 天内有没有武汉市及周边地区,或其他有病例报告社区的旅行史或居住史;(2) 自己或家属 14 天内有没有接触过来自武汉市及周边地区,或其他有病例报告社区的发热或有呼吸道症状的患者;(3) 自己或家属身边 14 天内是否出现聚集性发病或与新型冠状病毒感染者有接触史;(4) 自己或家属是否存在发热、咽痛、咳嗽等呼吸道症状;(5) 自己或家属是否存在以下非呼吸系统症状的病毒血症迹象:① 一般状况:乏力、精神差、四肢或腰背部肌肉酸痛等;② 消化系统:如轻度纳差(少食厌食)、恶心呕吐、腹泻等;③ 神经系统:如头痛;④ 心血管系统:如心慌、胸闷等;⑤ 眼耳鼻喉方面:如结膜炎、咽痛、咽干等。

存在发热(体温超过 37.3 ℃)或以上任何情况之一,均予阻止健康体检。其中有发热且存在上述流行病学史或临床症状者立即由专人转送至发热门诊排查(流程参照医院发热门诊输送流程);无发热及临床症状但存在上述流行病学史者,建议其居家隔离14天;有发热但不存在上述流行病学史和临床症状者,建议其普通门诊自行就诊。

4. 开检后严格控制体检人流量,尽量避免排队,及时疏导人群,减少人群滞留,防止交叉感染。

5. 暂时关闭自助早餐服务,请受检人员在相应体检区域的营养餐厅领取餐盒,领完后自行离开,不在餐厅用餐。

二、环境管理

严格按照《医疗机构消毒技术规范》,做好医疗器械、污染物品、物体表面、地面等的清洁与消毒。清洁与消毒方法为:

(一) 物体表面及地面消毒

1. 预约前台、诊间:使用可达高水平消毒的湿巾消毒擦拭物体表面,每天2次,或选择500 mg/L含氯消毒剂擦拭,消毒剂作用时间>10 min;

2. 被受检者血液、体液、分泌物等污染物污染的医疗器械、物体表面等,可使用2 000~5 000 mg/L含氯消毒剂消毒擦拭,消毒剂作用时间>30 min后擦拭干净。被污染的地面,用2 000~5 000 mg/L含氯消毒剂消毒喷洒,消毒剂作用时间>30 min后清洁干净。

(二) 空气消毒

按照《医院空气净化管理规范》要求进行空气消毒。可采用:

1. 开窗通风,保持空气流通。打开机械送风和排风,保证中心的空气流通。

2. 空气消毒机进行空气消毒,每天至少两次(具体结合实际情况按照医院感控部门要求执行)。

三、医疗废物管理

在健康体检过程中产生的医疗废物,严格按照《医疗废物管理条例》《医疗卫生机构医疗废物管理办法》《国家卫生健康委办公厅关于做好新型冠状病毒感染的肺炎疫情期间医疗机构医疗废物管理工作的通知》的有关规定,进行规范处置与管理。

四、注意事项

1. 开检初期仅接待本院职工体检,并严格进行身份识别,一律不接待外单位和个体来检。近期有疫情相关流行病学史者,建议居家隔离 14 天后再视情况予以安排健康体检。

2. 如有体温升高或其他不适症状,立即阻止健康体检,有流行病学史或可疑临床症状者由专人转送至发热门诊诊治;既无流行病学史也无可疑临床症状者,建议其自行普通门诊就诊。

3. 在中心设立隔离间,如遇到可疑受检者突发紧急医疗情况,统一在隔离间内进行处置,并尽快送至发热门诊进一步诊疗。接触人员注意做好预防保护措施,专人负责病情随访工作及终末期消毒。

4. 大家做好自我保护,不要恐慌,守望相助、联防联治、同心协力,不造谣、不信谣、不传谣。

5. 当下疫情期间,作为健康管理者,应积极倡议加强防护及相应的自我健康管理,从自身做起;同时,密切关注疫情进展,认真学习防疫知识,熟练掌握抗疫技能,武装自己,全力备战,闻令而动,驰援一线!

6. 本措施主要为预防,诊治措施详见有关规定。

司法鉴定所
新型冠状病毒肺炎临床防控方案

新型冠状病毒肺炎疫情防控形势严峻，为防止疫情蔓延扩散，根据《国家卫生健康委办公厅关于加强基层医疗卫生机构新型冠状病毒感染的肺炎疫情防控工作的通知》、江苏省人民医院《新型冠状病毒感染的肺炎医院感染》防控方案（试行）》规定及江苏省司法厅《关于做好新型冠状病毒感染肺炎疫情防控期间公共法律服务工作的指导意见》的通知，结合司法鉴定所案件受理流程和感控要求，特制定以下预防和控制措施：

一、人员管理

（一）工作人员管理

1. 发热零报告制度：所有工作人员（包括工勤人员）做好发热零报告，每日在上班前和下班后测量 2 次体温（如有不适症状，随时测量），据实上报体温情况。如有异常体温，立即脱离工作环境，视情况予以医学干预，采取隔离措施。

2. 个人防护要求：司法鉴定人员在案件受理、出检采样、法医体格检查、听证会等鉴定活动中需戴好口罩，务必佩戴外科口罩，必要时佩戴护目镜进行有效的防护。工作区域所有人员必须严格按照医院感控要求做好个人防护措施，鉴定期间严禁陪同人员在无防护状态下进入诊疗区（包括本院非司法鉴定所工作人员）。

3. 手卫生要求：严格执行手卫生，接触患者前后、诊疗前后均应及时洗手（戴手套不能替代洗手）。

4. 鉴定所工作人员节后返单位后，所有人员报告假期居留地及行程。在疫情发生地停留或途经疫情严重地区的回宁人员,务必先行居家观察,14日无异常后回所上班。鉴定工作区域内不随意走动,多人一起工作时须戴口罩,人与人之间保持1米以上距离。

5. 工作人员休息期间尽量以居家为主,接触武汉及周边地区人员应及时报备并予以隔离观察。

(二) 委托方及家属管理

1. 门诊工作人员必须主动询问委托方及家属有无发热和/或呼吸道症状,尤其是否有接触武汉及周边地区人员情况。如存在以下非呼吸系统症状的病毒血症迹象,均须立即暂停受理,送至发热门诊筛查,走发热门诊流程。

(1) 一般状况:乏力、精神差、四肢或腰背部肌肉酸痛等;

(2) 消化系统:如轻度纳差(少食厌食)、恶心呕吐、腹泻等;

(3) 神经系统:如头痛;

(4) 心血管系统:如心慌、胸闷等;

(5) 眼耳鼻喉方面:如结膜炎、咽痛、咽干等。

通过医院短信平台发送相关注意事项,存在上述情况不宜来院鉴定(紧急情况除外)。

2. 所有委托方及家属进入司法鉴定所候诊区必须全程佩戴医用口罩(有条件者佩戴外科口罩和医用防护口罩),不建议外来人员作为陪同家属。

3. 委托方及被鉴定人入室前统一由工作人员测量体温,若额温初测超过37.3℃,体温计复测仍超过37.3℃,需立即暂停受理,送至发热门诊排查。同时须如实告知近期居住史、新型冠状病毒感染肺炎患者或疑似患者接触史等。

4. 工作人员与委托方协调做好因疫情防控需要而致鉴定期限延长案件的延期工作(留存联系记录)。

5. 临时取消鉴定的患者,在疫情控制后另行预约安排(留存联系记录)。

二、环境管理

（一）物体表面及地面消毒

1. 被污染的物体表面使用 500 mg/L 含氯消毒剂或 75％乙醇进行日常擦拭,作用时间＞10 min,2 次/天。

2. 被污染的地面用 2 000～5 000 mg/L 含氯消毒剂喷洒消毒,作用时间＞30 min 后清洁干净。

（二）空气消毒

严格按照《医院空气净化管理规范》要求进行空气消毒。可采用:

（1）紫外线空气消毒,每次 30 min,每天至少 2 次;

（2）开窗通风,保持空气流通。打开机械送风和排风,保证司法鉴定所的空气流通。

三、医疗器械复用

严格按照《医疗机构消毒技术规范》,做好医疗器械、污染物品的清洁与消毒。被患者血液、体液、分泌物等污染物污染的医疗器械、物体等表面使用 2 000～5 000 mg/L 含氯消毒剂消毒擦拭,消毒剂作用时间＞30 min 后擦拭干净。

四、医疗废物管理

将新型冠状病毒感染确诊或疑似患者产生的医疗废物,纳入感染性医疗废物管理,严格按照《医疗废物管理条例》《医疗卫生机构医疗废物管理办法》《国家卫生健康委办公厅关于做好新型冠状病毒感染的肺炎疫情期间医疗机构医疗废物管理工作的通知》的有关规定,装入双层黄色垃圾袋,由专人密封转运,进行规范处置。

五、注意事项

1. 近期从湖北来宁人员,如非必须,暂缓受理;来所送案卷人员,应先行体温排查,无异常后再行接待;暂停各类案件的鉴定会和听证会,提倡通过视频网络等形式组织开展相关鉴定宣传和鉴定咨询。

2. 若有体温升高或其他不适症状,随时上报,至发热门诊筛查,走发热门诊流程。

3. 对于特殊案件、复杂案件,当面交流或现场查体不可避免时,应积极与委托方书面沟通并取得委托方的理解和配合。有条件的地区支持以视频查体、视频听证及文证审查方式进行鉴定。

4. 停止外出鉴定工作,必须外出鉴定的,鉴定人员须做好防护。如遇被鉴定人健康情况不明或具有疑似症状时,应避免可导致传染的近距离接触。

5. 如必须对疑似患者提供鉴定,应单独安排隔离间予以接待受理,工作人员须做好防护措施,戴医用防护口罩、护目镜、隔离衣(必要时穿一次性防护服),鉴定结束立即送至相关科室隔离治疗。受理间终末空气和物体表面消毒。

6. 以高度政治责任感,做好抗御疫情中发生的涉诉医疗损害鉴定工作。通过电话、视频、网络等形式组织开展相关鉴定宣传和鉴定咨询,积极参与疫情防控中产生的涉鉴矛盾纠纷化解,特别是疫情防控工作中出现或可能出现的医患纠纷等方面的司法鉴定问题的鉴定服务,切实维护医患双方合法权益,切实保障抗御疫情工作有序开展和社会安全和稳定。

7. 如有出庭质证任务的,鉴定机构要协调人民法院调整开庭时间,必要时可报告司法鉴定协会出面协调。

8. 大家做好自我保护,不要恐慌,守望相助、联防联治、同心协力,不造谣、不信谣、不传谣。全力以赴、科学有效、有力有序地做好疫情防控工作。

9. 本方案为疾病预防措施,诊治措施详见有关规定。

附

新型冠状病毒肺炎防控方案
（第四版）

新型冠状病毒属于 β 属的冠状病毒，基因特征与 SARSr-CoV 和 MERSr-CoV 有明显区别。病毒对紫外线和热敏感，56 ℃ 30 分钟、乙醚、75％乙醇、含氯消毒剂、过氧乙酸和氯仿等脂溶剂均可有效灭活病毒。基于目前的流行病学调查和研究结果，潜伏期为 1～14 天，多为 3～7 天；传染源主要是新型冠状病毒感染的患者，无症状感染者也可能成为传染源；主要传播途径为经呼吸道飞沫和接触传播，气溶胶和粪—口等传播途径尚待明确；人群普遍易感。

为做好全国新型冠状病毒肺炎防控工作，加强新型冠状病毒肺炎疫情防控相关机构的组织协调，完善疫情信息监测报告，做到"早发现、早报告、早诊断、早隔离、早治疗"，控制疫情传播，降低病死率，切实维护人民群众生命安全和身体健康，维护社会稳定，根据新型冠状病毒肺炎纳入乙类法定传染病甲类管理、全国疫情形势变化和病例流行病学、临床研究进展，在第三版防控方案的基础上更新制定本版方案。

一、目的

及时发现和报告新型冠状病毒肺炎病例，了解疾病特征与暴露史，规范密切接触者管理，指导公众和特定人群做好个人防护，严格特定场所的消毒，有效遏制社区扩散和蔓延，减少新型冠状病毒感染对公众健康造成的危害。

二、适用范围

适用于指导各地开展防控工作。本方案将根据疫情形势的变化和评估结果，及时更新。

三、防控措施

（一）健全防控机制，加强组织领导。

高度重视新型冠状病毒肺炎疫情防控工作。各级卫生健康行政部门在本级政府领导下，加强对本地疫情防控工作的指导，组建防控技术专家组，按照"预防为主、防治结合、科学指导、及时救治"的工作原则，组织有关部门制订并完善相关工作和技术方案等，规范开展新型冠状病毒肺炎防控工作。强化联防联控，加强部门间信息互通和措施互动，定期会商研判疫情发展趋势，商定防控政策。

各级卫生健康行政部门负责疫情控制的总体指导工作，落实防控资金和物资。

各级疾控机构负责开展监测工作的组织、协调、督导和评估，进行监测资料的收集、分析、上报和反馈；开展现场调查、实验室检测和专业技术培训；开展对公众的健康教育与风险沟通，指导做好公众和特定人群的个人防护，指导开展特定场所的消毒。

各级各类医疗机构负责病例的发现与报告、隔离、诊断、救治和临床管理，开展标本采集工作，并对本机构的医务人员开展培训，做好院内感染的防控。

（二）病例与突发事件的发现与报告。

各级各类医疗机构、疾控机构按照《新型冠状病毒肺炎病例监测方案（第四版）》（见附件1）开展新型冠状病毒肺炎病例和无症状感染者的监测、发现和报告工作。

1. 病例发现。各级各类医疗机构在新型冠状病毒肺炎监测和日常诊疗过程中，应当提高对新型冠状病毒肺炎病例的诊断和报告意识，对于不明原因发热或咳嗽、气促等症状的病例，应当注意询问发病前14天内有无武汉市及周边地区，或其他有病例报告社区的旅行史或居住史，是否曾接触过以上地区或社区的发热或有呼吸道症状的患者，有无聚集性发病或与新型冠状病毒感染者的接触史。

基层相关组织将近14天内有武汉市及周边地区，或其他有病例报告社区的旅行史或居住史，并且出现呼吸道症状、发热、畏寒、乏力、腹泻、结膜充血等症状者，作为重点风险人群筛查，由专业机构采样检测。

2. 病例报告。发现新型冠状病毒肺炎疑似病例、临床诊断病例（仅限湖北省）、确诊病例和无症状感染者时，具备网络直报条件的医疗机构应当立即进行网络直报。不具备网络直报条件的,应当立即向当地县(区)级疾控机构报告,并于2小时内寄送出传染病报告卡,县(区)级疾控机构在接到报告后立即进行网络直报。负责病例网络直报的医疗机构或疾控机构,应当按照《新型冠状病毒肺炎病例监测方案(第四版)》要求,根据实验室检测结果、病情进展及时对病例分类、临床严重程度等信息进行订正。

3. 突发事件的发现与报告。各县(区)首例新型冠状病毒肺炎确诊病例,以及符合《新型冠状病毒肺炎病例监测方案(第四版)》中聚集性疫情,辖区疾控中心应当在2小时内通过突发公共卫生事件报告管理信息系统进行网络直报,事件严重级别可先选择"未分级"。卫生健康行政部门根据事件调查及后续进展,依据风险评估结果对事件定级后,可对事件级别进行相应调整。

(三)流行病学调查。

县(区)级疾控机构接到辖区内医疗机构或医务人员报告新型冠状病毒肺炎疑似病例、临床诊断病例(仅限湖北省)、确诊病例和无症状感染者,以及聚集性疫情,应当按照《新型冠状病毒肺炎病例流行病学调查方案(第四版)》(见附件2)在24小时内完成流行病学调查。

县(区)级疾病预防控制机构完成确诊病例和无症状感染者的个案调查后,应当于2个小时内将个案调查表通过传染病网络报告信息系统进行上报,同时将流行病学调查分析报告报送本级卫生健康行政部门和上级疾控机构。

(四)标本采集与检测。

收治病例的医疗机构要采集病例的相关临床标本,尽快将标本送至当地指定的疾控机构或医疗机构或第三方检测机构实验室进行相关病原检测(实验室检测技术指南见附件4)。

采集的临床标本包括病人的上呼吸道标本(如咽拭子、鼻拭子等)、下呼吸道标本(如呼吸道吸取物、支气管灌洗液、肺泡灌洗液、深咳痰液等)、眼结膜拭子、粪便标本、抗凝血和血清标本等。临床标本应当尽量采集病例发病早期的呼吸道标本(尤其是下呼吸道标本)和发病7天内急性期血清以及发病后第3～4周的恢复期血清。

标本采集、运送、存储和检测暂按二类高致病性病原微生物管理,按照《病原微生物实验室生物安全管理条例》及《可感染人类的高致病性病原微生物菌(毒)种或样本运输管理规定》(卫生部令第45号)及其他相关要求执行。

（五）病例救治及院内感染预防控制。

病例需收治在指定医疗机构,承担新型冠状病毒肺炎病例救治的医疗机构,应当做好医疗救治所需的人员、药品、设施、设备、防护用品等保障工作。

医疗机构应当按照《医疗机构内新型冠状病毒感染预防与控制技术指南(第一版)》的要求,重视和加强隔离、消毒和防护工作,全面落实防止院内感染的各项措施,做好预检分诊工作,做好发热门诊、急诊及其他所有普通病区(房)的院感控制管理。对疑似病例、临床诊断病例(仅限湖北省)及确诊病例,应当在具备有效隔离条件和防护条件的定点医院隔离治疗,疑似病例、临床诊断病例(仅限湖北省)应当单人单间隔离治疗。无症状感染者应当采取集中隔离14天,或隔离7天后核酸检测阴性可解除隔离。

医疗机构应当严格按照《医疗机构消毒技术规范》,做好医疗器械、污染物品、物体表面、地面等的清洁与消毒;按照《医院空气净化管理规范》要求进行空气消毒。在诊疗新型冠状病毒肺炎患者过程中产生的医疗废物,应当根据《医疗废物管理条例》和《医疗卫生机构医疗废物管理办法》的有关规定进行处置和管理。

（六）密切接触者的追踪和管理。

由县(区)级卫生健康行政部门会同相关部门组织实施密切接触者的追踪和管理。对疑似病例、临床诊断病例(仅限湖北省)、确诊病例和无症状感染者的密切接触者实行集中隔离医学观察,不具备条件的地区可采取居家隔离医学观察(新型冠状病毒肺炎病例密切接触者管理方案(第四版)见附件3),每日至少进行2次体温测定,并询问是否出现急性呼吸道症状或其他相关症状及病情进展。密切接触者医学观察期为与病例或无症状感染者末次接触后14天。

（七）宣传教育与风险沟通。

积极开展舆情监测,普及疫情防控知识,开展群防群控,及时向公众解疑释惑,回应社会关切,做好疫情防控风险沟通工作。要加强重点人群、重点场所以及大型人群聚集活动的健康教育和风险沟通工作,特别是通过多种途径做好公众和特定人群个人防护的指导,减少人群中可能的接触或暴露(特定人群个人防护指南(第二版)见附件

5）。在疫情发展不同阶段，通过对社会公众心理变化及关键信息的分析及时调整健康教育策略，及时组织相应的科普宣传。做好返校师生和返岗人员的健康提示和健康管理。

（八）加强医疗卫生机构专业人员培训。

对医疗卫生机构专业人员开展新型冠状病毒肺炎病例的发现与报告、流行病学调查、标本采集、实验室检测、医疗救治、院感防控、密接管理、个人防护等内容的培训，提高防控和诊疗能力。

（九）加强实验室检测能力及生物安全防护意识。

各省级疾控机构、具备实验室检测能力的地市级疾控机构以及指定的医疗卫生机构或第三方检测机构要做好实验室诊断方法建立和试剂、技术储备，随时按照实验室生物安全规定开展各项实验室检测工作。

（十）及时做好特定场所的消毒。

及时做好病例和无症状感染者居住过的场所，如病家、医疗机构隔离病房、转运工具以及医学观察场所等特定场所的消毒工作，必要时应当及时对物体表面、空气和手等消毒效果进行评价（特定场所消毒技术方案（第二版）见附件6）。

（十一）加强重点场所、机构、人群的防控工作。

强化多部门联防联控工作机制，最大程度减少公众聚集性活动，因地制宜落实车站、机场、码头、商场等公众聚集场所和汽车、火车、飞机等密闭交通工具的通风、消毒、测体温等措施。

加强学校、托幼机构等集体生活单位的防治工作，做好晨检制度和因病缺勤登记制度。加强流动人口较多城市的防治工作，做好春节后人口流动压力倍增的防控准备。加强农村外出返乡的农民工、学生、经商等人员的健康教育。

（十二）科学分类实施社区防控策略。

对于不同疫情形势的社区，采取不同的防控策略。对于未发现病例的社区，实施采取"外防输入"的策略；对于出现病例或暴发疫情的社区，采取"内防扩散、外防输出"的策略；对于疫情传播的社区，采取"内防蔓延、外防输出"的策略，详见《关于加强新型冠状病毒肺炎疫情社区防控工作的通知》（肺炎机制发〔2020〕5号）中《新型冠状病毒肺炎疫情社区防控工作方案（试行）》。

（备注：本书引用时已略去本方案附件）

新型冠状病毒肺炎诊疗方案
（试行第六版）

2019 年 12 月以来，湖北省武汉市陆续发现了多例新型冠状病毒肺炎患者，随着疫情的蔓延，我国其他地区及境外也相继发现了此类病例。该病作为急性呼吸道传染病已纳入《中华人民共和国传染病防治法》规定的乙类传染病，按甲类传染病管理。随着对疾病认识的深入和诊疗经验的积累，我们对《新型冠状病毒肺炎诊疗方案（试行第五版）》进行修订，形成了《新型冠状病毒肺炎诊疗方案（试行第六版）》。

一、病原学特点

新型冠状病毒属于 β 属的冠状病毒，有包膜，颗粒呈圆形或椭圆形，常为多形性，直径 60～140 nm。其基因特征与 SARSr-CoV 和 MERSr-CoV 有明显区别。目前研究显示与蝙蝠 SARS 样冠状病毒（bat-SL-CoVZC45）同源性达 85% 以上。体外分离培养时，2019-nCoV 病毒 96 个小时左右即可在人呼吸道上皮细胞内发现，而在 Vero E6 和 Huh-7 细胞系中分离培养需约 6 天。

对冠状病毒理化特性的认识多来自对 SARS-CoV 和 MERS-CoV 的研究。病毒对紫外线和热敏感，56 ℃ 30 分钟、乙醚、75% 乙醇、含氯消毒剂、过氧乙酸和氯仿等脂溶剂均可有效灭活病毒，氯己定不能有效灭活病毒。

二、流行病学特点

（一）传染源。

目前所见传染源主要是新型冠状病毒感染的患者。无症状感染者也可能成为传染源。

（二）传播途径。

经呼吸道飞沫和密切接触传播是主要的传播途径。在相对封闭的环境中长时间暴露于高浓度气溶胶情况下存在经气溶胶传播的可能。

（三）易感人群。

人群普遍易感。

三、临床特点

（一）临床表现。

基于目前的流行病学调查,潜伏期1～14天,多为3～7天。

以发热、乏力、干咳为主要表现。少数患者伴有鼻塞、流涕、咽痛、肌痛和腹泻等症状。重症患者多在发病一周后出现呼吸困难和/或低氧血症,严重者可快速进展为急性呼吸窘迫综合征、脓毒症休克、难以纠正的代谢性酸中毒和出凝血功能障碍及多器官功能衰竭等。值得注意的是,重型、危重型患者病程中可为中低热,甚至无明显发热。

轻型患者仅表现为低热、轻微乏力等,无肺炎表现。

从目前收治的病例情况看,多数患者预后良好,少数患者病情危重。老年人和有慢性基础疾病者预后较差。儿童病例症状相对较轻。

（二）实验室检查。

发病早期外周血白细胞总数正常或减少,淋巴细胞计数减少,部分患者可出现肝酶、乳酸脱氢酶(LDH)、肌酶和肌红蛋白增高;部分危重者可见肌钙蛋白增高。多数患者C反应蛋白(CRP)和血沉升高,降钙素原正常。严重者D-二聚体升高、外周血淋巴细胞进行性减少。重型、危重型患者常有炎症因子升高。

在鼻咽拭子、痰和其他下呼吸道分泌物、血液、粪便等标本中可检测出新型冠状病毒核酸。

为提高核酸检测阳性率,建议尽可能留取痰液,实施气管插管患者采集下呼吸道分泌物,标本采集后尽快送检。

（三）胸部影像学。

早期呈现多发小斑片影及间质改变,以肺外带明显。进而发展为双肺多发磨玻璃影、浸润影,严重者可出现肺实变,胸腔积液少见。

四、诊断标准

（一）疑似病例。

结合下述流行病学史和临床表现综合分析:

1．流行病学史

（1）发病前14天内有武汉市及周边地区,或其他有病例报告社区的旅行史或居住史；

（2）发病前14天内与新型冠状病毒感染者（核酸检测阳性者）有接触史；

（3）发病前14天内曾接触过来自武汉市及周边地区,或来自有病例报告社区的发热或有呼吸道症状的患者；

（4）聚集性发病。

2．临床表现

（1）发热和/或呼吸道症状；

（2）具有上述新型冠状病毒肺炎影像学特征；

（3）发病早期白细胞总数正常或降低,淋巴细胞计数减少。

有流行病学史中的任何一条,且符合临床表现中任意2条。无明确流行病学史的,符合临床表现中的3条。

（二）确诊病例。

疑似病例,具备以下病原学证据之一者：

1．实时荧光 RT-PCR 检测新型冠状病毒核酸阳性；

2．病毒基因测序,与已知的新型冠状病毒高度同源。

五、临床分型

（一）轻型。

临床症状轻微,影像学未见肺炎表现。

（二）普通型。

具有发热、呼吸道等症状,影像学可见肺炎表现。

（三）重型。

符合下列任何一条：

1．出现气促,RR≥30 次/分；

2．静息状态下,指氧饱和度≤93％；

3．动脉血氧分压（PaO_2）/吸氧浓度（FiO_2）≤300 mmHg（1 mmHg=0.133 kPa）。

高海拔（海拔超过 1 000 米）地区应根据以下公式对 PaO_2/FiO_2 进行校正：$PaO_2/FiO_2×$［大气压（mmHg）/760］

肺部影像学显示 24～48 小时内病灶明显进展＞50％者按重型管理。

（四）危重型。

符合以下情况之一者：

1. 出现呼吸衰竭，且需要机械通气；

2. 出现休克；

3. 合并其他器官功能衰竭需 ICU 监护治疗。

六、鉴别诊断

1. 新型冠状病毒感染轻型表现需与其它病毒引起的上呼吸道感染相鉴别。

2. 新型冠状病毒肺炎主要与流感病毒、腺病毒、呼吸道合胞病毒等其他已知病毒性肺炎及肺炎支原体感染鉴别，尤其是对疑似病例要尽可能采取包括快速抗原检测和多重 PCR 核酸检测等方法，对常见呼吸道病原体进行检测。

3. 还要与非感染性疾病，如血管炎、皮肌炎和机化性肺炎等鉴别。

七、病例的发现与报告

各级各类医疗机构的医务人员发现符合病例定义的疑似病例后，应当立即进行单人间隔离治疗，院内专家会诊或主诊医师会诊，仍考虑疑似病例，在 2 小时内进行网络直报，并采集标本进行新型冠状病毒核酸检测，同时在确保转运安全前提下立即将疑似病例转运至定点医院。与新型冠状病毒感染者有密切接触的患者，即便常见呼吸道病原检测阳性，也建议及时进行新型冠状病毒病原学检测。

八、治疗

（一）根据病情确定治疗场所。

1. 疑似及确诊病例应当在具备有效隔离条件和防护条件的定点医院隔离治疗，疑似病例应当单人单间隔离治疗，确诊病例可多人收治在同一病室。

2. 危重型病例应当尽早收入 ICU 治疗。

（二）一般治疗。

1. 卧床休息，加强支持治疗，保证充分热量；注意水、电解质平衡，维持内环境稳定；密切监测生命体征、指氧饱和度等。

2. 根据病情监测血常规、尿常规、CRP、生化指标(肝酶、心肌酶、肾功能等)、凝血功能、动脉血气分析、胸部影像学等。有条件者可行细胞因子检测。

3. 及时给予有效氧疗措施,包括鼻导管、面罩给氧和经鼻高流量氧疗。

4. 抗病毒治疗:可试用 α-干扰素(成人每次 500 万 U 或相当剂量,加入灭菌注射用水 2 mL,每日 2 次雾化吸入)、洛匹那韦/利托那韦(成人 200 mg/50 mg/粒,每次 2 粒,每日 2 次,疗程不超过 10 天)、利巴韦林(建议与干扰素或洛匹那韦/利托那韦联合应用,成人 500 mg/次,每日 2 至 3 次静脉输注,疗程不超过 10 天)、磷酸氯喹(成人 500 mg,每日 2 次,疗程不超过 10 天)、阿比多尔(成人 200 mg,每日 3 次,疗程不超过 10 天)。要注意洛匹那韦/利托那韦相关腹泻、恶心、呕吐、肝功能损害等不良反应,同时要注意和其他药物的相互作用。在临床应用中进一步评价目前所试用药物的疗效。不建议同时应用 3 种及以上抗病毒药物,出现不可耐受的毒副作用时应停止使用相关药物。

5. 抗菌药物治疗:避免盲目或不恰当使用抗菌药物,尤其是联合使用广谱抗菌药物。

(三)重型、危重型病例的治疗。

1. 治疗原则:在对症治疗的基础上,积极防治并发症,治疗基础疾病,预防继发感染,及时进行器官功能支持。

2. 呼吸支持:

(1)氧疗:重型患者应当接受鼻导管或面罩吸氧,并及时评估呼吸窘迫和(或)低氧血症是否缓解。

(2)高流量鼻导管氧疗或无创机械通气:当患者接受标准氧疗后呼吸窘迫和(或)低氧血症无法缓解时,可考虑使用高流量鼻导管氧疗或无创通气。若短时间(1~2 小时)内病情无改善甚至恶化,应当及时进行气管插管和有创机械通气。

(3)有创机械通气:采用肺保护性通气策略,即小潮气量(4~8 mL/kg 理想体重)和低吸气压力(平台压<30 cm H_2O)进行机械通气,以减少呼吸机相关肺损伤。较多患者存在人机不同步,应当及时使用镇静以及肌松剂。

（4）挽救治疗：对于严重 ARDS 患者，建议进行肺复张。在人力资源充足的情况下，每天应当进行 12 小时以上的俯卧位通气。俯卧位通气效果不佳者，如条件允许，应当尽快考虑体外膜肺氧合（ECMO）。

3. 循环支持：充分液体复苏的基础上，改善微循环，使用血管活性药物，必要时进行血流动力学监测。

4. 康复者血浆治疗：适用于病情进展较快、重型和危重型患者。用法用量参考《新冠肺炎康复者恢复期血浆临床治疗方案（试行第一版）》

5. 其他治疗措施

对于氧合指标进行性恶化、影像学进展迅速、机体炎症反应过度激活状态的患者，酌情短期内（3～5 日）使用糖皮质激素，建议剂量不超过相当于甲泼尼龙 1～2 mg/kg/日，应当注意较大剂量糖皮质激素由于免疫抑制作用，会延缓对冠状病毒的清除；可静脉给予血必净 100 mL/次，每日 2 次治疗；可使用肠道微生态调节剂，维持肠道微生态平衡，预防继发细菌感染；对有高炎症反应的危重患者，有条件的可考虑使用血浆置换、吸附、灌流、血液/血浆滤过等体外血液净化技术。

患者常存在焦虑恐惧情绪，应当加强心理疏导。

（四）中医治疗。

本病属于中医"疫"病范畴，病因为感受"疫戾"之气，各地可根据病情、当地气候特点以及不同体质等情况，参照下列方案进行辨证论治。涉及到超药典剂量，应当在医师指导下使用，

1. 医学观察期

临床表现 1：乏力伴胃肠不适

推荐中成药：藿香正气胶囊（丸、水、口服液）

临床表现 2：乏力伴发热

推荐中成药：金花清感颗粒、连花清瘟胶囊（颗粒）、疏风解毒胶囊（颗粒）

2. 临床治疗期（确诊病例）

（1）清肺排毒汤

适用范围：适用于轻型、普通型、重型患者，在危重型患者救治中可结合患者实际情况合理使用。

基础方剂：麻黄 9 g、炙甘草 6 g、杏仁 9 g、生石膏 15～30 g（先煎）、桂枝 9 g、泽泻 9 g、猪苓 9 g、白术 9 g、茯苓 15 g、柴胡 16 g、黄芩

6 g、姜半夏 9 g、生姜 9 g、紫菀 9 g、冬花 9 g、射干 9 g、细辛 6 g、山药 12 g、枳实 6 g、陈皮 68 g、藿香 9 g。

服法:传统中药饮片,水煎服。每天一付,早晚两次(饭后四十分钟),温服,三付一个疗程。

如有条件,每次服完药可加服大米汤半碗,舌干津液亏虚者可多服至一碗。(注:如患者不发热则生石膏的用量要小,发热或壮热可加大生石膏用量)。若症状好转而未痊愈则服用第二个疗程,若患者有特殊情况或其他基础病,第二疗程可以根据实际情况修改处方,症状消失则停药。

处方来源:国家卫生健康委办公厅　国家中医药管理局办公室《关于推荐在中西医结合救治新型冠状病毒感染的肺炎中使用"清肺排毒汤"的通知》(国中医药办医政函〔2020〕22 号)。

(2)轻型

① 寒湿郁肺证

临床表现:发热,乏力,周身酸痛,咳嗽,咯痰,胸紧憋气,纳呆,恶心,呕吐,大便粘腻不爽。舌质淡胖齿痕或淡红,苔白厚腐腻或白腻,脉濡或滑。

推荐处方:生麻黄 6 g、生石膏 15 g、杏仁 9 g、羌活 15 g、葶苈子 15 g、贯众 9 g、地龙 15 g、徐长卿 15 g、藿香 15 g、佩兰 9 g、苍术 15 g、云苓 45 g、生白术 30 g、焦三仙各 9 g、厚朴 15 g、焦槟榔 9 g、煨草果 9 g、生姜 15 g。

服法:每日 1 剂,水煎 600 mL,分 3 次服用,早中晚各 1 次,饭前服用。

② 湿热蕴肺证

临床表现:低热或不发热,微恶寒,乏力,头身困重,肌肉酸痛,干咳痰少,咽痛,口干不欲多饮,或伴有胸闷脘痞,无汗或汗出不畅,或见呕恶纳呆,便溏或大便粘滞不爽。舌淡红,苔白厚腻或薄黄,脉滑数或濡。

推荐处方:槟榔 10 g、草果 10 g、厚朴 10 g、知母 10 g、黄芩 10 g、柴胡 10 g、赤芍 10 g、连翘 15 g、青蒿 10 g(后下)、苍术 10 g、大青叶 10 g、生甘草 5 g。

服法:每日 1 剂,水煎 400 mL,分 2 次服用,早晚各 1 次。

(3)普通型

① 湿毒郁肺证

临床表现:发热,咳嗽痰少,或有黄痰,憋闷气促,腹胀,便秘不畅。

舌质暗红,舌体胖,苔黄腻或黄燥,脉滑数或弦滑。

推荐处方:生麻黄 6 g、苦杏仁 15 g、生石膏 30 g、生薏苡仁 30 g、茅苍术 10 g、广藿香 15 g、青蒿草 12 g、虎杖 20 g、马鞭草 30 g、干芦根 30 g、葶苈子 15 g、化橘红 15 g、生甘草 10 g。

服法:每日 1 剂,水煎 400 mL,分 2 次服用,早晚各 1 次。

② 寒湿阻肺证

临床表现:低热,身热不扬,或未热,干咳,少痰,倦怠乏力,胸闷,脘痞,或呕恶,便溏。舌质淡或淡红,苔白或白腻,脉濡。

推荐处方:苍术 15 g、陈皮 10 g、厚朴 10 g、藿香 10 g、草果 6 g、生麻黄 6 g、羌活 10 g、生姜 10 g、槟榔 10 g。

服法:每日 1 剂,水煎 400 mL,分 2 次服用,早晚各 1 次。

(4) 重型

① 疫毒闭肺证

临床表现:发热面红,咳嗽,痰黄粘少,或痰中带血,喘憋气促,疲乏倦息,口干苦粘,恶心不食,大便不畅,小便短赤。舌红,苔黄腻,脉滑数。

推荐处方:生麻黄 6 g、杏仁 9 g、生石膏 15 g、甘草 3 g、藿香 10 g(后下)、厚朴 10 g、苍术 15 g、草果 10 g、法半夏 9 g、茯苓 15 g、生大黄 5 g(后下)、生黄芪 10 g、葶苈子 10 g、赤芍 10 g。

服法:每日 1~2 剂,水煎服,每次 100~200 mL,一日 2~4 次,口服或鼻饲。

② 气营两燔证

临床表现:大热烦渴,喘憋气促,谵语神昏,视物错瞀,或发斑疹,或吐血、衄血,或四肢抽搐。舌绛少苔或无苔,脉沉细数,或浮大而数。

推荐处方:生石膏 30~60 g(先煎)、知母 30 g、生地 30~60 g、水牛角 30 g(先煎)、赤芍 30 g、玄参 30 g、连翘 15 g、丹皮 15 g、黄连 6 g、竹叶 12 g、葶苈子 15 g、生甘草 6 g。

服法:每日 1 剂,水煎服,先煎石膏、水牛角,后下诸药,每次 100~200 mL,每日 2~4 次,口服或鼻饲。

推荐中成药:喜炎平注射液、血必净注射液、热毒宁注射液、痰热清注射液、醒脑静注射液。功效相近的药物根据个体情况可选择一种,也可根据临床症状联合使用两种。中药注射剂可与中药汤剂联合使用。

(5) 危重型(内闭外脱证)

临床表现:呼吸困难,动辄气喘或需要机械通气,伴神昏,烦躁,汗出肢冷,舌质紫暗,苔厚腻或燥,脉浮大无根。

推荐处方:人参 15 g、黑顺片 10 g(先煎)、山茱萸 15 g,送服苏合香丸或安宫牛黄丸。

推荐中成药:血必净注射液、热毒宁注射液、痰热清注射液、醒脑静注射液、参附注射液、生脉注射液、参麦注射液。功效相近的药物根据个体情况可选择一种,也可根据临床症状联合使用两种。中药注射剂可与中药汤剂联合使用。

注:重型和危重型中药注射剂推荐用法

中药注射剂的使用遵照药品说明书从小剂量开始、逐步辨证调整的原则,推荐用法如下:

病毒感染或合并轻度细菌感染:0.9%氯化钠注射液 250 mL 加喜炎平注射液 100 mg bid,或 0.9%氯化钠注射液 250 mL 加热毒宁注射液 20 mL,或 0.9%氯化钠注射液 250 mL 加痰热清注射液 40 mL bid。

高热伴意识障碍:0.9%氯化钠注射液 250 mL 加醒脑静注射液 20 mL bid。

全身炎症反应综合征或/和多脏器功能衰竭:0.9%氯化钠注射液 250 mL 加血必净注射液 100 mL bid。

免疫抑制:0.9%氯化钠注射液 250 mL 加参麦注射液 100 mL bid。

休克:0.9%氯化钠注射液 250 mL 加参附注射液 100 mL bid。

(6) 恢复期

① 肺脾气虚证

临床表现:气短,倦怠乏力,纳差呕恶,痞满,大便无力,便溏不爽。舌淡胖,苔白腻。

推荐处方:法半夏 9 g、陈皮 10 g、党参 15 g、炙黄芪 30 g、炒白术 10 g、茯苓 15 g、藿香 10 g、砂仁 6 g(后下)、甘草 6 g。

服法:每日 1 剂,水煎 400 mL,分 2 次服用,早晚各 1 次。

② 气阴两虚证

临床表现:乏力,气短,口干,口渴,心悸,汗多,纳差,低热或不热,干咳少痰。舌干少津,脉细或虚无力。

推荐处方:南北沙参各 10 g、麦冬 15 g、西洋参 6 g、五味子 6 g、生石膏 15 g、淡竹叶 10 g、桑叶 10 g、芦根 15 g、丹参 15 g、生甘草 6 g。

服法:每日 1 剂,水煎 400 mL,分 2 次服用,早晚各 1 次。

九、解除隔离和出院后注意事项

（一）解除隔离和出院标准。

1. 体温恢复正常 3 天以上；

2. 呼吸道症状明显好转；

3. 肺部影像学显示急性渗出性病变明显改善；

4. 连续两次呼吸道病原核酸检测阴性（采样时间至少间隔 1 天）。满足以上条件者，可解除隔离出院。

（二）出院后注意事项。

1. 定点医院要做好与患者居住地基层医疗机构间的联系，共享病历资料，及时将出院患者信息推送至患者辖区或居住地居委会和基层医疗卫生机构；

2. 患者出院后，因恢复期机体免疫功能低下，有感染其它病原体风险，建议应继续进行 14 天自我健康状况监测，佩戴口罩，有条件的居住在通风良好的单人房间，减少与家人的近距离密切接触，分餐饮食，做好手卫生，避免外出活动。

3. 建议在出院后第 2 周、第 4 周到医院随访、复诊。

十、转运原则

按照我委印发的《新型冠状病毒感染的肺炎病例转运工作方案》（试行）执行。

十一、医院机构内感染预防与控制

严格按照我委《医疗机构内新型冠状病毒感染预防与控制技术指南（第一版）》《新型冠状病毒感染的肺炎防护中常见医用防护用品使用范围指引（试行）》的要求执行。

国家卫生健康委办公厅　2020 年 2 月 18 日印发